全国中医药行业高等教育"十四五"规划教材

全国高等中医药院校规划教材（第十一版）

《中医骨伤科学基础》
编 委 会

U0712146

主 编

李 楠（福建中医药大学） 李 刚（山东中医药大学）

副主编（以姓氏笔画为序）

王秀华（辽宁中医药大学） 李华南（江西中医药大学）

林梓凌（广州中医药大学）

编 委（以姓氏笔画为序）

王旭凯（长春中医药大学） 朱 超（陕西中医药大学）

刘金豹（山东中医药大学） 刘俊宁（福建中医药大学）

李 宁（甘肃中医药大学） 李荣俊（大连市中西医结合医院）

汪利合（河南中医药大学） 张 琥（上海中医药大学）

冼 华（重庆医科大学） 徐远坤（贵州中医药大学）

黄信源（云南中医药大学） 韩继成（长春中医药大学）

学术秘书（兼）

刘俊宁（福建中医药大学） 刘金豹（山东中医药大学）

《中医骨伤科学基础》
融合出版数字化资源编创委员会

全国中医药行业高等教育"十四五"规划教材
全国高等中医药院校规划教材（第十一版）

主 编

李 楠（福建中医药大学）　　　　　　李 刚（山东中医药大学）

副主编（以姓氏笔画为序）

王秀华（辽宁中医药大学）　　　　　　李华南（江西中医药大学）

林梓凌（广州中医药大学）

编 委（以姓氏笔画为序）

王旭凯（长春中医药大学）　　　　　　朱 超（陕西中医药大学）

刘金豹（山东中医药大学）　　　　　　刘俊宁（福建中医药大学）

李 宁（甘肃中医药大学）　　　　　　李荣俊（大连医科大学）

汪利合（河南中医药大学）　　　　　　张 琥（上海中医药大学）

张 燕（福建中医药大学）　　　　　　冼 华（重庆医科大学）

徐远坤（贵州中医药大学）　　　　　　黄信源（云南中医药大学）

韩继成（长春中医药大学）

全国中医药行业高等教育"十四五"规划教材

全国高等中医药院校规划教材（第十一版）

中医骨伤科学基础

（供中医骨伤科学等专业用）

主编 李 楠 李 刚

中国中医药出版社
·北 京·

图书在版编目（CIP）数据

中医骨伤科学基础 / 李楠，李刚主编 . —北京：
中国中医药出版社，2021.6
全国中医药行业高等教育"十四五"规划教材
ISBN 978-7-5132-6966-7

Ⅰ.①中…　Ⅱ.①李…②李…　Ⅲ.①中医伤科学—中医学院—教材
Ⅳ.① R274

中国版本图书馆 CIP 数据核字（2021）第 080205 号

融合出版数字化资源服务说明

全国中医药行业高等教育"十四五"规划教材为融合教材，各教材相关数字化资源（电子教材、PPT 课件、视频、复习思考题等）在全国中医药行业教育云平台"医开讲"发布。

资源访问说明

扫描右方二维码下载"医开讲 APP"或到"医开讲网站"（网址：www.e-lesson.cn）注册登录，输入封底"序列号"进行账号绑定后即可访问相关数字化资源（注意：序列号只可绑定一个账号，为避免不必要的损失，请您刮开序列号立即进行账号绑定激活）。

资源下载说明

本书有配套 PPT 课件，供教师下载使用，请到"医开讲网站"（网址：www.e-lesson.cn）认证教师身份后，搜索书名进入具体图书页面实现下载。

中国中医药出版社出版

北京经济技术开发区科创十三街 31 号院二区 8 号楼
邮政编码　100176
传真　010-64405721
廊坊市祥丰印刷有限公司印刷
各地新华书店经销

开本 889×1194　1/16　印张 14　字数 375 千字
2021 年 6 月第 1 版　2021 年 6 月第 1 次印刷
书号　ISBN 978-7-5132-6966-7

定价　56.00 元
网址　www.cptcm.com

服 务 热 线　010-64405720　微信服务号　zgzyycbs
购 书 热 线　010-89535836　微商城网址　https://kdt.im/LIdUGr
维 权 打 假　010-64405753　天猫旗舰店网址　https://zgzyycbs.tmall.com

如有印装质量问题请与本社出版部联系（010-64405510）

全国中医药行业高等教育"十四五"规划教材
全国高等中医药院校规划教材（第十一版）

专家指导委员会

名誉主任委员

余艳红（国家卫生健康委员会党组成员，国家中医药管理局党组书记、副局长）

主任委员

王志勇（国家中医药管理局党组成员、副局长）

副主任委员

王永炎（中国中医科学院名誉院长、中国工程院院士）

张伯礼（天津中医药大学名誉校长、中国工程院院士）

黄璐琦（中国中医科学院院长、中国工程院院士）

卢国慧（国家中医药管理局人事教育司司长）

委　员（以姓氏笔画为序）

王　伟（广州中医药大学校长）

石　岩（辽宁中医药大学党委书记）

石学敏（天津中医药大学教授、中国工程院院士）

匡海学（教育部高等学校中药学类专业教学指导委员会主任委员、黑龙江中医药大学教授）

吕文亮（湖北中医药大学校长）

朱卫丰（江西中医药大学校长）

刘　力（陕西中医药大学党委书记）

刘　星（山西中医药大学校长）

安冬青（新疆医科大学副校长）

许二平（河南中医药大学校长）

李灿东（福建中医药大学校长）

李金田（甘肃中医药大学校长）

杨　柱（贵州中医药大学党委书记）

余曙光（成都中医药大学校长）

谷晓红（教育部高等学校中医学类专业教学指导委员会主任委员、北京中医药大学党委书记）

冷向阳（长春中医药大学校长）

宋春生（中国中医药出版社有限公司董事长）

陈　忠（浙江中医药大学校长）

陈可冀（中国中医科学院研究员、中国科学院院士、国医大师）

金阿宁（国家中医药管理局中医师资格认证中心主任）

周仲瑛（南京中医药大学教授、国医大师）

胡　刚（南京中医药大学校长）

姚　春（广西中医药大学校长）

徐安龙（教育部高等学校中西医结合类专业教学指导委员会主任委员、北京中医药大学校长）

徐建光（上海中医药大学校长）

高秀梅（天津中医药大学校长）

高树中（山东中医药大学校长）

高维娟（河北中医学院院长）

郭宏伟（黑龙江中医药大学校长）

曹文富（重庆医科大学中医药学院院长）

彭代银（安徽中医药大学校长）

路志正（中国中医科学院研究员、国医大师）

熊　磊（云南中医药大学校长）

戴爱国（湖南中医药大学校长）

秘书长（兼）

卢国慧（国家中医药管理局人事教育司司长）

宋春生（中国中医药出版社有限公司董事长）

办公室主任

张欣霞（国家中医药管理局人事教育司副司长）

李秀明（中国中医药出版社有限公司副经理）

办公室成员

陈令轩（国家中医药管理局人事教育司综合协调处副处长）

李占永（中国中医药出版社有限公司副总编辑）

张峘宇（中国中医药出版社有限公司副经理）

沈承玲（中国中医药出版社有限公司教材中心主任）

全国中医药行业高等教育"十四五"规划教材
全国高等中医药院校规划教材（第十一版）

编审专家组

组　长

余艳红（国家卫生健康委员会党组成员，国家中医药管理局党组书记、副局长）

副组长

张伯礼（中国工程院院士、天津中医药大学教授）

王志勇（国家中医药管理局党组成员、副局长）

组　员

卢国慧（国家中医药管理局人事教育司司长）

严世芸（上海中医药大学教授）

吴勉华（南京中医药大学教授）

王之虹（长春中医药大学教授）

匡海学（黑龙江中医药大学教授）

刘红宁（江西中医药大学教授）

翟双庆（北京中医药大学教授）

胡鸿毅（上海中医药大学教授）

余曙光（成都中医药大学教授）

周桂桐（天津中医药大学教授）

石　岩（辽宁中医药大学教授）

黄必胜（湖北中医药大学教授）

前　言

　　为全面贯彻《中共中央 国务院关于促进中医药传承创新发展的意见》和全国中医药大会精神，落实《国务院办公厅关于加快医学教育创新发展的指导意见》《教育部 国家卫生健康委 国家中医药管理局关于深化医教协同进一步推动中医药教育改革与高质量发展的实施意见》，紧密对接新医科建设对中医药教育改革的新要求和中医药传承创新发展对人才培养的新需求，国家中医药管理局教材办公室（以下简称"教材办"）、中国中医药出版社在国家中医药管理局领导下，在教育部高等学校中医学类、中药学类、中西医结合类专业教学指导委员会及全国中医药行业高等教育规划教材专家指导委员会指导下，对全国中医药行业高等教育"十三五"规划教材进行综合评价，研究制定《全国中医药行业高等教育"十四五"规划教材建设方案》，并全面组织实施。鉴于全国中医药行业主管部门主持编写的全国高等中医药院校规划教材目前已出版十版，为体现其系统性和传承性，本套教材称为第十一版。

　　本套教材建设，坚持问题导向、目标导向、需求导向，结合"十三五"规划教材综合评价中发现的问题和收集的意见建议，对教材建设知识体系、结构安排等进行系统整体优化，进一步加强顶层设计和组织管理，坚持立德树人根本任务，力求构建适应中医药教育教学改革需求的教材体系，更好地服务院校人才培养和学科专业建设，促进中医药教育创新发展。

　　本套教材建设过程中，教材办聘请中医学、中药学、针灸推拿学三个专业的权威专家组成编审专家组，参与主编确定，提出指导意见，审查编写质量。特别是对核心示范教材建设加强了组织管理，成立了专门评价专家组，全程指导教材建设，确保教材质量。

　　本套教材具有以下特点：

1.坚持立德树人，融入课程思政内容

　　把立德树人贯穿教材建设全过程、各方面，体现课程思政建设新要求，发挥中医药文化育人优势，促进中医药人文教育与专业教育有机融合，指导学生树立正确世界观、人生观、价值观，帮助学生立大志、明大德、成大才、担大任，坚定信念信心，努力成为堪当民族复兴重任的时代新人。

2.优化知识结构，强化中医思维培养

　　在"十三五"规划教材知识架构基础上，进一步整合优化学科知识结构体系，减少不同学科教材间相同知识内容交叉重复，增强教材知识结构的系统性、完整性。强化中医思维培养，突出中医思维在教材编写中的主导作用，注重中医经典内容编写，在《内经》《伤寒论》等经典课程中更加突出重点，同时更加强化经典与临床的融合，增强中医经典的临床运用，帮助学生筑牢中医经典基础，逐步形成中医思维。

3.突出"三基五性"，注重内容严谨准确

坚持"以本为本"，更加突出教材的"三基五性"，即基本知识、基本理论、基本技能，思想性、科学性、先进性、启发性、适用性。注重名词术语统一，概念准确，表述科学严谨，知识点结合完备，内容精炼完整。教材编写综合考虑学科的分化、交叉，既充分体现不同学科自身特点，又注意各学科之间的有机衔接；注重理论与临床实践结合，与医师规范化培训、医师资格考试接轨。

4.强化精品意识，建设行业示范教材

遴选行业权威专家，吸纳一线优秀教师，组建经验丰富、专业精湛、治学严谨、作风扎实的高水平编写团队，将精品意识和质量意识贯穿教材建设始终，严格编审把关，确保教材编写质量。特别是对32门核心示范教材建设，更加强调知识体系架构建设，紧密结合国家精品课程、一流学科、一流专业建设，提高编写标准和要求，着力推出一批高质量的核心示范教材。

5.加强数字化建设，丰富拓展教材内容

为适应新型出版业态，充分借助现代信息技术，在纸质教材基础上，强化数字化教材开发建设，对全国中医药行业教育云平台"医开讲"进行了升级改造，融入了更多更实用的数字化教学素材，如精品视频、复习思考题、AR/VR等，对纸质教材内容进行拓展和延伸，更好地服务教师线上教学和学生线下自主学习，满足中医药教育教学需要。

本套教材的建设，凝聚了全国中医药行业高等教育工作者的集体智慧，体现了中医药行业齐心协力、求真务实、精益求精的工作作风，谨此向有关单位和个人致以衷心的感谢！

尽管所有组织者与编写者竭尽心智，精益求精，本套教材仍有进一步提升空间，敬请广大师生提出宝贵意见和建议，以便不断修订完善。

国家中医药管理局教材办公室

中国中医药出版社有限公司

2021 年 5 月 25 日

编写说明

中医骨伤科学是在中医理论指导下，研究人体运动系统损伤和疾病的预防、诊断、治疗及康复的一门学科，具有悠久历史和丰富的临床经验，对保障人民健康发挥着重要作用。2019年教育部恢复中医骨伤科学本科专业。中国中医药出版社于2019年4月启动全国中医药高等教育中医骨伤科学专业院校规划教材的编写，成立了以孙树椿教授为主任的全国中医药高等教育中医骨伤科学专业院校规划教材编审委员会，组织全国中医骨伤界专家编写本系列教材。本系列教材既要传承中医骨伤精粹，又要充分吸收西医学新成果，以期培养出高层次中医骨伤专业人才。

全国中医药高等教育中医骨伤科学专业院校规划教材共15门。供五年制本科生使用的有《中医骨伤科学基础》《骨伤解剖学》《骨伤影像学》《中医正骨学》《中医筋伤学》《中医骨病学》《创伤急救学》《骨伤手术学》8门，以上8门同时也是全国中医药行业高等教育"十四五"规划教材。供"5+3"或"5+4"长学制或硕士研究生使用的有《中医骨伤学发展史》《骨伤科古医籍选》《骨伤方药学》《骨伤科生物力学》《实验骨伤科学》《骨伤运动医学》《中医骨伤康复学》7门。

为深入贯彻全国教育大会精神和《中国教育现代化2035》部署，全面落实新时代全国高等院校本科教育工作会议和教育部直属高校工作咨询委员会第二十八次全体会议精神，坚持"以本为本"，推进"四个回归"，全面振兴本科教育，推动教材体系向教学体系转化，为中医骨伤科学事业发展及人民健康服务培养合格的中医骨伤科专门人才。在国家中医药管理局宏观指导下，遵照"全国中医药高等教育中医骨伤科学专业院校规划教材"全体主编研讨会的精神，确立本课程的教学内容并完成本教材编写工作。

《中医骨伤科学基础》是一门运用中医学理论研究骨与关节及其周围筋肉损伤与疾病的病因病机、辨证诊断、临床诊查与治疗方法的专业基础教材，是中医骨伤科学专业五年制、5+3一体化本科生的主干课程之一。其目标是使学生在学习过中医学专业基础课程的基础上，了解中医骨伤科学专业的基本思维方法，掌握基本理论与基本概念，熟悉骨伤病诊断与治疗的基本方法，桥接中医基础与骨伤科临床，为学生今后学习骨伤科临床课程与从事中医骨伤科临床工作打下扎实的基础。本教材编写过程中贯彻"精品意识""质量意识"，根据中医骨伤科学系列教材的特点，在继承与发扬、传统与现代、中医与西医等方面进行合理整合，从符合中医骨伤科学本科专业培养目标的实际出发，保持中医理论体系的特点，同时注意联系实际，并适当反映中医骨伤科学术发展的最新成果，内容涵盖具有一定的深度与广度。本教材力求基础理论系统完整，条理层次清晰，语言精练明了，图文并茂，不仅便于教学，而且有利于学生掌握基本理论、基本知识和基本技能。同时利用了全国中医药行业教育云平台"医开讲",拓展教育教学资源。

本教材共七章,第一章由李楠编写;第二章由冼华编写;第三章由汪利合、王秀华编写;第四章由徐远坤、刘俊宁、朱超编写;第五章由汪利合、张琥编写;第六章第一节由黄信源、王旭凯编写,第二节由林梓凌、刘金豹编写,第三节由李荣俊、李华南编写,第四节由李刚编写,第五节由李华南编写;第七章由李宁、韩继成编写;附录由刘俊宁汇编。

由于编写时间有限,恐内容有疏漏或不足之处,恳请各院校师生和广大读者在使用过程中提出宝贵的意见或建议,以便今后进一步修订提高。

《中医骨伤科学基础》编委会

2021 年 4 月

目　录

第一章

中医骨伤科发展简史

中医骨伤科学是在中医理论指导下，研究人体运动系统损伤与疾病的预防、诊断、治疗及康复的一门学科，中医骨伤科古属"疡医"范畴，随着历史不断发展，又有"接骨""正体""正骨""伤科"等名称。中医骨伤科学历史悠久，源远流长，是中华民族长期与损伤及筋骨疾患做斗争的经验总结，具有丰富的学术内容和卓著的医疗成就，是中医药学的重要组成部分，对中华民族的繁衍昌盛和世界医学的发展产生了深远的影响。

第一节　中医骨伤科的起源

一、远古时期（1.8 万年前）

中华民族是世界上最古老最有创造性的民族之一。早在 170 万年前，"元谋猿人"就在我国西南地区的土地上生活着。60 多万年前，"北京猿人"已能制造粗糙的石器和原始骨器工具，在原始人居住的山洞里人们发现很厚的灰烬与用火烧过的兽骨，证明"北京猿人"已学会用火。20 万年前"河套人"时期，石器有了很大进步，并已发明了人工取火。

在烘火取暖和烤炙食物的基础上，人们发现热物贴身可以解除某些病痛，从而产生了原始的热熨疗法；在对付大自然灾害及抗击猛兽侵袭时，经常造成创伤，人们在伤处抚摸、按压以减轻症状，经过长期实践，摸索出一些简易的理伤按摩手法；对伤口用树叶、草茎及矿石粉等裹敷，逐渐发现具有止血、止痛、消肿、排脓、生肌、敛疮作用的外用药物，这便是外治法的起源；在原始社会，由于生活环境恶劣，人们常患筋骨痹痿之疾，《吕氏春秋·古乐》曰："昔陶唐氏之始，阴多滞伏而湛积，水道壅塞，不行其原，民气郁阏而滞著，筋骨瑟缩不达，故作为舞以宣导之。"这反映古代人已采用舞蹈祛邪解郁、舒展筋骨，由此逐渐产生导引法。

二、原始氏族社会时期（前 1.8 万年—前 2070 年）

在旧石器时代晚期和新石器时代，人们已经能够制作一些较精细的工具，如砭刀、骨针、石镰等。在旧石器晚期（1.8 万年前）的"山顶洞人"遗址中，发现有骨针、骨锥和其他骨制尖状器具。《山海经·东山经》曰："高氏之山，其上多玉，其下多箴石。"郭璞注解箴石："可以为砭针治痈肿者。"这时人类已经进入原始氏族社会，生活以渔猎为主，能用砭针治疗外伤科疾患。仰韶文化时期（前 5000—前 3000 年）人类已从游牧穴居进入农牧定居的新石器时代，考古发现原始人的遗骨不少是生前受伤和患过骨病的；二次墓葬中不少是将头骨放在中间，四肢骨及其他骨放旁边，有的骨骼还涂上黑色颜料；这些处理遗骸的实践，说明古人已认识骨骼形态结构。新石器时代有石镰，这种石镰外形似近代的镰刀，可以砭刺、切割。《史记·扁鹊仓公列传》记载："上古之时，医有俞跗，治病不以汤液、醴酒、镵石、挢引、案扤、毒熨，一拨见病之应，因五脏之输，乃割皮解肌、诀脉结筋，搦髓脑，揲荒爪幕，湔浣肠胃，漱涤五脏，练精易形。"这说明新石器时代外科手术器械——砭镰已产生，并出现了外伤科名医俞跗（前2700年）。

三、奴隶社会时期（前2070—前476年）

我国奴隶社会经历了夏、商、周三代。奴隶社会较原始社会在生产力、文化等方面都有了发展，促进了医学进步，中医骨伤科开始萌芽，出现了"疡医"。

（一）夏朝（前2070—前1600年）

夏朝的生产工具主要是石器，用以治病的针是石针、骨针。考古工作者在龙山文化遗址发现了很多陶制的酒器，《战国策·魏二》曰："昔者帝女令仪狄作酒而美，进之禹。"可见在夏朝已有了人工酿酒。酒可以通血脉、行药势，也可以止痛、消毒，酒逐渐用于治病而称为"醪醴"。

（二）商朝（前1600—前1046年）

商朝冶炼技术有很大发展，从殷墟出土文物来看，不仅有刀、针、斧、锛、矢等青铜器，而且还发现了炼铜遗址和铜范，此时期已达到青铜器的全盛时期。由于青铜器的广泛使用，医疗工具也有了改进和提高，砭石逐渐被金属的刀针所代替，据《韩非子》记载，古人"以刀刺骨"，说明"刀"已经作为骨伤疾患的手术工具了。

甲骨文是中国历史上较早出现的象形文字。商代后期，汉字发展已基本成熟，从甲骨卜辞和器物铭文中发现记载的疾病有几十种，其中骨伤科的有疾手、疾肘、疾胫、疾止、疾骨等。甲骨文还有按摩、外敷药物及药熨治病的记录。

相传商初伊尹发明"汤液"，《甲乙经·序》曰："伊尹以亚圣之才，撰用神农本草，以为汤液。"这是中药内治法的重大进步，标志复合方剂诞生，提高了药物疗效。考古发现藁城台西商代遗址有30多种药用种仁，其中有活血化瘀的桃仁。《神农本草经》曰："桃仁主瘀。"由上可知，商代已应用活血药内服治疗跌打损伤。

（三）西周、春秋时期（前1046—前476年）

奴隶社会晚期，我国的农业社会已较繁盛，政治、经济、科技、文化有了一定的发展。西周时期阴阳五行学说已经产生，一般认为《周易》最早载述阴阳，《尚书》最早言及五行，这种哲学观念指导医学实践，医疗水平有了明显提高。

周朝有医政的设置和医疗的分科。《周礼·天官冢宰》记载："医师掌医之政令，聚毒药以共（供）医事。"医生分为"食医""疾医""疡医"和"兽医"。其中疡医"掌肿疡、溃疡、金疡、折疡之祝药、劀杀之齐。凡疗疡，以五毒攻之，以五气养之，以五药疗之，以五味节之"，疡医就是外伤科医师，周代疡医已能运用"祝""劀""杀"等疗法治疗外伤疾病。汉代郑玄对此注释："祝，当为注，谓附著药；劀，刮去脓血；杀，谓以药食其恶肉。"《礼记·曲礼》记载沐浴疗法，谓："头有创则沐，身有疡则浴。"以上四种外治法，为后世骨伤科医生所沿用。对于"五毒"，郑玄注："今医方有五毒之作……取之，以注创，恶肉破骨则尽出。"所以，"五毒攻之"指外治法；而"养""疗""节"显然指内治法，说明周代外伤科"内外兼治"原则已形成。

《礼记·月令孟秋》载："命理瞻伤、察创、视折、审断，决狱讼必端平。"蔡邕注："皮曰伤，肉曰创，骨曰折，骨肉皆绝曰断。"说明当时已把损伤分成四种不同类型，同时采用"瞻""察""视""审"四种诊断方法，这既是法医学起源的记述，也是古代中医骨伤科诊断水平的标志。

第二节　骨伤科基础理论的形成

战国、秦汉时期（前 476—220 年），我国从奴隶社会进入封建社会，政治、经济、文化都有显著的进步，学术思想十分活跃，出现了"诸子蜂起，百家争鸣"的局面，促进了医学的发展，骨伤科基础理论亦初步形成。

1973 年，考古学家在湖南长沙马王堆三号汉墓发掘的医学帛书表明战国时期骨伤科诊疗技术的进步。马王堆汉墓的医学帛书有《足臂十一脉灸经》《阴阳十一脉灸经》《阴阳脉死候》《五十二病方》和《帛画导引图》等，保存了当时诊治骨折、创伤及骨病的丰富经验，包括手术、练功及方药等。《足臂十一脉灸经》记载了"折骨绝筋"（即闭合性骨折），《阴阳脉死候》记载了"折骨裂肤"（即开放性骨折）。《五十二病方》载有 52 种病，共 103 个病名，其中涉及骨伤科的病名包括"诸伤""胻伤""骨疽""骨瘤"等，同时还描述了"伤痉"的临床表现："痉者，伤，风入伤，身信（伸）而不能诎（屈）。"这是对创伤后严重并发症——破伤风的最早记载。《五十二病方》记载了金伤、刃伤、外伤出血等多种外伤疾病，载录中药 247 种，方剂 283 首，其中治伤方 17 首，治伤痉方 6 首，治胻伤方两首，治痈疽方 22 首。主张用酒处理伤口，以药煎水洗伤口，还记载止痛、止血及防止创伤瘢痕的方法，对感染伤口用药外敷后，以丝织品或麻絮等包扎。《五十二病方》中所描述的水银膏治疗外伤感染，是世界上将汞应用于外伤科的最早记载。《帛画导引图》还绘有导引练功图与治疗骨伤科疾患的文字注释。

《黄帝内经》（简称《内经》）是我国现存最早的一部医学典籍，较全面、系统地阐述了人体解剖、生理、病因、病机、诊断、治疗等基础理论，奠定了中医理论体系。《内经》中已有系统的人体解剖学知识，如《灵枢·骨度》对人体头颅、躯干、四肢各部骨骼的长短、大小、广狭标记出测量的尺寸；同时，通过尸体解剖获取这方面知识，如《灵枢·经水》曰："若夫八尺之士，皮肉在此，外可度量切循而得之，其死可解剖而视之。其脏之坚脆，腑之大小……脉之长短，血之清浊……皆有大数。"《内经》对人体的骨、脉、筋、肉及气血的生理功能都有精辟的论述，如《灵枢·经脉》曰："骨为干，脉为营，筋为刚，肉为墙。"《灵枢·邪客》曰："营气者，泌其津液，注之于脉，化以为血，以荣四末，内注五脏六腑。"人体外部皮肉筋骨与体内五脏六腑关系密切，《内经》阐发的肝主筋、肾主骨、肺主皮毛、脾主肌肉、心主血脉及气伤痛、形伤肿等基础理论，一直指导着骨伤科的临床实践。《内经》还阐述了骨伤疾病的病因病机。《灵枢·痈疽》曰："热胜则腐肉，肉腐则为脓。"《灵枢·刺节真邪》曰："热胜其寒，则烂肉腐肌为脓，内伤骨，内伤骨为骨蚀……有所结，深中骨，气因于骨，骨与气并，日以益大，则为骨疽。"《素问·痹论》曰："风寒湿三气杂至，合而为痹也。"《素问·生气通天论》曰："因于湿，首如裹，湿热不攘，大筋软短，小筋弛长，软短为拘，弛长为痿。"《素问·痿论》还将痿证分为痿躄、脉痿、筋痿、肉痿、骨痿等五痿分别加以论述。此外，《吕氏春秋·季春纪》认为："流水不腐，户枢不蠹，动也；形气亦然，形不动则精不流，精不流则气郁。"主张用练功疗法治疗足部"痿躄"。

秦汉时期，骨伤科临床医学得到发展。西汉初期，名医淳于意留下的"诊籍"记录了两例完整骨伤科病案：一则是堕马致伤，一则是举重致伤。西汉中期《居延汉简》中的"折伤部"记载了骨折创伤的治疗医案。东汉早期，《武威汉代医简》载录治疗金疡、外伤方 10 余首，有止痛、逐瘀、止痛的作用，配伍较之《五十二病方》有明显的进步。成书于东汉时期的《神农本草经》载有中药 365 种，其中应用于骨伤科的药物约 100 种。汉代著名外伤科医家华佗精通方药、针灸、养生，更擅长外伤科手术，他发明了麻沸散，施行于剖腹术、刮骨术，还创立了五禽戏，以流通气血、祛病长生。东汉末年张仲景总结前人医疗成就，并结合自己的临床经验著成我国第一部临床医学巨著——《伤寒杂病论》，该书以六经论伤寒，以脏腑论杂病，创立理、法、方、药结合的辨证论治方法。书中记载的攻下逐瘀方药，如大承气汤、大黄牡丹汤、桃仁承气汤、大黄䗪虫丸和下瘀血汤等，至今仍被骨伤科医家所推崇。书中还记载了人工呼吸、胸外心脏按摩等创伤复苏术。

第三节　骨伤科诊疗技术的进步

三国、晋朝至隋唐、五代（220—960 年），是我国历史上战乱频繁时期，骨伤科疾患更多见，从而积累了临床经验，促进了骨伤科诊疗技术的进步。晋朝葛洪所著的《肘后救卒方》在世界上最早记载了颞颌关节脱位手法整复方法："令人两手牵其颐已，暂推之，急出大指，或咋伤也。"书中还首先记载用竹片夹板固定骨折："疗腕折、四肢骨破碎及筋伤蹉跌方：烂捣生地黄熬之，以裹折伤处，以竹片夹裹之。令遍病上，急缚，勿令转动。"他论述了开放性创口早期处理的重要性，对腹部创伤肠断裂采用桑白皮线进行肠缝合术；还记载了烧灼止血法，并首创以口对口吹气法抢救猝死患者的复苏术。南北朝时期《小品方》记载了骨折切开复位术："若有聚血在折上，以刀破去之。"南齐·龚庆宣整理的《刘涓子鬼遗方》对创口感染、骨关节化脓性疾病采用外消、内托、排脓、生肌、灭瘢等治法；运用虫类活血药治疗金疮；提出骨肿瘤的诊断和预后；记述了"阴疽"和"筋疽"，其证候类似于现今的髋关节结核和脊柱结核。北魏太医署已有骨伤专科医师——折伤医。隋·巢元方等编著的《诸病源候论》，是我国第一部中医病理学专著，载录证候 1720 条，其中有"金疮病诸候"23 论，腕折（泛指骨折、扭伤等）证候 9 论，还有妇人与小儿金疮、瘀血证候等。"金疮病诸候"精辟论述了金疮化脓感染的病因病理，提出清创疗法四要点：清创要早，要彻底，要正确地分层缝合，要正确包扎，为后世清创手术奠定了理论基础。在治疗开放性骨折、清除异物、结扎血管止血、分层缝合等方面的论述，都达到了很高的水平。"中风候"和"金创中风痉候"对破伤风的症状描写得非常详细，提出它是创伤后的并发症。"金疮伤筋断骨候""金疮筋急相引痛不得屈伸候""腕折破骨伤筋候"等论述了"伤筋"的证候、治疗方法及其预后，指出筋断"可连续"。"箭簇金刃入肉及骨不出候""金疮久不瘥候"对创口不愈合的病因病理有了较深刻的认识，强调了去碎骨和清除异物的重要性。"附骨疽候"指出成人的髋关节、膝关节与儿童的脊椎、膝关节是附骨疽的好发部位。"金疮肠断候""被打头破脑出候"记载了肠断裂、颅脑损伤的症状和手术缝合治疗方法。《诸病源候论》还载述了内伤惊悸、烦热、咳嗽、口渴、吐血、腹胀、孕伤等证候，阐述了内伤气血、津液、五脏的病机。

唐朝孙思邈所著的《备急千金要方》《千金翼方》，是中医临床百科全书，在骨伤科方面总结了补髓、生肌、坚筋、固骨类药物，介绍了心肺复苏、止血、镇痛、补血、活血化瘀等疗法；载录了颞颌关节脱位手法复位后采用蜡疗、热敷、针灸等外治法，丰富了骨伤科治疗方法。王焘著《外台秘要》，是一部综合性医学论著，其中收录了折损、金疮、恶刺等骨伤科疾病治疗方药；把损伤分为外损和内损；列骨折、脱位、内伤、金疮和创伤危重症等五大类。蔺道人所著的《仙授理伤续断秘方》，是我国现存最早的一部骨伤科专著，分述骨折、脱位、内伤三大类证型；总结了一套诊疗骨折、脱位的手法，如相度损处、拔伸、用力收入骨、捺正等；提出了正确复位、夹板固定、内外用药和功能锻炼的治疗大法；对筋骨并重、动静结合的理论也作了进一步阐述，书中指出："凡曲转，如手腕脚凹手指之类，要转动……时时为之方可。"对于难以手法复位的闭合性或开放性骨折，主张采用手术整复，"凡伤损重者，大概要拔伸捺正，或取开捺正""凡皮破骨出差爻，拔伸不入，搏捺相近，争一二分，用快刀割些捺入骨"。该书首次记载了髋关节脱臼，并分前后脱臼两类，采用手牵足蹬整复手法治疗髋关节后脱位；利用杠杆原理，采用"椅背复位法"治疗肩关节脱位。他还介绍了杉树皮夹板固定方法："凡用杉皮，浸约如指大片，疏排令周匝，用小绳三度紧缚。"采用"七步内治伤损法"对损伤进行中药内治，提出了伤损按早、中、后三期治疗的方案。所载方50首，药139味，包括内服及煎洗、填疮、敷贴等外用方剂，体现了骨伤科内外兼治的整体观。

第四节　骨伤科临证的学术争鸣

宋、辽、金、元时期（960—1368年），医学在隋唐五代的基础上，出现了百家争鸣、蓬勃发展的局面，促进了中医骨伤科的发展。宋代"太医局"设立"疮肿兼折疡科"，元代"太医院"设十三科，其中包括"正骨科"和"金镞兼疮肿科"。宋代解剖学有了显著的进步。1041～1048年间，曾有医生和画师解剖欧希范等人刑后尸体，并画制成图，称为《欧希范五脏图》。该书描绘了人体内脏形态及解剖关系，对心、肝、肾、大网膜等记载基本正确。法医学家宋慈著《洗冤集录》是我国现存最早的法医学专著，对全身骨骼、关节结构描述较详细，同时还记载了人体各部位损伤的致伤原因、症状及检查方法。宋代医官王怀隐等编成《太平圣惠方》，其中"折伤""金疮"属骨伤科范畴；对骨折提出了"补筋骨，益精髓，通血脉"的治疗思想，用柳木夹板固定骨折；推广淋熨、贴熁、膏摩等外治法治疗损伤。太医局编撰的《圣济总录》内容丰富，其中折伤门总结了宋代以前骨伤科医疗经验，强调骨折、脱位复位的重要性；记载用刀、针、钩、镊等手术器械，对腹破肠出的重伤采用合理的处理方法。张杲著的《医说》记载了随军医生"凿出败骨"治疗开放性胫腓骨骨折成功的病案，并介绍了采用脚踏转轴及竹管的搓滚舒筋练功疗法。许叔微著《普济本事方》记载了用苏合香丸救治跌伤重症。《夷坚志》记载了邢氏同种异体骨移植颌骨骨缺损取得成功的病例。宋金元时期出现不少著名医学家，他们从各自角度总结和论述了自己的临证经验，出现了学术上的争鸣局面。张元素的《医学启源》总结了治疗内伤的引经药，促进了骨伤科理气活血疗法的发展。张从正的《儒门事亲》认为下法能使"陈莝去而肠胃洁，癥瘕尽而荣卫昌"，主张采用攻下逐瘀法治伤。李杲的《医学发明》发挥了《内经》"肝藏血"理论，认为："血者，皆肝之所主，恶血必归于肝，不问何经之伤，必留于胁下，盖肝主血故也。"创制疏肝活血逐瘀的方药——复元活血汤。刘完素是"火热论"代表人物，他在骨伤科临证治疗时主张用甘凉、活血、润燥、生津的药物。朱震亨的观点是人体"阳有余，阴不足"，提倡养阴疗法，强调补肝肾治本的原则，对治疗筋骨痹证、骨疽及伤患都有其独特经验。

元代李仲南的《永类钤方》中"风损伤折"卷是中医骨伤科专篇，首创过伸牵引加手法复位治疗脊柱屈曲型骨折，书中记载："凡腰骨损断，先用门扉一片，放斜一头，令患人覆眠，以手捍止，下用三人拽伸，医以手按损处三时久。"该书还创制了手术缝合针——曲针，用于缝合伤口；提出"有无黏膝"体征作为髋关节前、后脱位的鉴别，至今仍有临床意义。危亦林著的《世医得效方》，是按元代十三科分类的，其中"金镞正骨科"不仅继承前人治疗骨伤经验，而且对骨折、脱位的整复手法和固定技术有所创新。危氏在世界上最早施用"悬吊复位法"治疗脊柱骨折，书中载："凡锉脊骨，不可用手整顿，须用软绳从脚吊起，坠下身直其骨，使自归窠。未直则未归窠，须要坠下，待其骨直归窠。然后用大桑皮一片，放在背皮上，杉树皮两三片，安在桑皮上，用软物缠夹定，莫令屈，用药治之。"对开放性骨折，危氏主张扩创复位加外固定治疗。麻醉方面，危氏创制了"草乌散"（又名麻药方），对其组成、功用、剂量及注意事项都有详细记载。元代《回回药方》中"金疮门""折伤门"属于骨伤科范畴，大部分内容继承《仙授理伤续断秘方》《世医得效方》和《永类钤方》等经验，有些部分还结合阿拉伯外来医学知识，反映了元代中医骨伤科学术繁荣的状况。

第五节　骨伤科理论与技术的兴盛

明清时期（1368—1840年），骨伤科出现了许多学术上有相当成就的医学家，撰写了大量的骨伤科专著，他们不仅总结了前人的经验，而且还不断提出新的理论和观点，从而形成不同学派，这是中医骨伤科发展史的兴盛时期。

明初，太医院设有十三科，其中属骨伤科范畴的有"接骨""金镞"两科。隆庆五年（1571年）改名为正骨科（又名正体科）。1644年清朝建立，太医院设九科，其中有"疮疡科"和"正骨科"，后者又名"伤科"。明代《金疮秘传禁方》记载了用骨擦音作为检查是否骨折的方法；对开放性骨折，主张把穿出皮肤已被污染的骨折端切除，以防感染等。明朝永乐年间（1406年）朱橚等编著《普济方》，其中"折伤门""金疮门"和"杖伤门"等辑录治疗骨伤科方药1256首，是15世纪以前治疗骨伤方药的总汇。在"接骨手法"中，介绍了12种骨折脱位的复位固定方法；在"用药汤使法"中又列出15种骨折、脱位的复位固定法。明朝异远真人著《跌损妙方》记载全身57个穴位，总结了一套按穴位受伤而施治的方药，其"用药歌"在骨伤科亦广为流传。明朝薛己撰《正体类要》共两卷，上卷论正体主治大法及记录治疗骨伤科内伤验案65则，下卷介绍了诸伤方71首。薛氏重视整体疗法。《正体类要·序》曰："肢体损于外，则气血伤于内，营卫有所不贯，脏腑由之不和。"突出强调八纲、脏腑、气血辨证论治，用药主张以补气血、补肝肾为主，行气活血次之，其"气血学说"和"平补法"对后世产生巨大影响。著名医药学家李时珍《本草纲目》载药1892味，其中骨伤科药物170余种。明朝王肯堂《证治准绳·疡医准绳》对骨折亦有较精辟的论述，如对肱骨外科颈骨折采用不同体位固定，若向前成角畸形，则用手巾悬吊腕部置于胸前；若向后成角，则应置于胸后。该书还把髌骨损伤分为脱位、骨折两类，骨折又分为分离移位或无移位两种，分离移位者，主张复位后用竹箍扎好，置膝于半伸屈位。该书对骨伤科的方药还进行了由博而约的归纳整理，深为后世所推崇。

清朝吴谦等著的《医宗金鉴·正骨心法要旨》，较系统地总结了清代以前的骨伤科经验，对人体各部骨度、损伤的治法记录周详，既有理论，亦重实践，图文并茂。该书将正骨手法归纳为摸、接、端、提、推、拿、按、摩八法，并介绍了腰腿痛等疾患的手法治疗及运用攀索叠砖法、腰部垫枕法整复腰椎骨折脱位等。在固定方面，主张"爰因身体上下正侧之象，制器以正之，用辅手法之所不逮，以冀分者复合，欹者复正，高者就其平，陷者升其位"，并改进了多种固定器具，如脊柱中段损伤采用通木固定，下腰损伤采用腰柱固定，四肢长骨干骨折采用竹帘、杉篱固定，髌骨骨折采用抱膝圈固定等。沈金鳌著的《沈氏尊生书·杂病源流犀烛》，发展了骨伤科气血病机学说，对内伤的病因病机、辨证论治有所阐发。胡廷光著的《伤科汇纂》，收集了清代以前有关骨伤科的文献，结合其临床经验加以整理，是一本价值较高的骨伤科专著，该书系统地阐述了各种损伤的证治方式，记载了骨折、脱位、筋伤的检查、复位法，附录许多治验医案，并介绍了大量骨伤科处方及用药方法。钱秀昌著的《伤科补要》，较详细论述骨折、脱位的临床表现及诊治方法，如髋关节后脱位采用屈髋屈膝拔伸回旋法整复等。该书载有医疗器具固定图说、周身各部骨度解释、伤科脉诊及大量方剂。王清任著的《医林改错》，对解剖尤其重视，纠正了前人脏腑记载的某些错误，对气血研究亦较深入，尤善活血化瘀法治伤，某些方剂如血府逐瘀汤、通窍活血汤、膈下逐瘀汤、少腹逐瘀汤、身痛逐瘀汤等至今仍为骨伤医家广为采用。

第六节　骨伤科学术经验的传承

鸦片战争后至中华人民共和国成立前（1840—1949 年），中国逐渐沦落为半殖民地半封建社会，随着西方文化的侵入，中医受到歧视，骨伤科面临危机。中医骨伤科处于花叶凋零、自生自灭的境地。在此期间，骨伤科著作甚少，较有代表性的是 1852 年赵廷海著《救伤秘旨》，收集少林学派的治伤经验，记载人体 36 个致命大穴，介绍了损伤各种轻重症的治疗方法，收载"少林寺秘传内外损伤主方"，并增加了"按证加减法"。处于萌芽状态的骨折切开复位、内固定等技术不仅没有发展，而且基本上失传了。这一时期，国内有不少医家接受西方医学知识，成为中西医汇通派早期的代表人物。唐容川著的《血证论》，提出的"平人被伤出血，既无偏阴偏阳之病，故一味止血为要，止得一分血，则保一分命""离经之血便是瘀"等观点对骨伤界产生很大影响。朱沛文编著《华洋脏象约纂》，书中附西洋解剖图百余幅，并试图以西方解剖生理阐述和印证中医理论。张锡纯一生从事中西医汇通，代表作《医学衷中参西录》，主张以中医为主体，取西医之长，补中医之短。他认为中药、西药不应互相抵牾，而应相济为用。

中华人民共和国成立前，中医骨伤科的延续以祖传或师承为主，医疗活动只能以规模极其有限的私人诊所形式开展。这种私人诊所在当时不仅是医疗单位，而且也是教徒授业的教学单位。借此，中医的许多宝贵的学术思想与医疗经验才得以流传下来。全国各地骨伤科诊所，因其学术渊源的差别，出现不少流派，较著名的有河南省平乐镇郭氏正骨世家，天津苏氏正骨世家，上海石筱山、魏指薪、王子平等骨伤科八大家，广东蔡荣、何竹林等五大骨伤科名家，湖北武当派李氏正骨，福建少林派林如高，四川杜自明、郑怀贤，江苏葛云彬，北京刘寿山，山东梁铁民及辽宁孙华山等，各具特色，在当地影响甚隆。

第七节　中医骨伤科的新发展

中华人民共和国成立后，随着社会经济、政治与文化的变革，中医骨伤科也从分散的个体开业形式向医院集中形式过渡。1958 年以后，全国各地有条件的省、市、县均相继成立了中医院，中医院多设有伤科、正骨科或骨伤科，不少地区还建立了专门的骨伤科医院。据不完全统计，到 2014 年，全国中医骨伤科拥有 5 万多名医师，中医与中西医结合骨伤科病床 32 万张，拥有 500 张以上骨伤科床位的中医院有 21 家。在医疗事业发展的基础上，1958 年上海市首先成立了伤科研究所，1977 年中国中医研究院（现中国中医科学院）骨伤科研究所与天津市中西医结合治疗骨折研究所相继成立，嗣后，其他不少省市也纷纷成立骨伤科研究机构。这标志着中医骨伤科不仅在临床医疗实践方面，而且在基础理论与科学研究方面都取得了进展。中国中医研究院骨伤科研究所的成立，首次出现了"骨伤科"的命名。2004 年全国中医药学名词审定委员会规范了"骨伤科"的基础性学术标准，将中医"骨伤科"与西医"骨科"从名称上进行了区分。

1958 年，我国著名骨伤科专家方先之、尚天裕等虚心学习著名中医苏绍三正骨经验，博采各地中医骨伤科之长，运用现代科学知识和方法，在清代吴谦《医宗金鉴·正骨心法要旨》正骨八法的基础上总结出新正骨八法，同时研制成功新的夹板外固定器材，配合中药内服、外治及传统的练功方法，形成一套中西医结合治疗骨折的新疗法，其编著的《中西医结合治疗骨折》一书，提出"动静结合""筋骨并重""内外兼治""医患合作"治疗骨折的四项原则，使骨折治疗提高到一个新水平，在国内外产生重大影响。20世纪70年代以后，中西医结合在治疗开放性骨折、脊椎骨折、关节内骨折及陈旧性骨折脱位等方面总结了成功经验，治疗慢性骨髓炎、慢性关节炎也取得了一定的疗效。传统的中医骨伤科经验得到进一步发掘、整理与提高，逐步形成一套有中国特色的治疗骨折、骨病与软组织损伤的新疗法。在外固定方面，各地在总结中西医固定器械的优缺点基础上，把两者有机结合，运用现代科学理论加以论证，这方面工作较突出的如中医研究院"骨折复位固定器"、天津医院"抓髌器"、河南洛阳正骨医院"尺骨鹰嘴骨折固定器"及上海第六人民医院"单侧多功能外固定器"等。1986年中华中医药学会骨伤科分会成立，中医骨伤科学术研究日趋广泛，一方面推广传统、有效的医疗方法，另一方面采用先进的科学技术深入研究伤患治疗机理。各地著名老中医的正骨经验得到整理与继承，代表性的著作如石筱山的《正骨疗法》，郑怀贤的《伤科疗法》，杜自明的《中医正骨经验概述》，梁铁民的《正骨学》，以及《平乐郭氏正骨法》《魏指薪治伤手法与导引》《刘寿山正骨经验》《林如高正骨经验》等。

20世纪90年代，光镜、电镜、电生理、生物化学、生物力学、分子生物学、同位素、电子计算机、磁共振、骨密度仪等现代科学技术已在本学科的基础研究与临床医疗中得到应用。一些治疗骨折延迟愈合、骨质疏松、骨缺血性坏死、骨髓炎及骨关节炎的中药新药不断研制出来，产生良好的社会效益与经济效益。在新的世纪，中医骨伤科已走出国门，2005年世界中医药学会联合会骨伤科专业委员会成立，海内外骨伤科学术交流日益频繁。2006年中国中医科学院申报的"中医正骨疗法"经国务院批准被列入第一批国家级非物质文化遗产名录，郭维淮、孙树椿、施杞被列为代表性传承人。为了大力推进中医药传承与创新，探索建立中医流派学术传承、临床运用、推广转化的新模式，2013年国家中医药管理局公布了首批全国64家中医学术流派传承工作室建设项目，其中包含13家骨伤流派传承工作室建设项目。2016年《中华人民共和国中医药法》颁布，中医药开启了法治化治理的新征程。

除了医疗与科研组织机构外，自20世纪50年代开始，全国有条件的省市均建立起中医学院与中医学校，为国家培养了大批中医人才，上海中医学院（现上海中医药大学）主编的《中医伤科学讲义》被列入中医学专业本科教学的必修课。1958年河南省平乐正骨学院成立，开创"中医骨伤科学"专业高等教育先河。1981年福建中医学院（现福建中医药大学）创办中医骨伤科学专业，列入教育部新增本科专业目录，而后10余所中医药院校相继成立骨伤系或开办骨伤专业，除了招收学士学位的大学本科生外，不少院校还培养骨伤专业硕士研究生与博士研究生。1989年由国家中医药管理局组织北京针灸骨伤学院、福建中医学院等17所高等中医药院校专家、教授编写14门骨伤本科专业系列教材，1990年由人民卫生出版社陆续出版发行，1996～1998年修订第2版。20世纪末，中医骨伤科学专业大学本科一度停办。2014年中华中医药学会骨伤科分会常委会在无锡举行会议，孙树椿主任委员主持会议，会议一致通过了高等中医药院校恢复中医骨伤科学专业的决议，申报国家中医药管理局与教育部审批。同时还拟定了中医骨伤科学的定义，由全国科学技术名词审定委员会正式公布。经教育部批准，2019年3月河南中医药大学恢复开设中医骨伤科学本科专业，2020年2月又有13所中医药大学复办该专业，中医骨伤科学教育建设进入快车道，从而加强了骨伤科专门人才的培养。

在新的历史时期，我们要遵循中医药发展规律，传承精华，守正创新，推动中医骨伤事业和产业高质量发展，充分发挥中医骨伤科防病治病的独特优势和作用，为建设健康中国、实现中华民族伟大复兴的中国梦贡献力量。

第二章

分类与病因病机

第一节　分类

根据中医骨伤科研究对象的特点，骨伤疾患可分为损伤和骨病两大类。

一、损伤的分类

损伤是指人体受到外界各种创伤因素作用所引起的皮肉、筋骨、脏腑等组织结构的破坏及其所带来的局部和全身的反应。

早在甲骨文卜辞和器物铭文中就有疾手、疾肘、疾胫、疾止、疾骨等伤科疾病的记载，说明中医学对损伤早就有认识；周代《周礼·天官冢宰》描述疡医主治肿疡、溃疡、金疡、折疡四大症，可见当时已将开放性创伤和骨折进行分类诊治；《礼记·月令孟秋》将损伤分为伤、创、折、断四类；《难经·十四难》根据解剖将所损组织分出层次"一损损于皮毛，二损损于血脉，三损损于肌肉，四损损于筋，五损损于骨"；唐代《外台秘要》总结前人经验，将损伤分为外损与内伤两大类型，后世大多遵循此法，根据损伤的部位不同，将损伤分为外损与内伤两大类。

损伤在日常生活或战争时期都十分常见，可引起人体内部气血、经络、脏腑的一系列变化。轻者仅是局部的损害或生理功能的紊乱，全身反应小；重者可有重要组织器官的器质性损害，可以表现为很突出的全身性反应，出现严重的局部与全身证候，甚至危及生命。

在对损伤患者临床辨证施治前，应对其损伤进行分类，注意不同分类之间的内在联系、相互关系和相互影响，从整体出发，全面分析，才能做出正确的诊断与治疗，取得良好的疗效。

1. 根据损伤的部位分类　根据损伤部位的不同可分为外伤与内伤。外伤是指皮、肉、筋、骨、脉的损伤，临床上包括骨折、脱位与筋伤。内伤是指暴力引起人体内部气血、经络、脏腑受损或功能紊乱而产生一系列症状者，古称"内损"。骨伤科所指的内伤必须是由外力引起，严重者可导致脏腑的组织结构破坏从而危及生命。

2. 根据损伤的性质分类　根据损伤发生过程中外力作用的性质可分为急性损伤与慢性劳损。急性损伤是指由于急骤的暴力所引起的损伤，慢性劳损是指由于劳逸失度或体位不正确而外力经年累月作用于人体所致的损伤。

3. 根据受伤的时间分类　根据受伤的时间可分为新伤与陈伤。新伤是指 2～3 周以内的损伤，或受伤后立即就诊者；陈伤又称宿伤，是指新伤失治，日久（2～3 周以后）不愈，或愈后又因某些诱因，隔一定时间在原受伤部位复发者。

4. 根据受伤部位的破损情况分类　根据受伤部位的皮肤或黏膜是否破损可分为闭合性损伤与

开放性损伤。闭合性损伤是指受钝性暴力作用而体表无创口者；开放性损伤是指由于锐器、火器或钝性暴力作用使皮肤或黏膜破损，深部组织与外界环境沟通者。由于皮肤或黏膜的完整性遭到破坏，外邪得以从伤口侵入，容易发生感染。

5. 根据受伤的程度不同分类 根据受伤的程度可分为轻伤与重伤。损伤的严重程度取决于致伤因素的性质、强度、作用时间的长短、受伤的部位及其面积的大小和深度等。

6. 根据伤者的职业特点分类 根据伤者的职业特点可分为生活损伤、工业损伤、农业损伤、交通损伤和运动损伤等。因为损伤的发生是与职业和生活习惯有一定的关系，如运动员及舞蹈、杂技、武打演员容易发生各种运动损伤；经常颈部过度屈曲看书、看电视，或长期低头伏案工作者容易患颈椎病。

7. 根据致伤因素的理化性质分类 根据致伤因素的理化性质可分为物理损伤、化学损伤和生物损伤等。物理损伤包括外力、高热、冷冻、电流等，化学损伤包括各种化学物质致伤，生物损伤包括各种微生物（如细菌、病毒、霉菌等）感染及虫兽（如蛇、犬等）的伤害。中医骨伤科学研究的对象主要是外力因素引起的损伤。

二、骨病的分类

由各种原因引起的运动系统的结构、组成、代谢等发生病理改变的疾病，统称为骨病。骨病的范畴较广，包括先天性及发育性骨疾病、骨关节感染、骨关节非感染性炎症、骨与软骨缺血坏死性疾病、骨肿瘤、骨代谢性疾病、地方病与职业病等。

1. 先天性及发育性骨疾病 是指由于各种原因造成胎儿出生时或出生前发生异常，或有潜在异常因素致使骨与关节形成异常状态者，包括骨与关节发育障碍、脊柱和四肢的先天性缺陷等。临床表现以肢体残缺、形态异常、骨关节变形为主，且多有肢体功能障碍。

2. 骨关节感染

（1）骨痈疽 由于化脓性细菌侵入骨、关节，而引起骨与关节化脓性感染病变的疾病，中医称为"骨痈疽"。骨组织化脓性感染为化脓性骨髓炎，关节化脓性感染为化脓性关节炎，统称骨痈疽。化脓性关节炎又称关节流注；化脓性骨髓炎的急性期为附骨痈，慢性期为附骨疽。

（2）骨痨 由于结核杆菌侵入骨或关节，而引起的化脓性、破坏性病变的疾病，中医称为"骨痨"，西医称为"骨与关节结核"。因其发病于骨或关节，消耗气血津液，后期形体羸瘦、正气衰败、缠绵难愈，故名骨痨。又因本病成脓之后，可流窜他处形成寒性脓肿，破溃后经常流出稀薄如痰样物，故又名流痰或附骨痰。

3. 骨关节非感染性炎症 属"骨痹"范畴，是指由于风、寒、湿、热等外邪侵袭人体，闭阻经络，气血运行不畅，引起的肌肉关节疼痛、肿胀、麻木、重着等病证。骨关节非感染性炎症包括类风湿性关节炎、强直性脊柱炎、血友病性关节炎、银屑病性关节炎、色素沉着绒毛结节性滑膜炎、创伤性关节炎、神经性关节炎、痛风性关节炎、骶髂关节致密性骨炎、退行性关节炎等。

4. 骨与软骨缺血坏死性疾病 中医称"骨蚀"，属"骨痹"范畴。根据发病年龄、部位的不同，名称亦有所区别，在临床上有一定的好发部位。骨与软骨缺血坏死性疾病可分为骨骺骨软骨病、剥脱性骨软骨病、创伤性骨坏死、激素性骨坏死及其他骨坏死性疾病等类型。

5. 骨肿瘤 是指发生在骨及骨的附属组织的肿瘤，包括原发性肿瘤、继发性肿瘤、瘤样病变等。在殷墟甲骨文就有"瘤"的病名。

6. 骨代谢性疾病 属"骨痿"范畴，是指各种原因引起的骨内矿物质或骨基质代谢紊乱，以及由此造成的骨组织生物化学和形态变化而出现的症状和体征。临床常见的有骨质疏松症、佝偻病、骨软化症、甲状旁腺功能亢进等。

7.地方病与职业病　地方病是指骨关节疾病的发生与地域环境因素相关的疾病。多因流行地域的水土含有过高或过低的某些矿物质，人体骨代谢出现异常，或因食物污染引起骨骼关节的疾病，如大骨节病和氟骨病等。职业病是指骨关节疾病的发生和职业工种密切相关，多因经常接触有害因素而引起。有害因素包括物理性、化学性和生物性的因素，如振动病、减压病、工业性骨中毒和放射性骨病等。

第二节　病因

一、损伤的病因

损伤的病因是指引起人体损伤发病的原因，或称为损伤的致病因素。中医骨伤科历来重视病因的研究，在中医文献中对损伤病因的论述很多。早在《内经》中就指出"坠堕""击仆""举重用力""五劳所伤"等是损伤的致病因素。汉代张仲景在《金匮要略·脏腑经络先后病脉证》中提出了"千般疢难，不越三条"的观点，即"一者，经络受邪，入脏腑，为内所因也；二者，四肢九窍，血脉相传，壅塞不通，为外皮肤所中也；三者，房室、金刃、虫兽所伤"，将损伤的病因分为外因、内因、不内外因。宋代陈无择在《三因极一病证方论》中对不内外因进行进一步阐述："其如饮食饥饱，叫呼伤气，尽神度量，疲极筋力，阴阳违逆，乃至虎狼毒虫，金疮踒折……有悖常理，为不内外因。"同时指出三因之间是互相关联的："如欲救疗，就中寻其类例，别其三因，或内外兼并，淫情交错，推其深浅，断其所因为病源，然后配合诸证，随因施治，药石针艾，无施不可。"一方面指出损伤的病因不同于七情内因和六淫外因，而属于不内外因；另一方面也提出不内外因仍属外因或内因的范围，只是互相兼杂、交错在一起。因此，历代大多数医家认为损伤的致病原因就是内因和外因。只有掌握损伤的病因，才能循因辨证、审因论治，对损伤的性质和程度做出正确的估计，对损伤的治疗和预后有着重要的指导意义。

（一）外因

损伤外因是指外界因素作用于人体而引起损伤的因素，包括外力伤害、外感六淫、邪毒感染等。

1.外力伤害　外力作用可以伤害人体的皮肉筋骨而引起各种损伤，如跌仆、坠堕、撞击、闪挫、压轧、负重、刀刃、劳损等所引起的损伤都与外力作用有关。外力轻可损伤皮肉而见局部肿痛瘀斑；重则致皮肉开裂，损伤出血或筋断骨错，甚至危及生命。根据外力性质的不同，可分为直接暴力、间接暴力、肌肉强烈收缩和持续劳损四种。

（1）直接暴力　直接暴力所致的损伤发生在外力直接作用的部位，如挫伤、撞击、压轧、刀刃伤，可引起骨折、脱位等。直接暴力造成的损伤多为开放性损伤，造成的骨折常为粉碎性骨折或横断骨折，造成的脱位多并发筋腱断裂或撕脱性骨折。

（2）间接暴力　间接暴力所致的损伤都发生在远离外力作用的部位，如自高处坠落，臀部先着地，身体下坠的冲击力与地面向上对脊柱的反作用力造成的挤压，即可在胸腰椎发生压缩性骨折，或伴有更严重的脊柱脱位和脊髓损伤；若自高处坠落时臀部着地在一侧高一侧低的地面，还会产生扭转暴力，骨折线形态也就会出现区别，或同时发生一侧关节突脱位。间接暴力造成的内脏损伤多为震荡伤，造成的骨折多为斜形、螺旋形、压缩性或撕脱性骨折，造成的筋腱损伤多为扭伤。

（3）肌肉强烈收缩　肌肉过度强烈收缩亦可造成损伤，可造成骨折或筋伤。骨折多为撕脱性骨折、横断骨折或螺旋形骨折，如跌仆时股四头肌强烈收缩可引起髌骨骨折。筋伤可为筋腱断裂，且断面多不整齐。

（4）持续劳损　久行久立，长期姿势不正确的操作，肢体某部位之筋骨受到持久的或反复多次的牵拉、摩擦等，均可使筋骨持续受外力积累所伤。如单一姿势的长期弯腰工作可造成慢性腰肌劳损，长时间的步行可引起跖骨疲劳性骨折等。持续劳损的病情多由轻到重，病位多由表及里，可使筋肉变性，关节增生，骨质退变，甚至骨折。

2. 外感六淫　风、寒、暑、湿、燥、火是自然界六种不同的气候变化，若太过或不及，引起人体发病者，称之为"六淫"。六淫致病多从表入里，其传变既遵循由表入里的传变规律，也根据体表组织与脏腑的关系传变。外感六淫与慢性劳损密切相关，可导致人体筋骨、关节发生疾病。《诸病源候论·卒腰痛候》指出："夫劳伤之人，肾气虚损，而肾主腰脚，其经贯肾络脊，风邪乘虚，卒入肾经，故卒然而患腰痛。"《仙授理伤续断秘方》曰："损后中风，手足痿痹，不能举动，筋骨乖张，挛缩不伸。"说明各种损伤之后，风寒湿邪可能乘虚侵袭，阻塞经络，导致气机不得宣通，引起肌肉挛缩或松弛无力，进一步加重脊柱和四肢关节功能障碍。《伤科补要》曰："感冒风寒，以患失颈，头不能转。"说明感受风寒湿邪还可致落枕等疾患。

3. 邪毒感染　外伤后再感受毒邪，或邪毒从伤口乘虚而入，郁而化热，热盛肉腐，附骨成脓，脓毒不泄，蚀筋破骨，则可引起局部和全身感染，出现各种变证，如开放性骨折处理不当可引起化脓性骨髓炎。

（二）内因

内因是指人体内部影响损伤发生的因素。损伤的发生主要是由外力伤害等外因所致，但也有其各种不同的内在致病因素和一定的发病规律，与年龄、体质、局部解剖结构等内在因素关系十分密切。《素问·评热病论》指出："邪之所凑，其气必虚。"而《灵枢·百病始生》说得更为透彻："风雨寒热，不得虚，邪不能独伤人。""此必因虚邪之风，与其身形，两虚相得，乃客其形。"说明大部分外界致病因素只有在机体虚弱的情况下才能伤害人体，这不仅体现在外感六淫病证和内伤七情病证的发病，而且对损伤的发病也不例外。因此，不仅要重视损伤外因的作用，也要强调内因在损伤中的重要作用。但是，当外来暴力强大，超越了人体防御力量或耐受力时，外力伤害就成为主要和决定的因素。

1. 年龄　年龄不同，伤病的好发部位、发生率及损伤的性质也不一样。摔倒时手掌心触地，儿童多发生前臂骨折或肱骨髁上骨折，而老年人则多发生桡骨远端骨折。儿童骨骼中有机质含量较多，骨质柔嫩，尚未坚实，好发骨折，而其骨膜较厚且富有韧性，故多为青枝骨折；还可发生骨骺损伤，影响其骨关节的生长发育。青年人筋骨坚强，一般的跌仆闪挫多不会造成筋骨损伤，但较大的外力则多造成完全性骨折。老年人骨骼中无机质的含量比较多，骨质脆弱，通常轻微外伤即可导致骨折，且骨折多为粉碎骨折。

2. 体质　体质的强弱与损伤的发生有密切的关系。年轻力壮，气血旺盛，肾精充实，筋骨坚强者不易发生损伤；年老体衰，气血虚弱，肝肾亏损，骨质疏松者则易发生损伤，如平地滑倒，臀部着地，外力虽很轻微，也易引起股骨颈或股骨转子间骨折。又如颞颌关节脱位多见于老年人，《伤科补要》曰："下颏者，即牙车相交之骨也，若脱，则饮食言语不便，由肾虚所致。"故颞颌关节脱位其原因虽为骤然张口过大所致，但也往往与肾气亏损而致面部筋肉松弛等有关。

《正体类要·正体主治大法》中指出："若骨骱接而复脱，肝肾虚也。"说明肝肾虚损是习惯性脱位的病理因素之一。此外，体质的强弱和损伤的愈合也密切相关。损伤后气血充足，体质强壮，则损伤愈合快，如果气血亏虚，体质虚弱则损伤愈合缓慢，甚至不愈合。

3. 解剖结构　损伤的发生与其局部解剖结构有一定的关系。损伤好发于局部解剖结构薄弱处、活动与静止交界处、松质骨与密质骨的交界处以及长期负重易劳损的部位。传达暴力作用于某一骨骼时，通常是在密质骨与松质骨交界处发生骨折，此处是力学上的一个薄弱点，如桡骨下端骨折好发于桡骨下端松质骨与密质骨交界处。锁骨骨折多发生在无韧带肌肉保护的锁骨两个弯曲的交界处。临床多见踝关节外侧副韧带的损伤，除了与受伤姿势有关外，外侧副韧带在解剖结构上比内侧副韧带薄弱也是重要原因之一。

4. 先天因素　损伤的发生与先天禀赋不足也有密切关系。如第一骶椎的隐性脊柱裂由于棘突缺如，棘上韧带和棘间韧带失去了依附，降低了腰骶关节的稳定性，容易发生劳损。先天性脆骨病可引起骨组织脱钙，以致骨组织脆弱，易造成病理性骨折。

5. 病理因素　损伤的发生还与组织的病变关系密切。内分泌代谢障碍性疾病可导致骨质疏松，轻微外力即可引起骨折。如原有的骨的疾患破坏骨质，再遭受轻微的外力即可引起骨折，如骨结核、骨肿瘤、骨髓炎、骨囊肿等。

6. 职业工种　损伤的发生与职业工种有一定的关系。如手部损伤较多发生在缺乏必要防护设备下工作的机械工人，慢性腰部劳损多发于经常弯腰负重操作的工人。

7. 七情内伤　损伤的发生发展与七情内伤有密切关系。有些慢性骨关节痹痛，如果患者情志郁结，则内耗气血，可加重局部的病情。有些较严重的创伤，如果患者性格开朗、意志坚强，则有利于创伤修复和疾病的好转。因此，中医骨伤科历来重视精神调养。

损伤的病因比较复杂，多是内外因素综合作用的结果。不同的外因可以引起不同的损伤疾患，而同一外因在不同内因的影响下，引起的损伤的种类、性质与程度又有所不同。损伤疾患的发生，外因虽然是重要的，但亦不可忽视机体本身的内因。因此，必须正确理解损伤的外因与内因的这一辩证关系，才能认识损伤疾患的发生和发展，采取相应的防治措施，使损伤的发病率得以降低，并能得到正确的治疗。

二、骨病的病因

骨病与损伤的病因有很多相同之处，也有不同点。引起骨关节及筋肉疾病的病因是多种多样的，如先天缺陷、六淫侵袭、邪毒感染、营养障碍及中毒等均可致病。

（一）外因

外因主要是指外界因素作用于人体引起骨关节损害而发病的有关因素。

1. 外感六淫　风、寒、暑、湿、燥、火六种病邪称为六淫。当人体正气虚弱时，六淫可直接侵犯人体引起疾病的发生。痹证可由风寒湿邪侵袭而发病，如《素问·痹论》所说："风寒湿三气杂至，合而为痹也。"又如《诸病源候论·风湿腰痛候》指出："劳伤肾气，经络既虚，或因卧湿当风，而风湿乘虚搏于肾，肾经与血气相击而腰痛，故云风湿腰痛。"说明腰痛的病因与肾虚及六淫之邪侵袭关系密切。

2. 邪毒感染　人体感受各种邪毒，可引起骨痈疽、骨痨等疾病的发生。正如《医宗金鉴·痈疽总论歌》云："痈疽原是火毒生。"中医的邪毒与西医的细菌、病毒等相关。

3. 慢性劳损　慢性劳损可引起某些骨病。《素问·宣明五气论》曰："久视伤血，久卧伤气，久坐伤肉，久立伤骨，久行伤筋，是谓五劳所伤。"外力长期作用于人体，人体承受的负荷长时间增加，是引起骨关节退行性疾病、骨软骨病及某些职业病的重要原因之一。

4. 地域因素　因不同地区的地理环境、气候条件及饮食习惯不同，好发疾病则各异，如大骨节病、氟骨病等就有明显的地域性分布差异。

5. 毒物致病　因职业关系，经常接触有毒物质，如无机物的铅、汞、锌、磷、铜、铬等，有机物的苯、氯乙烯等，以及放射线，均可引起骨关节等机体组织损害而发病。以上毒物的慢性刺激，也可能是骨肿瘤的病因之一。

（二）内因

1. 先天性发育缺陷　骨关节先天性发育畸形，多由胚胎发育缺陷所引起。有些在婴儿出生时即可发现，如多指或指缺如、并指、肢体缺如、先天性马蹄内翻足等。有些畸形虽然存在，但被发现较晚，如先天性髋关节脱位、先天性脊柱侧凸等。

2. 遗传因素　不少先天性畸形与遗传基因有关，如先天性髋关节脱位、先天性椎弓峡部裂及脊椎滑脱等疾病，往往有明显的家族史，某些骨肿瘤（如多发性骨软骨瘤）及骨关节非感染性疾病的发病亦与遗传因素有关。

3. 年龄　年龄不同，易患骨病的种类及发病率也有所不同。骨质疏松症、肩关节周围炎及骨关节退行性疾病等，好发于中老年人；先天性骨关节畸形、小儿麻痹等，好发于婴幼儿；骨软骨病则好发于青少年。

4. 体质　体质强壮，正气旺盛，肾气充实，筋骨强健，不易发生筋骨疾病；体质虚弱，肝肾亏损，正气不足，邪毒乘虚而入，易发生感染性骨关节病。

5. 营养因素　骨代谢性疾病的发生和营养因素密切相关。因机体营养障碍可引起佝偻病、骨软化症、骨质疏松症等全身性骨关节病；外伤后，因局部血液供应障碍，可发生股骨头坏死、腕舟骨坏死等局部病变。营养过剩，则可发生痛风性关节炎。

6. 脏腑功能失调　肌肉筋骨与脾、肝、肾的关系密切，若脏腑功能失调，则肌肉筋骨失去濡养，可导致肌肉、筋骨、关节发病。

第三节　病机

一、损伤的病机

人体是由脏腑、经络、皮肉、筋骨、气血与津液等共同组成的一个整体。气血津液循行于人体经络之中，是脏腑功能活动的物质基础，而经络同时联系全身的皮肉筋骨及五脏六腑等组织共同完成复杂的生命活动。它们之间保持着相对的平衡，相互联系、相互依存、相互制约，不论在生理活动和病理变化上都有着不可分割的关系。因此，损伤的发生和发展与气血津液、皮肉筋骨、脏腑经络等都有着密切的关系。在损伤的辨证论治过程中，应从整体观念出发，对气血津液、皮肉筋骨、脏腑、经络等之间的病理生理关系加以综合分析，才能正确认识损伤的本质和病理现象的因果关系。局部与整体的统一观，是中医骨伤科治疗损伤疾患的基本原则之一。

损伤疾患多由于皮肉筋骨损伤而引起气滞血瘀，经络阻塞，或津血亏损，或瘀血邪毒由表入里，而导致脏腑不和；亦可由于脏腑不和，由里达表，引起经络、气血、津液病变，导致皮肉筋骨病损。现分述如下。

（一）皮肉筋骨病机

1. 皮肉筋骨的生理功能 "皮肉"为人之外壁，内充卫气，人之卫外者全赖卫气。肺主气，达于三焦，外循肌肉，充于皮毛，如室之有壁，屋之有墙，故《灵枢·经脉》曰："肉为墙。"

"筋"是指筋络、筋膜、肌腱、韧带、肌肉、关节囊、关节软骨等组织的总称。古代有十二经筋的名称，配合十二经脉，多起于四肢末端，走向躯干头面，行于体表，但不入脏腑。《灵枢·经脉》指出"筋为刚"，认为筋的功能坚劲刚强，能约束骨骼。《素问·五脏生成》曰："诸筋骨皆属于节。"说明人体的筋都附着于骨上，大筋联络关节，小筋附于骨外，筋的主要功用为连属关节，络缀形体，主司关节运动。

"骨"属于奇恒之腑。《灵枢·经脉》曰："骨为干。"《素问·痿论》曰："肾主身之骨髓。"《素问·脉要精微论》又曰："骨者，髓之府，不能久立，行则振掉，骨将惫矣。"扼要地指出骨的作用，不但为立身之主干，还内藏精髓，与肾气有密切关系。肾藏精、精生髓、髓养骨，合骨者肾也，故肾气的充盈与否能影响骨的成长、壮健与再生。反之，骨受损伤，可累及肾，二者互有影响，所以《素问·生气通天论》又有"因而强力，肾气乃伤，高骨乃坏"之说。

肢体的运动，虽有赖于筋骨，但筋骨离不开气血的温煦濡养，气血化生，濡养充足，筋骨功能才可强劲；而且筋骨又是肝肾的外合，肝血充盈，肾精充足，则筋劲骨强。因此，肝肾的精气盛衰，关系到筋骨的成长与衰退。

2. 损伤与皮肉筋骨的关系 皮肉筋骨的损伤，在损伤疾患中最为多见，一般分为"伤皮肉""伤筋""伤骨"，但又互有联系。

（1）伤皮肉 外力损伤可致皮破肉损，皮肉破损则易致邪毒入侵，轻则引起局部红肿热痛，重则内传脏腑成为重证，毒邪引动肝风，可致破伤风的发生。

外力或致皮肉气滞血瘀，经络阻塞，营气不从，郁久而化热，有如闭门留邪，以致瘀热为毒。损伤局部可见疼痛、肿胀青紫等，严重的可引起局部肉腐化脓。气血瘀滞于经络，营气阻滞，营卫不和，腠理疏松，六淫外邪容易入侵。

损伤日久可致脏腑功能失调，若肺气不固，脾虚不运，则外卫阳气不能熏泽皮毛，脾不能为胃运行津液，而致皮肉失去气血津液的濡养，轻则皮毛枯槁，肌肤麻木不仁，四肢痿软无力，重则皮肉失养，肢体瘦弱，甚或皮肉变性坏死，引起功能障碍。

（2）伤筋 凡跌打损伤，闪挫扭捩，筋每首当其冲，受伤机会最多，表现为局部肿痛、青紫，关节屈伸不利。外力作用可致筋离其位，又称筋出槽。筋失去了正常的位置，进而导致关节活动不利。损伤外力使筋在骨上的附着点或肌肉与肌腱的交接处断裂，筋断碎裂后可引起肢体的活动障碍，多见于刀刃切割、外力牵拉或肌肉猛烈收缩。此外，慢性劳损时气血亏虚，筋脉失养，在筋痿不坚的基础上，轻微的外力也可引起筋断碎裂。受伤后包扎过紧或瘀血内停，营卫不和，筋脉失养，筋挛拘急，关节活动不利。损伤日久，由于肝血不足，筋失濡养，导致筋纵迟软，失去对骨关节的约束，进而出现关节运动障碍。

（3）伤骨 伤骨包括骨骼折损、关节脱位，由多因各种暴力所致。骨骼折损指暴力作用于骨骼，使骨骼发生损伤的病理改变。《医宗金鉴·正骨心法要旨》说："凡骨之跌伤错落，或断而两分，或折而陷下，或碎而散乱，或岐而傍突。"详细指出了外力作用下骨骼发生折损的种种表现。正常骨骼通常在较大暴力作用下才会发生损伤。轻者仅骨膜受损；较重者可使骨骼断裂而无移位；更重者骨骼断裂粉碎，骨折端移位严重。而在年老体弱或骨骼骨质破坏的情况下，轻微外力即可引起骨骼折损，长期劳损亦可引起骨折。骨折后可见疼痛、肿胀、活动功能障碍等症状，如骨折移位明显还可出现骨折特有的体征——畸形、骨擦音及异常活动。关节脱位除引起骨骼位置改变，还同时伤及其约束之筋，故临床表现为肿胀、疼痛、功能障碍。由于骨端位置异常、疼痛、肌肉痉挛，可使附着之筋紧张而出现畸形、弹性固定及关节盂空虚等脱位的特殊症状。

伤筋损骨还可累及肝肾精气，《备急千金要方》记载"肾应骨，骨与肾合""肝应筋，与肝合"，肝肾精气充足，可促使肢体骨骼强壮有力。因此，伤后如能注意调补肝肾，充分发挥精生骨髓的作用，就能促进筋骨修复。

（二）气血津液病机

1. 气、血、津液的生理功能　气血运行于全身经络，外而充养皮肉筋骨，内则灌溉五脏六腑，维持着人体正常生命活动，故气血与人体的生理活动和病理变化有着密切联系。

"气"一方面来源于与生俱来的肾之精气，另一方面来源于从肺吸入的清气和由脾胃所化生的水谷精气。前者为先天之气，后者乃后天之气，这两种气相互结合而形成"真气"，成为维持人体生命活动最基本的物质。《灵枢·刺节真邪》记载："真气者，所受于天，与谷气并而充身者也。"真气形成之后，沿着经络分布到全身各处，与各个脏腑组织的生理功能结合起来，就成为具有不同特点、不同功能的气，如心气、肺气、胃气、肾气、营气、卫气等。气是一种流动的物质，气的运动形式多种多样，主要有升、降、出、入四种基本运动形式，只有通过人体各脏腑的生理功能才能体现出来。它的主要功能是一切生理活动的推动作用，温养形体的温煦作用，防御外邪侵入的防御作用，血和津液的化生、输布、转化的气化和固摄作用。总之，气在全身流通，无处不到，上升下降，维持着人体动态平衡。

"血"由脾胃运化而来的水谷精气变化而成。《灵枢·决气》记载："中焦受气取汁，变化而赤，是谓血。"血形成之后，循行于脉中，依靠气的推动而周流于全身，营养全身脏腑组织。《素问·五脏生成》认为："肝受血而能视，足受血而能步，掌受血而能握，指受血而能摄。"说明全身的脏腑、皮肉、筋骨都需要得到血的濡养，才能进行各种生理活动。

"气"与"血"两者的关系十分密切。血随气沿着经脉而循行全身，以营养五脏六腑、四肢百骸。气与血相互依存，周流不息。《素问·阴阳应象大论》阐述了气血之间的关系："阴在内，阳之守也；阳在外，阴之使也。"而《血证论·吐血》则比喻为："气为血之帅，血随之而运行；血为气之守，气得之而静谧。"血的循行依靠气的推动，气行则血随之运行。

津液是人体内一切正常水液的总称，主要是指体液而言。清而稀薄者称为津，浊而浓稠者称为液。"津"多布散于肌表，有温养充润皮肉、筋骨的作用，所以《灵枢·五癃津液别》曰："以温肌肉，充皮肤，为其津。"汗液尿液均为津所化生。津血互生，血液得津液的不断补充，才能在周身环流不息，故《灵枢·痈疽》曰："津液和调，变化而赤为血。""液"流注、浸润于关节、脑髓之间，以滑利关节、濡养脑髓和骨髓，同时也有润泽肌肤的功能。津和液均是体内正常水液，两者之间可互相转化，并称津液，有充盈孔窍，滑利关节，润泽皮肤、肌肉、筋膜、软骨，濡养脑髓和骨髓，即所谓填精补髓等生理功能。津液的生成、吸收和转输代谢，都需要各脏腑不同的作用，如脾胃的吸收运化，肺的宣发肃降、通调水道，肾的温煦气化，三焦运行下输等。

气血津液都是构成人体和维持人体生命活动的基本物质，三者之间的关系极为密切。气和血的关系可概括为"气为血之帅""血为气之母"。"气为血之帅"是指气可推动血液运行、统摄血液循行于脉管之中以及气可化生血液；而"血为气之母"是指气的生成和运行始终离不开血，即血能生气、血能载气。气血与津液的关系也很密切，津液的生成、输布和代谢均有赖于气的升降出入正常；同时，气也需要津液的运载以发挥其生理功能。血和津液均是液态物质，具有滋润和营养的功能，津液和血液均同源于水谷精微，即"精血同源"。

2. 损伤与气血津液的关系　气血与损伤的关系极为密切，当人体遭受外力损伤后，常可导致气血运行紊乱而产生一系列的病理变化。人体一切伤病的发生、发展无不与气血有关，气血调和能使阳气温煦，阴精滋养。若气血失和，便会百病丛生。损伤后气血的循行不畅，则体表的皮肉筋骨与体内的五脏六腑均将失去濡养，引起脏腑功能失调。所以，气血与损伤的关系是损伤病机的核心内容。

（1）伤气　由于负重用力过度、举重呼吸失调、跌仆闪挫、击撞胸部等因素，引起人体气机运行失常，脏腑发生病变，出现"气"的功能失常及相应的病理现象。轻则表现为气滞与气虚，重者可出现气闭、气脱，内伤肝胃可见气逆等证。

①气滞：是指伤后气机运行障碍而停滞之证。当人体受到外伤或某一脏腑发生病变时，均可使气的运行受阻，出现"气滞"的病理现象。《素问·阴阳应象大论》曰："气伤痛，形伤肿。"气本无形，故郁滞则气聚，聚则似有形而实无质，气机不通之处，即伤病所在之处，常出现胀闷疼痛。因此，痛是气滞的主要证候，如气滞发生于胸胁，则胸胁胀痛，呼吸、咳嗽时均可牵掣作痛等。其特点为外无肿形，自觉疼痛范围较广，痛无定处，体表无明显压痛点。气滞在损伤中多见于胸胁迸伤或挫伤。

②气虚：是全身或某一脏腑、器官、组织出现功能减弱和衰退的病理现象。在损伤疾病中，如某些慢性损伤、严重损伤的恢复期、体质虚弱和老年患者等均可见到。其主要证候是伤痛绵绵不休、疲倦乏力、语声低微、呼吸气短、胃纳欠佳、自汗、脉细软无力等。

③气闭：是指损伤严重而骤然导致气血错乱，气为血壅，闭而不宣。其主要证候为出现一时性的晕厥、不省人事、窒息、烦躁妄动、四肢抽搐或昏睡困顿等，常见于严重损伤的患者。

④气脱：是指严重损伤造成本元不固，是气虚最严重的表现。气脱者多突然昏迷，或醒后又昏迷，表现为目闭口开、呼吸浅促、面色苍白、四肢厥冷、二便失禁、脉微弱等证候。常发生于开放性损伤失血过多、头部外伤等严重损伤。

⑤气逆：是指损伤导致内伤肝胃，进而引起肝胃气机不降而反逆上，出现嗳气频频、作呕欲吐或呕吐等症。

（2）伤血　跌仆坠堕或碾轧挫撞等各种损伤外力伤及经络血脉，发生出血，血液停留于局部，形成瘀血。严重损伤可造成急性大失血，进而发生血虚。伤血主要有血瘀、血虚、血脱和血热，其与伤气又有互为因果的关系。

①血瘀：是指血液运行不畅，瘀积凝滞，或血溢脉外，停积于肌肤之间，或蓄积于脏腑、体腔内的病理变化。血瘀可由局部损伤出血以及脏腑组织发生病变所形成，在损伤疾患中的血瘀多由局部损伤出血所致。血有形，形伤肿，瘀血阻滞，不通则痛，故血瘀会出现局部肿胀疼痛，其疼痛如针刺刀割，痛点固定不移。血瘀时还可在伤处出现肿胀青紫，同时由于瘀血不去，可使血不循经，出血反复不止。多表现为面色晦暗、皮肤青紫、舌暗或有瘀斑、脉细或涩等证候。

②血虚：是指体内血液不足所发生的病变，其原因主要是由于失血过多或心脾功能不佳，生血不足所致。在损伤疾患中，由于失血过多，新血一时未及补充；或因瘀血不去，新血不生；或因筋骨严重损伤，累及肝肾，肝血肾精不充，都能导致血虚。

血虚证候表现为面色无华或萎黄、头晕、目眩、心悸、手足发麻、心烦失眠、爪甲色淡、唇色淡白、脉细无力。在损伤疾患中还可表现为局部损伤之处久延不愈，甚至血虚筋挛、皮肤干燥、头发枯焦，或关节缺少血液滋养而僵硬、活动不利。血虚患者，往往由于全身功能衰退，同时可出现气虚证候。

③血脱：是指在创伤严重失血时，出现四肢厥冷、大汗淋漓、烦躁不安，甚至发生晕厥等虚脱症状。血虽以气为帅，但气的宁谧温煦需要血的濡养。失血过多时，气浮越于外而耗散，出现气随血脱、血脱气散的虚脱证候。

④血热：是指损伤后积瘀化热或肝火炽盛、血分有热。临床可见发热、口渴、心烦、舌红绛、脉数等证候，严重者可出现高热昏迷；积瘀化热，邪毒感染，尚可致局部血肉腐败，酝酿液化成脓；若血热妄行，则可见出血不止等症状。

（3）气血同病　气和血在生理功能上相互依存、相互为用，病理上气和血之间也有着密切的联系，即气病可引起血病，血病亦可引起气病。

①气滞血瘀：指由于气机运行不畅以致血液运行也出现障碍，进而形成血瘀的病理状态。气滞血瘀是骨伤科疾病的基本病机之一，在骨伤科疾病中常见。临床上多由情志内伤，肝郁不舒，气机阻滞所致；或由于跌仆坠堕、碾轧挫撞等原因伤及气血，进而形成气滞血瘀。《素问·阴阳应象大论》曰："气伤痛，形伤肿。故先痛而后肿者，气伤形也；先肿而后痛者，形伤气也。"临床上多气血两伤，肿痛并见，但有所偏胜，或偏重伤气，或偏重伤血，以及先痛后肿，或先肿后痛等不同情况，故在治疗上常须理气活血同时并进。《杂病源流犀烛·跌仆闪挫源流》曰："夫至气滞血瘀，则作肿作痛，诸变百出。虽受跌受闪挫者，为一身之皮肉筋骨。而气既滞，血即瘀，其损伤之患，必由外侵内，而经络脏腑并与俱伤。其为伤，有不可胜言，无从逆料者矣。"其临床表现兼有气滞和血瘀两个方面的证候。

②气血两虚：是指同时出现气虚和血虚，导致人体组织器官失养进而功能减退的病理状态。多因久病耗伤气血，或先有失血，气随血耗，或先有气虚，生化失职而致。骨伤科多见于慢性劳损、严重创伤患者。临床可见面色苍白、头晕失眠、心悸气短、自汗乏力、伤口难愈、舌淡脉细等气虚和血虚兼见的证候。

③气不摄血：指由于气虚，统摄血液的功能失常而出现出血的病理状态。多因久病，脏腑功能衰退引起气虚，如久病后脾气受损，脾不统血，或因肝气不足，肝不藏血而致出血。临床主要表现吐血、尿血、便血等各种出血症状兼气虚证候。

④气随血脱：是指大量失血而引起的气随血液的突然流失而耗散，最终形成气血俱脱的病理状态。临床多因外伤后大失血、呕血或妇女崩漏及产后大失血等所引起。骨伤病主要见于严重外伤，损及较大动脉，临床表现为大失血的同时出现面色苍白、汗出如珠、四肢厥冷，甚则昏厥、脉微细或见芤脉等，须及时抢救。

⑤血随气逆：是指因气升举太过或有升无降，导致血随之上逆的病理状态。临床多因损伤引起脏腑气机功能紊乱所致。多见上部出血为主，如咯血、吐血等症，严重的出血部位在脑部，即发为中风或昏厥。

在人体的整个生理活动过程中，气血与精津相互为用，密切联系。《灵枢·营卫生会》曰："夺血者无汗，夺汗者无血。"血液的盈亏与津液的盛衰相互影响，如在损伤大出血后，可出现口干烦渴、皮肤干燥和尿少等津液不足的证候，因此《伤寒论》中有"衄家不可发汗"和"亡血家不可发汗"之戒。

损伤而致血瘀时，由于积瘀生热，热邪灼伤津液，可使津液出现一时性消耗过多，而使滋润作用不能很好发挥，出现口渴、咽燥、大便干结、小便短少、舌苔黄而干燥等症。由于重伤久病，常能严重耗伤阴液，除了可见较重的伤津证候外，还可见全身情况差、舌色红绛而干燥、舌体瘦瘪、舌苔光剥、口干而不欲饮等症状。

津液与气有密切的关系，损伤而致津液亏损时，气亦随之受损。津液大量丢失，甚至可导致

"气随液脱"，而气虚不能固摄，又可致津液损伤。

损伤后脏腑气机失调，必然会影响"三焦气化"，妨碍津液的正常运行而导致病变。人体水液代谢调节，虽然是肺、脾、肾、三焦等脏器共同的职能，但起主要作用的是肾。这是因为三焦气化生于肾气，脾阳根源于肾阳，膀胱的排尿功能依赖于肾的气化作用之故。肾气虚衰时可见小溲清长，或水液潴聚的表现，如局部或下肢浮肿。关节滑液停积时，可积聚为肿胀。

《灵枢·本神》曰："两精相搏谓之神。"《灵枢·平人绝谷》曰："故神者，水谷之精气也。"《素问·六节藏象论》曰："味有所藏，以养五气，气和而生，津液相成，神乃自生。"精、气、神三者，前人称为三宝，气的化生源于精，精的化生赖于气，精气生成津液则表现为神；若精气伤，津液损，则失神，临床表现为危候。如机体因创伤、失血引起休克时，便会出现反应迟钝、表情淡漠、精神恍惚、烦躁不安或不省人事等神态异常，并有肢体出汗、皮肤湿润、尿量减少等征象。

（三）脏腑经络病机

1. 脏腑、经络的生理功能　脏腑是化生气血，通调经络，濡养皮肉筋骨，主持人体生命活动的主要器官。脏与腑的功能各有不同，《素问·五脏别论》曰："五脏者，藏精气而不泻也。""六腑者，传化物而不藏。"脏腑是维持人体生命活动的主要器官，具有化生气血、通调经络、濡养皮肉筋骨的功能。

经络是运行全身气血，联络脏腑肢节，沟通上下内外，调节体内各部分功能活动的通路。经络包括十二经脉、奇经八脉、十五别络以及经别、经筋等，每一经脉都连接着内在的脏和腑，同时脏与腑又存在互为表里的关系，所以在疾病的发生和传变上亦可以由于经络的联系而相互影响。

人体是一个统一的整体，内外之间有着密切的联系，不同的体表组织由不同的脏腑主宰。脏腑发生病变，必然会通过与它有关的经络表现在体表；而位于体表的组织器官和经脉本身的病变，同样可以影响其所属脏腑出现功能紊乱，如"肝主筋""肾主骨""脾主肌肉"等。肝藏血主筋，肝血充盈，筋有所养；肝血不足，筋的功能就会发生异常。肾主骨，藏精气，精生骨髓，骨髓充实，则骨骼坚强。脾主肌肉，人体的肌肉依赖脾胃消磨水谷，化生气血以资濡养。这都说明人体脏腑与筋骨气血的相互联系。在损伤后气血筋骨受伤的程度以及恢复预后等方面，与脏腑经络极其密切，必须给予足够的重视。

2. 损伤与脏腑、经络的关系　脏腑病机是探讨疾病发展过程中，脏腑功能活动的病理变化机制。损伤可引起脏腑生理功能紊乱，并出现一系列病理变化。

（1）肝、肾　"肝主筋""肾主骨"，损伤与肝、肾的关系十分密切。"肝主筋"即指全身筋肉与肝有密切关系。《素问·上古天真论》曰："丈夫……七八肝气衰，筋不能动，天癸竭，精少，肾脏衰，形体皆极。"指出人到了五十多岁，筋的运动不灵活，是由于肝气衰筋不能动的缘故。人体运动由筋完成，而筋又由肝所主，故肝血充盈才能养筋，筋得其所养，才能运动有力而灵活。若肝血不足，血不养筋，则出现手足拘挛、肢体麻木、屈伸不利等症。《灵枢·本神》曰："肝藏血。"《素问·五脏生成》曰："故人卧则血归于肝……足受血而能步，掌受血而能握，指受血而能摄。"这句话是指肝脏具有贮藏血液和调节血量的功能。所以凡跌打损伤之证，而有恶血留内时，则不分何经，皆以肝为主，因肝主藏血，故败血凝滞体内，从其所属，必归于肝。如跌仆闪挫及进伤的疼痛多发生在胁肋少腹处，皆因肝在胁下，肝经起于大趾，循少腹，布两胁的缘故。故肝藏血主筋，肝血充盈，筋得所养；肝血不足，筋的功能就会发生异常。

肾主骨，主生髓。肾藏精，精生髓，髓养骨，故骨的生长、发育、修复均须依赖肾脏精气所提供的营养和推动。肾精不足可导致小儿的骨软无力、囟门迟闭以及某些骨骼的发育畸形；肾精不足，骨髓空虚，可致下肢痿弱而行动不便，或骨质脆弱，易于骨折。《医宗必读》认为腰痛的病因"有寒湿，有风热，有挫闪，有瘀血，有滞气，有积痰，皆标也，肾虚其本也"，指出肾虚者易患腰部扭闪和劳损等症，表现为腰背酸痛，腰脊不能俯仰等症状。骨折损伤必内动于肾，因肾生精髓，故骨折后如肾生养精髓不足，则无以养骨，在治疗时，必须用补肾壮骨之法，常配合入肾经的药物。

筋骨相连，在骨折时也必然伤筋，筋伤则内动于肝，若肝血不充，无以荣筋，筋失滋养而影响修复。肝血肾精不足，还可以影响骨折的愈合，所以在补肾的同时须养肝、壮筋，常配合入肝经的药物。由于肝肾与筋骨的关系密切，所以为了促进患者筋骨的愈合，有必要调养肝肾。因此，在损伤的治疗中，应从整体观念出发，注重与肝肾二脏的关系。

（2）脾、胃　脾主运化、胃主受纳，脾胃为仓廪之官。运化是指把水谷化为精微，并将精微物质转输至全身的生理功能。它对于气血的生成和维持正常活动所必需的营养起着重要的作用，故称为气血生化之源。此外，脾有统摄血液防止溢出脉外的功能，对损伤后的修复也起着重要的作用。脾主肌肉四肢，《灵枢·本神》曰："脾气虚则四肢不用。"由于全身的肌肉营养，依赖脾胃的健运，脾气健运则肌肉壮实，四肢活动有力，损伤后也容易痊愈；反之，若脾失健运，则肌肉瘦削，四肢无力，伤后恢复缓慢，所以损伤后应注意调理脾胃的功能。胃气强，则五脏俱盛。脾胃运化功能正常，则消化吸收功能旺盛，水谷精微得以化生气血，气血充足，输布全身，损伤也容易恢复。若脾胃运化失常，则化源不足，无以滋养脏腑筋骨。胃气弱则五脏俱衰，必然影响气血的生化和筋骨损伤的修复，所以有"胃气一败，百药难施"的说法，这正是脾主肌肉，主四肢，四肢皆禀气于胃的道理。

（3）心、肺　心主血，肺主气。气血周流循环，输布全身，有赖于心肺功能的健全。心肺调和，则气血循环正常，才能发挥濡养的作用，筋骨损伤才能痊愈。《素问·五脏生成》曰："诸气者皆属于肺。"肺主一身之气，如果肺气不足，将会影响呼吸和真气的生成，出现体倦无力、气短、自汗等气虚的症状。《素问·痿论》曰："心主身之血脉。"主要是指心气有推动血液循环的功能。血行脉中，不仅需要心气的推动，而且也需血液的充盈，气为血之帅，而又依附于血。因此损伤后出血太多，血液不足而心血虚损时，心气也会随之不足，出现心悸、胸闷、眩晕等症。

（4）经络　经络内联脏腑，外络肢节，布满全身，是营卫气血循行的通路。气血循行于经脉中，周而复始，川流不息地被输送到全身，以起到濡养脏腑组织的功能。《灵枢·经别》曰："夫十二经脉者，人之所以生，病之所以成，人之所以治，病之所以起。"说明人体的生命活动，疾病变化和治疗作用，都是通过经络来实现的。所以经络一旦受伤，就会使营卫气血的通路受到阻滞。

经络的病变主要有两个方面：一是脏腑的损伤病变可以累及经络，经络损伤病变又可内传脏腑而出现症状；二是经络运行阻滞，会影响循行所过组织器官的功能，出现相应部位的证候。正如《杂病源流犀烛·跌仆闪挫源流》曰："损伤之患，必由外侵内，而经络脏腑并与俱伤。"因此在医治损伤疾患时，应根据脏腑、经络学说灵活辨证，调整其内脏的活动和相应的体表组织、器官的功能。《伤科真传秘抄》曰："若为伤科而不知此十二经脉之系统，则虽有良药，安能见效，而用药、用手法，亦非遵循于此不可也。"《证治准绳·疡医》曰："察其所伤，有上下轻重浅深之异，经络气血多少之殊。"《圣济总录·伤折门》也有记载："若因伤折，内动经络，血行之道不得宣通，瘀积不散，则为肿为痛。治宜除去恶瘀，使气血流通，则可以复完也。"进一步说明了损伤疾患，必由外侵内，而使经络脏腑并与俱伤，治疗的方法，亦必于经络脏腑间求之。

二、骨病的病机

骨病的发生、发展和变化的病理改变是错综复杂的，但亦有其规律可循，主要与先天遗传、外邪侵袭、气血经络和脏腑失调有密切关系。

（一）先天遗传

《虚劳心传·虚证类》曰："有童子亦患此者，则由于先天禀受之不足，而禀于母气者尤多。"父母体弱，精血不旺；或妊娠期失于调养，胎儿摄入不足，营养障碍；或母体内分泌代谢失调；或有遗传因素等，均可导致胚胎发育障碍。若胚胎发育期中胚层分化不全，则可影响脊柱的发育，或发育不良产生半椎体畸形，或其他脊椎发育异常。

（二）外邪侵袭

1. 风邪善变 风为百病之长，很多疾病都是由风邪所引起的。风邪善行而数变，风邪所引起骨病的疼痛具有痛无定处的特点。《杂病源流犀烛·诸痹源流》云："风胜者为行痹，游行上下，随其虚处，风邪与正气相搏，聚于关节，筋弛脉缓，痛无定处。"

2. 寒邪引痛 人体感受寒邪，阳气受损，筋脉失于温煦而收引挛缩；寒邪使气血失于推动而气滞血瘀，经络阻塞是发生疼痛的主要原因。《素问·举痛论》曰："寒气入经而稽迟，泣而不行。客于脉外则血少，客于脉中则气不通，故卒然而痛。"《素问·至真要大论》亦云："寒复内余，则腰尻痛，屈伸不利，股胫足膝中痛。"皆指出了寒邪易引起骨关节疼痛拘紧。

3. 火邪伤阴 《素问·痿论》曰："肺热叶焦，则皮毛虚弱急薄，著则生痿躄也。"指出火热邪毒可以伤阴劫血，而导致筋脉骨肉失养而发生痿痹。《灵枢·痈疽》曰："热胜则肉腐，肉腐则为脓。"说出了骨痈疽成脓的机理。《灵枢·刺节真邪》曰："热胜其寒，则烂肉腐肌为脓，内伤骨，内伤骨为骨蚀……有所结，气归之，津液留之，邪气中之，凝结日以易甚，连以聚居，为昔瘤。"指出了热胜肉腐，气血津液运行受阻，再加外邪侵袭，瘀结更甚，终成肿瘤的机制。

4. 湿邪肿满 人体感受湿邪，可以引起皮肉筋脉的损害，引起着痹和痿病等疾病的发生。正如《素问·痿论》云："有渐于湿，以水为事，若有所留，居处相湿，肌肉濡渍、痹而不仁，发为肉痿。"

（三）气血经络

气血是人体生命活动的物质基础，气血外可充养皮肉筋骨，内可灌溉五脏六腑；经络是运行气血，联系脏腑，沟通表里上下，调节各部功能的通道，故骨病与气血经络关系亦极为密切。

1. 气血 肿胀和疼痛是骨病常见的证候，多因致病因素伤及气血而引起的病变。《素问·阴阳应象大论》认为"气伤痛，形伤肿"。临床还可以是气血俱损，但也有损伤的先后不同而出现不同的病变特点，如《素问·阴阳应象大论》亦云："先痛而后肿者，气伤形也；先肿而后痛者，形伤气也。"由于先天的"肾无精气"和后天的脾胃化生"水谷精气"不足，可使脏腑、筋骨等出现衰退和虚弱。在慢性或严重的筋骨疾患中，或老年体弱者，可出现少气懒言、疲乏无力、喘促气短、自汗、脉细弱无力等气虚证候。失血过多，脾胃生化不足，除常表现为面色苍白、心悸气短、手足麻木、心烦失眠、脉细无力外，还可出现血虚筋挛、关节僵硬等症状。气血两虚者可表现为病程迁延，功能长期不能恢复等情况。

2. 经络 《灵枢·本脏》曰："经脉者所以行气血而营阴阳，濡筋骨，利关节者也。"《灵枢·海论》曰："夫十二经脉者，内属于脏腑，外络于肢节。"说明经络通畅，则气血调和濡养周身，筋骨强健，关节通利。所以筋骨疾病累及经络时，会影响它循行的器官功能，可以引起相应部位的症状，如脊髓或周围神经损伤，可出现肢体瘫痪。

（四）脏腑失调

脏腑包括五脏六腑，五脏有化生气血和贮藏精气之功能，六腑是接受和消化饮食并排泄其糟粕之通道，脏腑是完成人体生命活动的主要器官，若脏腑功能失调则可发病，出现一系列证候。骨病与肾、肝、脾的关系密切。

1. 肾主骨、藏精、生髓 骨的生长、发育、修复均依赖肾脏精气的濡养。儿童易患先天性骨关节畸形，多为先天肾精不足所致。老年人因肾精随年龄而衰减，骨骼失养，可出现退行性骨关节疾病、骨质疏松症等，如《素问·痿论》曰："肾者，水脏也，今水不胜火，则骨枯而髓虚，故足不任身，发为骨痿。"又如《诸病源候论·腰痛不得俯仰候》曰："肾主腰脚……劳损于肾，动伤经络，又为风冷所侵，血气击搏，故腰痛也。"肾虚也易致腰部劳损，而出现腰背疼痛、不能俯仰。此外，由于肾精亏虚，骨骼失养，易被外邪侵犯，导致骨痹疽和骨肿瘤的发病。《仙传外科集验方》曰："所为骨疽，皆起于肾毒，亦以其根于此也……肾实则骨有生气，疽不附骨矣。"薛己在《外科枢要·卷三》中指出骨瘤的形成是"劳伤肾水，不能荣骨而为肿"，指出骨瘤的发生与肾的关系极为密切。

2. 肝主筋、藏血 肝有贮藏血液和调节血量的功能。《素问·上古天真论》曰："七八肝气衰，筋不能动。"《素问·五脏生成》曰："故人卧，血归于肝……足受血而能步，掌受血而能握。"李东垣《医学发明》曰："血者，皆肝之所主，恶血必归于肝，不问何经之伤，必留于胁下，盖肝主血故也。"指出了创伤、劳损、筋骨病均与肝有密切的关系，若肝血不足，血不荣筋，则出现筋挛、肢体麻木、屈伸不利等症。

3. 脾主肌肉、四肢 脾的主要功能是运化水谷，输布营养精微，濡养四肢百骸。《素问·痿论》曰："脾主身之肌肉。"《灵枢·本神》亦云："脾气虚则四肢不用。"若脾失健运，则化源不足，肌肉瘦削，四肢疲惫，活动无力，筋骨疾病亦难以恢复。

第三章

辨证诊断

骨伤病的辨证诊断是在中医学基本理论指导下,通过望、闻、问、切,在收集临床资料的基础上结合影像学和实验室等辅助检查,根据骨伤病的病因、部位、程度、病性进行分类,联系皮肉筋骨、气血津液、脏腑经络等病机探求其内在规律,加以综合分析而得出诊断结论的过程。

第一节　症状体征

一、损伤的症状体征

人体遭受外力作用而发生损伤后,由于皮肉筋骨、气血津液以及脏腑经络的病理变化,出现损伤局部和全身一系列的相应症状和体征,这些症状和体征对于诊断损伤部位、程度和了解其发展过程、合并症、后遗症及其预后等具有重要的价值。

(一) 全身症状体征

损伤不仅可以造成局部组织的损害和功能障碍,还可以引起全身性反应,整个反应过程与损伤程度和损伤部位有密切关系。

轻微损伤者一般无全身症状体征。损伤较重者由于血瘀气滞,经脉不通,脏腑气血运行不畅,可致神疲纳呆、形羸消瘦、夜寐不安、舌紫暗或有瘀斑、脉浮弦等全身症状。妇女可见闭经或经色紫暗有块;若瘀血停聚积瘀化热常有口渴、口苦、心烦、便秘、尿赤、烦躁不安、舌红苔黄厚腻、脉数或弦紧等症状;严重损伤者可出现面色苍白、肢体厥冷、出冷汗、口渴、尿量减少、血压下降、脉搏微细或消失、烦躁或神情淡漠等症状;致大量失血者,可出现亡阴、亡阳的危重证候,症见烦躁不安、心烦口渴、大汗淋漓、肌肤或手足逆冷、神疲、脉微欲绝等。

(二) 局部症状体征

1. 一般症状体征

(1) 疼痛　伤后患处经脉受损,气机凝滞,经络阻塞,不通则痛,出现不同程度的疼痛。气滞者因损伤而致气机不利,表现为疼痛,痛无定处,且范围较广,忽聚忽散,无明显的压痛点。若伤在胸部,多伴咳嗽、呼吸不畅、气急、胸闷胀痛、牵掣痛。气闭则因骤然损伤而使气机闭塞不通,多为颅脑损伤,出现晕厥、昏迷等症状。若肝肾气伤,则痛在筋骨;若营卫气滞,则痛在皮肉,如桡骨远端骨折引起腕部及前臂远端疼痛;肋骨骨折时局部疼痛,深呼吸及咳嗽时疼痛加重。伤处可有直接压痛或间接压痛(纵轴叩击痛,骨盆、胸廓挤压痛等)。

（2）**肿胀瘀斑**　伤后瘀血阻滞于皮肤腠理，"血有形，病故肿"，因而出现肿胀。血行之道不得宣通，"离经之血"透过撕裂的肌膜和深筋膜，溢于皮下，一时不能消散，即成瘀斑，伤血者肿痛部位固定，瘀血经久不愈，变为宿伤，肿胀严重时还可出现张力性水疱，如踝关节损伤后引起踝部肿胀瘀斑，高度肿胀时可见张力性水疱。

（3）**功能障碍**　由于损伤后气血阻滞引起剧烈疼痛，肌肉反射性痉挛以及组织器官的损害，可引起肢体或躯干发生不同程度的功能障碍。如伤在手臂则活动受限，伤在下肢则步履无力，伤在关节则屈伸不利，伤在颅脑则神明失守，伤在胸胁则心悸气急，伤在肚腹则纳呆胀满。若组织器官仅仅功能紊乱，无器质性损伤，功能障碍可以逐渐恢复。若组织器官结构破坏，功能障碍将不能完全得以恢复，除非采用手术或者其他有效的治疗措施，如肱骨外科颈骨折时肩部主动活动功能丧失；股骨转子间骨折时，患侧髋关节疼痛，不能站立及行走。

疼痛、肿胀瘀斑以及功能障碍是损伤较普遍的一般症状，由于气血是相辅相成的，故临床多气血两伤、痛肿并见。

2. 特殊症状体征

（1）**畸形**　发生骨折或者脱位时，由于暴力作用以及肌肉韧带的牵拉，常使骨折断端移位，肢体形状发生改变，从而产生特殊畸形。畸形是最为常见的筋骨损伤的特征之一，对于损伤的诊断及治疗具有决定性的作用和指导意义，例如，桡骨远端骨折时，可出现"餐叉样"畸形；肩关节脱位时肩部失去圆隆外形，呈"方肩"畸形；肘关节后脱位时，呈"靴状"畸形。

（2）**骨擦音**　是骨折的特殊体征之一。无嵌插的完全性骨折，当摆动或触摸有骨折的肢体时，两骨折断端互相摩擦可发出声响，一般在触诊检查骨折部位时偶然感觉到，例如，股骨髁上骨折时于股骨远端可触及明显的骨擦音。

（3）**异常活动**　是骨折的特殊体征之一。受伤前不能活动的骨干部位，在骨折后出现屈曲旋转等非正常活动，例如，肢体骨干骨折后在骨折的部位可出现屈曲、后伸、旋转等异常活动。

（4）**关节盂空虚**　是脱位的特殊体征之一。构成球窝关节的关节头从关节窝中脱出，处于异常位置，导致在体表可触及空虚的关节盂，例如，肩关节脱位时，肩峰下关节盂空虚。

（5）**弹性固定**　是脱位的特殊体征之一。脱位后，关节周围的肌肉痉挛收缩，可将脱位后的骨端保持在特殊位置上，该关节进行被动活动时，可轻微活动，但有弹性阻力，被动活动停止后，脱位的骨端又恢复原来的特殊位置，这种情况称为弹性固定，例如，肩关节前脱位时，肩关节多弹性固定于外旋外展位。

二、骨病的症状体征

骨病不仅产生局部病损与功能障碍，也可能影响整个机体的形态与功能。因此，骨病可出现一系列的全身与局部症状和体征。

（一）全身症状体征

先天性骨关节畸形、良性骨肿瘤、骨关节退行性疾病等，对整个机体影响较小，故全身症状体征通常不明显。骨痈疽发病时可出现寒战高热、汗出、烦躁不安、口渴、舌红苔黄腻、脉数等全身症状体征；脓肿溃破后体温逐渐下降，全身症状和体征减轻。骨痨发病时表现骨蒸潮热、盗汗、口燥咽干、舌红少苔或无苔、脉沉细数等阴虚火旺的表现；后期呈慢性消耗性病容、倦怠乏力、舌淡苔白、脉濡细等气血两虚的表现。痹证可兼有发热、恶风、口渴、烦闷不安等全身症状，痿证多表现为面色无华、食欲不振、肢体痿软无力、舌苔薄白或少苔、脉细等症状体征，恶性骨肿瘤晚期可出现精神萎靡、食欲不振、消瘦、贫血等恶病质的表现。

（二）局部症状体征

1. 一般症状体征

（1）疼痛　骨病罹患部位常发生疼痛，不同类型或分期，临床表现各异。行痹表现为游走性关节疼痛；痛痹者疼痛较剧，痛有定处，得热痛减，遇寒痛增；着痹者关节酸痛、重着，痛有定处；热痹者患部灼痛，得冷稍舒，痛不可触。骨痈疽发病时疼痛彻骨，痛如锥刺，脓溃后疼痛减轻。骨痨初起时患部仅酸痛隐隐，继而疼痛加重，尤其夜间或活动时较明显。颈、腰椎间盘突出症可出现颈肩或腰腿放射性疼痛。骨质疏松性椎体压缩骨折患者在体位改变时患部疼痛加重。恶性骨肿瘤后期呈持续性剧痛，夜间加重，止痛剂不能奏效。

（2）肿胀　局部气血运行不畅，筋脉瘀滞，常可出现肿胀。骨痈疽、骨痨、痹证等患处常出现肿胀。骨痈疽者局部红肿；骨痨局部肿而不红；各种痹证，如风湿性、类风湿性、痛风性、血友病性关节炎等，关节部位常肿胀。

（3）功能障碍　发生骨关节疾患后，常引起肢体功能障碍。关节本身疾患，主动和被动运动均有障碍；神经疾患引起肌肉瘫痪者，不能主动运动，而被动运动一般良好。

2. 特殊症状体征

（1）畸形　骨关节疾患，可出现典型的畸形。如脊柱结核后期常发生后凸畸形；类风湿性关节炎可表现腕关节尺偏畸形、手指鹅颈畸形等；强直性脊柱炎可引起圆背畸形；特发性脊柱侧凸在青春期可出现脊柱侧凸畸形；先天性肢体缺如、并指、多指、巨指、马蹄足等均呈现明显手足畸形。

（2）肌萎缩　肌肉萎缩是痿证最主要的临床表现。如小儿麻痹后遗症出现受累肢体肌肉萎缩；多发性神经炎表现两侧手足下垂与肌肉萎缩；进行性肌萎缩症出现四肢对称近端肌萎缩；肌萎缩性侧索硬化症呈双前臂广泛萎缩，伴肌束颤动等。

（3）筋肉挛缩　身体某群肌肉持久性挛缩可引起关节畸形与活动功能障碍，如前臂缺血性肌挛缩呈"爪形手"畸形，掌腱膜挛缩症发生屈指挛缩畸形，髂胫束挛缩症呈屈髋、外展、外旋挛缩畸形等。

（4）肿块　骨病常伴有局部肿块。如骨软骨瘤的肿块一般与皮肤不粘连，但因瘤体基底部是正常骨延续的正常骨质，而无移动性，肿块质硬如骨，表面平整或呈结节状。斜颈患儿在出生后1～4周，在胸锁乳突肌中下部可触及梭形肿块。

（5）疮口与窦道　疮口与窦道是机体组织坏死后穿破皮肤形成的。如骨痈疽在发病过程中局部脓肿破溃后，疮口流脓，初多稠厚，渐转稀薄，有时夹杂小块死骨排出，疮口周围皮肤红肿。慢性附骨疽反复发作时，有时可出现数个窦道疮口凹陷，时有小块死骨自窦道排出，窦道周围皮肤常有色素沉着，窦道口及其边缘常有少量肉芽形成。骨痨的寒性脓肿可沿软组织间隙向下流注，可出现在远离病灶处；寒性脓肿破溃后，即形成窦道，经久不愈；疮口凹陷、苍白，周围皮色紫暗。开始时可流出大量稀脓和豆腐花样腐败物，以后则流出稀薄脓水，或夹有碎小死骨。

（6）关节摩擦音　是关节活动时产生的异常声响，常见于膝关节退行性骨关节病，在关节主动活动时有关节摩擦音。

（7）晨僵　晨僵指患者早晨起床时关节僵硬，不能活动，经过一段时间后才逐渐消失。晨僵的关节因受累关节一夜未活动，关节内外的软组织因循环不畅而发生水肿，失去其柔韧性，以致关节僵硬，经过一段时间后，水肿液渗入淋巴管或小静脉而消失，关节软组织柔性恢复，因而关节活动趋向灵活，晨僵现象消失。

第二节 四诊方法

四诊方法是骨伤科诊查、收集病情资料的基本方法和手段，主要包括"望、闻、问、切"四个步骤。将四诊所收集到的病情资料（症状、体征和病史）通过综合判断，可以对疾病做出临床诊断，同时分析疾病的病因病机，从而为辨证论治提供依据。在临床诊断时，既要有整体观念，重视全面检查，又要结合骨伤科的特点，进行细致的局部检查，才能做到全面了解病情，得出正确的诊断；既要以中医传统诊断学理论为指导，又要结合现代医学的诊断标准；既要充分利用影像学等辅助检查，又不能完全盲目依赖，要将各种方法收集的信息综合处理，相互补充，才能臻于完善。

一、望诊

望诊在骨伤疾病的诊断中占有非常重要的地位，如《难经·六十一难》中说："望而知之谓之神。"而骨伤科的望诊，除了对全身情况诸如神色、形态、舌象等做全面的检查外，对损伤局部及其邻近部位也需特别认真察看。《伤科补要·跌打损伤内治证》明确指出："凡视重伤，先解开衣服，遍观伤之轻重。"

望诊时患者体位要适宜，患部暴露要充分，进行静态和功能活动的动态观察。通过望全身、望损伤局部，以初步确定损伤的部位、性质和程度。

（一）望全身

1. 望神色 通过察看神态色泽的变化来判断损伤轻重、病情缓急。神是人体生命活动的总称，一指"神气"，是脏腑功能活动的外在表现；二指"神志"，是人的思维、意识和情志活动的高度概括。《素问·移精变气论》指出："得神者昌，失神者亡。"说明察神可判断精气的盛衰和损伤过程中的转化情况，一般来说，若精神爽朗、面色清润者，为脏腑精气未衰，属无病或病轻；若面容憔悴、神气委顿、色泽晦暗者，为脏腑精气已衰，属病重。对重伤患者要观察其神志是否清醒，若神志昏迷、神昏谵语、目暗睛迷、瞳孔缩小或散大、面色苍白、形羸色败、呼吸微弱或喘急异常，多属危候，多见于重度创伤、严重感染或大失血等。

《医门法律》说："色者，神之旗也。神旺则色旺，神衰则色衰。"望色也可以判断患者损伤的轻重缓急，邪正盛衰，《素问·五脏生成》中总结了生死五色，对临床中的危重病情仍有指导意义。

2. 望形态 望形态可以了解损伤的部位和病情的轻重。形态发生改变多见于骨折、脱位以及严重筋伤。如肩、肘部损伤，患者多以健肢扶托患侧前臂；颞颌关节脱位时，多用手托下颌；急性腰扭伤，身体多向患侧倾斜，且扶腰缓行；踝关节扭伤呈疼痛性跛行；下肢骨干骨折，大多不能坚持行走。

3. 望舌 亦称舌诊，观察舌质及苔色，虽然不能直接判断损伤的部位及性质，但心开窍于舌，又为脾胃之外候，它与各脏腑通过经络均有密切联系。《辨舌指南》曰："辨舌质，可辨五脏之虚实；视舌苔，可察六淫之深浅。"所以它能反映人体气血的盛衰、津液的盈亏、病邪的性质、病情的进退、病位的深浅以及伤后机体的变化。舌质和舌苔都可以诊察人体内部的寒热、虚实等变化，两者既有密切的关系，又各有侧重，舌质主要反映脏腑虚实、气血之盛衰，舌苔反映脾胃变化，邪气之浅深。观察舌苔的变化，还可鉴别疾病属表属里，属虚属实，所以察舌质和舌苔可以相互印证。

（1）望舌质　正常人舌色一般为淡红色。若舌色淡于正常称为"淡白舌"，为气血不足或者气血耗伤的表现。舌色深于正常为"红舌"，可见于实热或阴虚内热，亦可见于严重损伤早期血瘀化热。舌色深红为"绛舌"，主热证或阴虚火旺。舌色红中带青紫或蓝色，称为"青紫舌"，为伤后气血运行不畅，瘀血凝聚。局部紫斑表示瘀血程度较轻，或局部有瘀血。全舌青紫表示瘀血程度较重；青紫而滑润，表示阴寒血凝，为阳气不能温运血液所致；绛紫而干表示热邪深重，津伤血滞。

（2）望舌苔　苔厚为邪盛，苔薄为邪衰，由薄增厚为病情加重，由厚变薄为病情减轻，这在创伤感染患者常见。舌苔润泽者有津液，干燥者津液不足；苔腻者为体内有湿，痰邪滞留或为食积；苔剥而光为阴虚内热、津液不足或耗伤。

苔色有白、黄、灰、黑等四种。白苔主表证，主风寒湿证；薄白而润滑为正常舌苔，有时也可见于一般外伤复感风寒，初起在表，病邪未盛，正气未伤者；厚白而滑为损伤伴寒湿或寒痰等证的舌苔表现；厚白而腻为痰湿阻滞；薄白而干燥表示寒邪化热，津液不足；厚白而干燥表示湿邪化燥；白如积粉为创伤感染、热毒内蕴之证的舌苔表现。苔黄一般主热证，创伤感染、瘀血化热时多见。脏腑为邪热侵扰，皆能使白苔转黄。若由黄苔转为灰黑苔时，表示病邪较盛，多见于严重创伤感染伴高热或津涸等。

（二）望局部

1. 望畸形　畸形往往标志有骨折或脱位存在，因此可通过观察肢体标志线或标志点的异常改变，判断有无畸形，如突起、凹陷、成角、倾斜、旋转、缩短或增长等。如凹陷畸形见于头部凹陷性骨折，鼻部凹陷性骨折等；突起畸形见于肩锁关节脱位、脊柱骨折等；成角畸形多见于四肢骨折时的断端移位，由于肌肉的拉力，断端可向内、向外、向前、向后等成角畸形；旋转畸形由于旋转暴力作用或筋肉牵拉，断端发生旋转畸形；短缩畸形是由于骨折后断端重叠或交叉位移，或关节脱位，致使肢体短缩。除此之外，某些特征性畸形可对诊断有决定意义，如髋关节后脱位的髋屈曲内收内旋畸形、股骨颈骨折和转子间骨折的下肢外旋缩短畸形、强直性脊柱炎的驼背强直畸形等。

2. 望肿胀、瘀斑　人体损伤，多伤及气血，以致气滞血瘀，瘀积不散，瘀血滞于肌表，则为肿胀、瘀斑。《医宗金鉴·外科心法要诀·痈疽总论歌》云："人之气血，周流不息，稍有壅滞，即作肿矣。"通过观察其肿胀的程度与色泽的变化，判断损伤性质。肿胀严重，瘀斑青紫明显者，可能有骨折或伤筋的情况存在；肿胀较轻，稍有青紫或无青紫者多属轻伤。早期损伤有明显的局限性肿胀，可能有骨裂或撕脱性骨折的存在；肿胀较重，肤色青紫者，为新鲜损伤；肿胀较轻，青紫带黄者，为陈旧损伤；大面积肿胀，青紫伴有黑色者，为严重的挤压伤；肿胀紫黑者应警惕组织坏死。

3. 望创口　开放性损伤应注意创口情况，包括创口的形状、大小、深浅，出血量的多少及色泽鲜红还是紫暗，是否被污染及有无异物等。感染性创口，应注意流脓是否通畅，脓液的颜色及稀稠等情况。

望创口可辨虚实，腐肉不溃，新肉不生者为脾虚；脓稀薄而不收敛者，为虚寒；脓稀赤而不生者，为气血两虚；创口下陷者，为气虚；创口不愈，内部隐痛，应防有异物。

4. 望肢体功能　肢体功能的活动，对了解骨关节损伤有重要意义。除观察上肢能否屈伸，下肢能否行走外，应进一步检查关节各方向的活动是否正常。例如，肩关节正常时有外展、内收、前屈、后伸、内旋和外旋六种活动。凡上肢外展不足 90°，且外展时肩胛骨一并向外移动，说明外展动作受限制；屈肘 90°，正常肩关节内收时，肘尖可接近人体正中线，若肘尖不能接近中线，说明内收受限；若患者梳发动作受限，说明有外旋功能障碍；若患者手背不能置于背部，说明内旋功能障碍。肘关节虽仅有屈曲和伸直的功能，而上下尺桡关节的联合运动，可产生前臂旋前和旋后运动，如发现运动障碍，应进一步查明是何种运动障碍。为准确掌握损伤的情况，除嘱其主动活动外，往往与摸法、量法、运动检查结合进行，并通过与健肢对比观察以测定其主动与被动活动情况。

二、闻诊

闻诊是通过听声音和嗅气味来诊察疾病的方法。人体的各种声音和气味，都是在脏腑的生理活动和病理变化过程中产生的，所以通过鉴别声音和气味的变化可以为疾病的诊断提供依据，如《素问·脉要精微论》中就以声音、语言、呼吸等来判断疾病过程中的正邪盛衰。可以借助听诊器、叩诊锤等工具，以提高骨伤科闻诊水平，骨伤科的闻诊主要用于以下几个方面。

（一）一般闻诊

从患者的说话状态、呻吟声音、呼吸、咳嗽、呕吐物及伤口、二便或其他排泄物的气味等方面获得临床资料，了解疾病的轻重、虚实，有无合并症等。

1. 听声音　正常人的声音柔和而圆润，发音洪亮，说明气血充沛；如果发音低弱则为气血不足。在病中发音高亢洪亮为阳证、实证、热证；发音低弱为阴证、虚证、寒证。呻吟表示有不适、疼痛或精神烦躁；大声喊叫则表示疼痛剧烈，必须从局部或全身找原因。言语声音低微、时断时续，为元气亏损。呼吸微弱多属虚证，正气不足；呼吸气粗，多属实证。太息多因情志抑郁，肝气不舒；咳声重浊、痰清白、鼻塞不通，多属外感风寒；咳嗽不畅、痰稠色黄、不易咳出、咽喉疼痛多属肺热；喉有痰声，痰多易咯出为痰饮、湿痰；咳嗽无力，气短为肺虚；干咳无痰、咽喉干燥，多属燥邪犯肺或阴虚肺热。胸部损伤、肋骨骨折者声音低微、呼吸表浅、不敢咳嗽。严重创伤或手术患者失血过多，出现声低语少、言语无力而断续，呼吸微弱，此为虚脱或休克表现。头部损伤，烦躁惊叫者为颅内血肿，若言语不清、神昏谵语者，则属危证，应立即进行急救。

2. 嗅气味　口气臭秽者多属胃热、消化不良或口腔疾患等。二便、痰液和脓液等气味恶臭、质地稠厚者，多属湿热或热毒。脓液稀薄、无臭，多为气血两亏或寒性脓肿。局部分泌物的气味，若可闻及血腥味多见于开放性出血；若创口散有腐肉气味，多见细菌感染和局部坏死；若创口周边发黑，有恶臭浆液或血性液体伴气体溢出者，多考虑气性坏疽。

（二）局部闻诊

1. 听骨擦音　闻及骨擦音是骨折的确诊依据。注意触诊骨擦音，还可进一步分析骨折的类型。《伤科补要》说："骨若全断，动则辘辘有声。如骨损未断，动则无声。或有零星败骨在内，动则淅淅之声。"骨折经治疗后骨擦音消失，表示骨折已接续，但应注意，检查者不宜主动去寻找骨擦音，只能在检查中偶然感觉到，以免增加患者的痛苦和损伤的程度。

2. 听骨传导音　骨传导音亦是判断是否骨折的特殊体征之一，主要用于检查某些不易发现的长骨骨折，如股骨颈骨折、股骨转子间骨折等。检查时将听诊器置于伤肢近端的适当部位，如放在伤肢近端的骨突起处，用手指或叩诊锤轻轻叩击远端骨突起部，可听到骨传导音。正常骨传导音清脆圆润，若骨传导音低钝、减弱、消失则说明骨的连续性遭到破坏。注意与健侧对比、伤肢应不附有外固定物、与健侧位置对称及叩诊时用力大小相等等方面内容。

3. 听入臼声 关节脱位在整复成功时，常能听到"格得"关节入臼声，《伤科补要》说："凡上骱时，骱内必有响声活动，其骱以上；若无响声活动者，其骱未上也。"当复位时听到此响声时，应立刻停止继续拔伸牵引，避免肌肉、韧带、关节囊等软组织被过度拔伸而造成损伤。

4. 听筋的响声 部分伤筋或关节病在检查时可有特殊的摩擦音或弹响声，最常见的有以下几种。

（1）关节摩擦音 医者一手放在关节上，另一手移动关节远端的肢体，可检查关节摩擦音或摩擦感。关节活动时，一些慢性或亚急性关节疾患可出现柔和的关节摩擦音，退行性骨关节病可出现粗糙的关节摩擦音。

（2）肌腱弹响声与捻发音 屈指肌腱狭窄性腱鞘炎患者在屈伸手指时可听到弹响声，多由于滑动的肌腱通过狭窄的腱鞘产生，所以又把这种狭窄性腱鞘炎称为弹响指或扳机指。过度活动后，肌腱和腱组织等增厚，形成皱褶，并有纤维性渗出，肌腱滑动时局部可听到类似捻干燥头发时发出的一种声音，即"捻发音"，好发于前臂的伸肌群、大腿的股四头肌和小腿的跟腱部。

（3）关节弹响声 膝关节半月板损伤或关节内有游离体时，在进行膝关节屈伸旋转活动时，可发生较清脆的弹响声。

5. 听啼哭声 应用于幼儿，以辨别其是否受伤。幼儿不能准确诉说伤部病情，家属有时也不能提供可靠资料。检查患儿时，若摸到患肢某一部位，啼哭或哭声加剧，则提示该处可能有损伤。

6. 听创伤皮下气肿音 当创伤后发现皮下组织有大片不相称的弥漫性肿胀时，应检查有无皮下气肿。检查时把手指分开呈扇形，轻轻揉按患部，当皮下组织中有气体存在时，就有一种特殊的捻发音或捻发感。如肋骨骨折时，若断端刺破肺脏，空气渗入皮下组织可形成皮下气肿；开放性损伤合并气性坏疽感染时，可出现皮下气肿，伤口常有奇臭的脓液；在手术创口周围，缝合裂伤时，如有空气残留在切口中，亦可发生皮下气肿。

三、问诊

问诊是骨伤科辨证的一个非常重要的环节，在四诊中占有重要地位，历代医家都十分重视问诊，诚如《素问·征四失论》所说："诊病不问其始，忧患饮食之失节，起居之过度，或伤于毒，不先言此，卒持寸口，何病能中？"明·张景岳则认为问诊是"诊治之要领，临证之首务"。陈修园归纳的十问歌"一问寒热二问汗，三问头身四问便，五问饮食六胸腹，七聋八渴俱当辨，九问旧病十问因，再兼服药参机变"迄今仍指导着临床实践。通过问诊可以更多更全面地把握患者的发病情况，更准确地辨证论治，从而提高疗效，缩短疗程，减少损伤后遗症。问诊时应首先抓住患者自诉的主要症状，然后围绕主要症状和体征，详细分析有关的病情资料，找出主要矛盾，为判定病位、掌握病性和辨证施治提供可靠的依据。骨伤科问诊除按诊断学的一般原则和注意事项外，还需结合骨伤科的特点，重点询问以下几方面。

（一）一般情况

了解患者的一般情况，如详细询问患者姓名、性别、年龄、职业、婚姻、民族、籍贯、住址、就诊日期及病历陈述者（患者本人、家属或亲朋等），并建立完整的病案记录，以利于查阅、联系和随访。特别是对涉及交通意外、刑事纠纷等方面的伤者，这些记录更为重要。

（二）发病情况

1. 主诉　即患者的主要症状及其发生发展的时间。主诉是促使患者前来就医的主要原因，可以提示病变的部位、性质等。骨伤科患者的主诉有疼痛、肿胀、功能障碍、畸形及挛缩等，记录主诉应简明扼要。

2. 发病过程　应详细询问患者的发病情况和变化的急缓，受伤的时间、地点，有无昏厥、呕吐、心慌胸闷等伴随症状，经过何种方法治疗，效果如何，目前症状情况怎样，是否减轻或加重等。生活损伤一般较轻，工业损伤、农业损伤、交通事故或战伤往往比较严重，常为复合性创伤或严重的挤压伤等，应尽可能问清受伤的原因，如是跌仆、闪挫、扭捩、坠堕等，询问打击物的大小、重量和硬度，暴力的性质、方向和强度，以及损伤时患者所处的体位、姿势、情绪等。如伤者因高空作业坠落，足跟先着地，则损伤可能发生在足跟、脊柱或颅底；平地上摔倒者，则应问清着地姿势，如肢体处于屈曲位还是伸直位，何处先着地；若伤时正与人争论，情绪激昂或愤怒，则在遭受打击后不仅有外伤，还可兼有七情内伤。

3. 伤情　问损伤的部位和各种症状，包括创口情况。

（1）疼痛　先详细询问疼痛的起始日期、部位、性质、程度。疼痛按程度及性质一般可分为剧痛、疼痛、隐痛、胀痛、跳痛、刺痛、游走性疼痛、酸痛等。剧痛者伤重，一般性疼痛则伤轻，隐痛多属慢性损伤或宿伤，胀痛者多为血瘀，跳痛者多为气滞，刺痛者常有异物，酸痛者多属慢性筋伤，游走性疼痛多属风邪。此外应问清患者疼痛是持续性还是间歇性；麻木的范围是扩大还是缩小；痛点固定不移还是游走，有无放射痛，放射到何处；服止痛药后能否减轻；各种不同的动作（负重、咳嗽、喷嚏等）对疼痛有无影响；与气候变化有无关系；劳累、休息及昼夜对疼痛程度有无影响等。

（2）肿胀　应询问肿胀出现的时间、部位、范围、程度。如系增生性肿物，应了解是先有肿物还是先有疼痛，以及肿物出现的时间和增长速度等。

（3）肢体功能障碍　如有功能障碍，应问明是受伤后立即发生的，还是受伤后一段时间才发生的。一般骨折或脱位后，功能大都立即发生障碍或丧失，软组织损伤等则往往在伤后经过一段时间血肿逐渐加重后才影响到肢体的功能。如果病情许可，应在询问的同时，由患者以动作显示其肢体的功能。

（4）畸形　应询问畸形发生的时间及演变过程。外伤引起的肢体畸形，可在伤后立即出现，亦可经过若干年后才出现。与生俱来或无外伤史者应考虑为先天性畸形或发育畸形。

（5）创口　应询问创口的形成时间、污染情况、处理经过、出血情况，以及是否使用过破伤风抗毒血清等。

（三）全身情况

1. 问寒热　恶寒与发热是骨伤科临床上的常见症状。除指体温的高低外，还有患者的主观感觉。要询问寒热的程度和时间的关系，恶寒与发热是单独出现抑或并见。疼痛得温而减轻者为寒，得寒而减轻者为热，恶寒者为气虚、气血不足、阳气不足。感染性疾病，恶寒与发热常并见；损伤初期发热多为血瘀化热，中后期发热可能为邪毒感染，或虚损发热；骨关节结核有午后潮热；恶性骨肿瘤晚期可有持续性发热；颅脑损伤可引起高热抽搐等。

2. 问汗　问汗液的排泄情况，可了解脏腑气血津液的状况。严重损伤或严重感染，可出现四肢厥冷、汗出如油的险象；邪毒感染可出现大热大汗；自汗常见于损伤后期或手术后，主气虚；

盗汗常见于慢性骨关节疾病、阴疽等病，主阴虚内热。

3. 问饮食 应询问饮食时间、食欲、食量、味觉、饮水情况等。对腹部损伤应询问其发生于饱食后或空腹时，以估计胃肠破裂后腹腔污染程度。食欲不振，胃纳呆滞，多因伤后脾虚或长期卧床体质虚弱所致；食后饱胀，多因伤后血瘀化热导致脾虚胃热所致；口苦者为肝胆湿热；口淡者多为脾虚不运；口腻者属湿阻中焦；口中有酸腐味者为食滞不化。

4. 问二便 伤后便秘或大便燥结，为瘀血内热。老年患者伤后可因阴液不足，失于濡润而致便秘。大便溏薄为阳气不足，或伤后机体失调。对脊柱、骨盆、腹部损伤者尤应注意询问二便的次数、量和颜色。

5. 问睡眠 伤后久不能睡，或彻夜不寐，多见于严重创伤，心烦内热。昏沉而嗜睡，呼之即醒，闭眼又睡，多属气衰神疲，老年患者应更加重视；昏睡不醒或醒后再度昏睡，不省人事，为颅内损伤；若有严重骨折，应注意脂肪栓塞的可能。

（四）其他情况

1. 既往史 应自出生起详细追询，按发病的年月顺序记录。对过去的疾病以及可能与目前的损伤有关的内容，应记录主要的病情经过，当时的诊断、治疗情况，以及有无合并症或后遗症。例如，对先天性斜颈、新生儿臂丛神经损伤，要了解有无难产或产伤史，对骨关节结核要了解有无肺结核史。

2. 个人史 应询问患者有无药物食物过敏史；询问患者从事的职业或工种的年限，劳动的性质、条件和常处体位，以及家务劳动、个人嗜好等；对妇女要询问月经、妊娠、哺乳史等。

3. 家族史 应询问家族内成员的健康状况，如已死亡，则应追询其死亡原因、年龄，以及有无可能影响后代的疾病。这对骨肿瘤、先天性畸形的诊断尤有参考价值。

四、切诊

医生用手对患者体表某些部位进行触、摸、按、压从而获得病情资料的一种诊察方法，伤科的切诊包括切脉和摸诊两个方面。切脉主要是了解体内气血、虚实、寒热等变化，摸诊主要是鉴别外伤轻重、深浅和性质。

（一）切脉

切脉即脉诊，是中医骨伤科辨证中一个重要环节。《正体类要·序》云："岂可纯任手法，而不求之脉理，审其虚实，以施补泻哉！"切脉不是可有可无的，依靠切脉可得知全身虚实、伤之深浅并可推断预后情况，损伤常见脉象有以下 12 种。

1. 浮脉 轻按应指即得，重按反觉搏动力量稍减而不空，举之泛泛而有余。在新伤瘀肿疼痛剧烈及脑震伤眩晕的初期多见。大出血及慢性劳损患者，出现浮脉时说明正气不足，虚象严重。

2. 沉脉 轻按不应，重按始得。一般沉脉主病在里，内伤气血、腰脊损伤疼痛时常见。重按推筋着骨始得者，是为伏脉，多见于骨痹、厥病等。

3. 迟脉 脉搏至数缓慢，每息脉来不足四至。一般迟脉主寒、主阳虚，伤筋挛缩和瘀血凝滞等证中多见。损伤后期气血不足，复感寒邪，常为迟而无力。

4. 数脉 每息脉来超过五至，一般损伤初发时多见。数而有力，多为实热；虚数无力者多属虚热。浮数热在表，沉数热在里，虚细而数为阴亏，浮大虚数为气虚。《景岳全书·脉神章》指出："暴数者多外邪，久数者必虚损。"损伤发热及邪毒感染脉数有力；损伤津涸，脉细数无力。

5. 滑脉　往来流利，应指圆滑充实有力，切脉时有"如盘走珠"之流利感，主痰饮、食滞，妇女妊娠期亦常现此脉。伤病中胸部挫伤，血实气壅时多见，显于关部，滑数有力，厥厥然动摇，是为动脉，常见于新伤剧痛、惊恐等。

6. 涩脉　往来涩滞，如轻刀刮竹，主气滞、血瘀、精血不足。涩而有力为实证，涩而无力为虚证。损伤血亏津少不能濡润经络之虚证和气滞血瘀的陈伤时多见。《四诊抉微》载："滑伯仁曰，提纲之要，不出浮沉迟数滑涩之六脉，夫所谓不出于六者，亦为其足统表里阴阳虚实，冷热风寒湿燥，脏腑血气之病也。"故有以上述六脉为纲的说法。

7. 弦脉　脉形端直以长，如按琴弦，主诸痛、肝胆疾病和阴虚阳亢。在胸部损伤以及各种损伤剧烈疼痛时多见，还常见于伴有肝胆疾患、高血压、动脉硬化等证的损伤患者。弦而有力者称为紧脉，多见于外感寒胜之腰痛。

8. 濡脉　浮而细软，脉气无力以动，与弦脉相对，虚损劳伤、气血两虚、久病虚弱时多见。

9. 洪脉　脉形如波涛汹涌，来盛去衰，浮大有力。其特点是应指脉形宽，大起大落。主热证，损伤邪热内壅，热邪炽盛；或血瘀化热之证亦多见。

10. 细脉　脉细如线，应指显然。多见于虚损患者，以阴血虚为主，亦见于气虚。损伤久病卧床体虚者多见，亦可见于虚脱或休克患者。

11. 芤脉　浮大中空，为失血之脉。在损伤出血过多时多见。

12. 结、代脉　间歇脉之统称。脉来至数缓慢，时一止，止无定数为结脉；脉来动而中止，不能自还，良久复动，止有定数为代脉。在损伤疼痛剧烈，脉气不衔接时多见。

清·钱秀昌《伤科补要·脉诀》中的伤科脉诀具有临床参考价值：伤科之脉，须知确凿。蓄血之症，脉宜洪大。失血之脉，洪大难握。蓄血在中，牢大却宜。沉涩而微，速愈者稀。失血诸症，脉必现芤。缓小可喜，数大甚忧。浮芤缓涩，失血者宜。若数且大，邪胜难医。蓄血脉微，元气必虚。脉症相反，峻猛难施。左手三部，浮紧而弦，外感风寒。右手三部，洪大而实，内伤蓄血。或沉或伏，寒凝气束。乍疏乍数，传变莫度。沉滑而紧，痰瘀之作。浮滑且数，风痰之恶。六脉模糊，吉凶难摸。和缓有神，虽危不哭。重伤痛极，何妨代脉，可以医疗，不必惊愕。欲知其要，细心习学。

以上脉诀可归纳为以下 6 条：①闭合性损伤，瘀血停积或阻滞，脉宜洪大，坚强而实者为顺证。开放性损伤，失血之证，难以摸到洪大脉象，或呈芤脉，或为缓小，亦属脉证相符的顺脉。反之，如蓄血之证脉见缓小，失血之证脉见洪大，是脉证不相符的逆脉，往往病情复杂比较难治。②脉大而数或浮紧而弦者，往往伴有外邪。③沉脉、伏脉为气滞或寒邪凝滞。沉滑而紧者，为痰瘀凝滞。④乍疏乍数，时快时缓，脉律不齐者，重伤时应注意避免发生其他传变。⑤六脉（左右手的寸、关、尺脉）模糊不清者，预后难测，即使伤病较轻，亦应严密观察其变化；和缓有神者，伤症虽危重，但一般预后较佳。⑥严重损伤，疼痛剧烈，偶尔出现结脉与代脉，系痛甚或情绪紧张所致，并非恶候，但如频繁出现，则应注意。

（二）摸诊

摸诊是伤科诊断中的重要方法之一。关于摸法的重要性及其使用方法，历代医学文献中有许多记载，如《医宗金鉴·正骨心法要旨》说"以手扪之，自悉其情""摸者，用手细细摸其所伤之处，或骨断、骨碎、骨歪、骨整、骨软、骨硬、筋强、筋柔、筋歪、筋正、筋断、筋走……以及表里虚实，并所患之新旧也"。通过医者的手对损伤局部的认真触摸，可帮助了解损伤的性质，有无骨折、脱位以及骨折与脱位的移位方向等。在没有 X 线设备的情况下，依靠长期临床实践积累的经验，运用触摸推按，亦能对许多损伤性疾病进行比较正确的诊断。摸诊的用途非常广泛，在临床工作中的作用十分重要。

1. 意义

（1）摸压痛　患者主诉某一部位疼痛，但很难反映出其病变部位性质，必须依靠摸诊，并要反复触摸才能清楚。压痛的范围、部位、程度如何，可以用来鉴别是伤筋还是伤骨。压痛明显而尖锐者，多为骨折；压痛较轻，范围广泛者，多为伤筋。直接压痛局部可能有骨折或伤筋，间接压痛（如纵轴叩击痛、胸廓挤压痛、骨盆挤压痛等）常提示有骨折。骨干完全骨折时，骨折部多有环状压痛。斜形骨折压痛范围较横断骨折广泛。在初诊时要分清主要痛点和次要痛点，在治疗中主要痛点和次要痛点会随着病情的变化而相互转化，故需反复定期复查，才能正确地指导临床治疗。

（2）摸畸形　当望诊发现畸形时，结合触摸体表骨突变化，可以判断骨折和脱位的性质、类型和移位方向或其他疾病等。如横行折断而有位移时，凹凸明显；若凸出不在同一水平线上，多为斜形骨折。

（3）摸肤温　从局部皮肤冷热的程度，可以辨识热证或寒证，了解患肢血运情况。热肿一般表示新伤或局部瘀热和感染；冷肿表示寒性疾患；伤肢远端冰凉、麻木、动脉搏动减弱或消失，则表示血运障碍。摸肤温时一般用手背测试，一定要与健侧对比。

（4）摸异常活动　在肢体没有关节的部位出现了类似关节的活动，或关节原来不能活动的方向上出现了活动，多见于骨折和韧带断裂。检查患者时，不宜主动寻找异常活动，防止增加患者的痛苦和损伤。

（5）摸弹性固定　脱位后，关节保持在特殊的畸形位置，在摸诊活动远端肢体时有弹性阻力。去除外力后，关节又回到原来的特殊位置，弹性固定是关节脱位的特征。

（6）摸肿块　要区别肿块的解剖层次，在皮肤、肌肉、筋膜、骨骼何种组织中，是骨性还是囊性；其次是区别其大小、形态、硬度、边界是否清楚，推之是否可移动以及表面光滑度等。

2. 常用手法

（1）触摸法　以拇、食两指或拇、食、中、无名四指置于伤处，稍加按压之力，细细触摸。范围由远及近，逐渐移向伤处，用力大小视部位而定。触摸时仔细体验指下感觉，古人有"手摸心会"的要领。通过触摸可了解损伤和病变的确切部位，病损处有无畸形、摩擦感，皮肤温度、软硬度有无改变、有无波动感等。触摸法往往在检查时最先使用，然后在此基础上再根据情况选用其他手法。

（2）挤压法　用手掌或手指挤压患处上下、左右、前后，根据力的传导作用来检查骨骼是否断裂。如检查肋骨骨折时，常用两手掌前后挤压胸骨及相应的脊柱骨；检查骨盆骨折时，常用两手挤压两侧髂骨翼；检查四肢骨折，常用手指挤捏骨干。此法有助于鉴别骨折与挫伤，检查骨肿瘤或骨感染患者时，不能在局部用力挤压。

（3）叩击法　以掌根或拳头对肢体远端的纵向叩击所产生的冲击力，来检查有无骨折的一种方法。检查股骨、胫腓骨骨折，可采用叩击足跟的方法；检查脊椎骨折时可采用叩击头顶的方法；检查四肢骨折是否愈合，亦常采用纵向叩击法。

（4）旋转法　用手握住伤肢下端轻轻旋转，以观察伤处有无疼痛、活动障碍及特殊的响声，旋转法常与屈伸关节法配合应用。

（5）屈伸法　本法一手握关节部，另一手握伤肢远端，做缓慢的屈伸活动。若关节部出现疼痛，说明有关节或邻近部位的损伤。关节内骨折，可触及骨擦音。此外，要进行患肢主动与被动的屈伸、旋转活动度的对比，以此作为测量关节活动度的依据。

（6）摇晃法　本法一手握伤处，另一手握伤肢远端，做轻轻地摇摆晃动。结合问诊与望诊，根据患部疼痛的性质、异常活动与摩擦音，判断是否有骨与关节损伤。

临床运用摸诊时非常重视对比，并注意"望、比、摸"的综合应用。只有这样，才能正确分析摸诊所获资料的临床意义。

第三节　辨证方法

中医骨伤科诊断要求辨证与辨病相结合，所谓"辨病"就是对疾病的辨析，以确定疾病的诊断为目的，从而为治疗提供依据；而"辨证"是对证候的辨析，以确定证候的原因、性质和病位为目的，从而根据证来确立治法，据法处方以治疗疾病。辨证是中医学在长期医疗实践中形成的独特方法，对指导治疗具有重要意义，也是中医骨伤科诊断伤患的重要组成部分。辨证方法主要有八纲、气血、脏腑、经络和卫气营血辨证等，其中八纲辨证是总纲，气血辨证是关键。古人十分强调："损伤之证，专从血论。"此外，也可以根据病程、类型进行分期或分型辨证。各种不同的辨证方法反映不同学派的学术思想，但彼此密切相关，往往需要互相补充，才能使诊断臻于完善，治疗有的放矢。

一、八纲辨证

八纲就是阴阳、表里、寒热、虚实八大证候，八纲辨证是从这四对矛盾的八个方面概括疾病的不同特点。阴阳说明疾病的属性，表里乃辨别病变的部位和病势的趋向，寒热是了解疾病的性质，虚实则掌握邪正的盛衰。八纲辨证具有的朴素矛盾法则的内涵，体现了对立统一规律的临床实践意义，是对机体损伤后的生理、病理情况做出的总的判断。

（一）阴阳

《素问·阴阳应象大论》曰："阴阳者，天地之道也，万物之纲纪，变化之父母，生杀之本始，神明之府也，治病必求于本。"对骨伤科来说，辨阴阳同样是辨证之首要。凡起病急、病程短、病位浅者多为阳证；起病慢、病程长、病位深者多属阴证。就患处而言，脓未溃而红肿热者属阳证，其溃后脓黄而稠、易于生肌收口，如化脓性感染；若脓肿不红不热，溃后脓液清稀、淋沥不尽、难于生肌收口者属阴证，如骨结核。

形成疾病的根源，既然是阴阳失调，那么在辨证时也就应该找出伤患的症结所在，采取适当的治疗方法，使阴阳复归平衡。若阴寒太盛而损及阳气，可用温热的药物以逐阴寒；若阳热太过而伤及阴液，则可用寒凉的药物敛阳益阴。

（二）表里

辨表里是指辨别病位的深浅，具有相对性。一般而言，凡躯体皮毛、肌肉、筋骨皆属于表，体内五脏六腑属于里；卫分、气分属于表，营分、血分属于里。

1.表证　外损皮毛、肌肉、筋骨属于表证，病邪轻而病位浅。损伤后兼夹外感，出现发热、恶寒、头痛、鼻塞流涕、身痛肢酸等也属表证。

2.里证　内伤气血、经络、脏腑，或损伤后热毒深窜入里，表现为大热、大汗、神昏烦躁、呕吐腹胀，甚者项强抽搐、谵语躁狂、斑疹隐隐、下利或二便闭塞等。

疾病的发生发展是一个连续、变化的过程，若从表证转化为里证，则病邪深入，病情加重；若从里证转出为表证，则病邪渐退，病势好转。

（三）寒热

辨寒热是阴阳偏盛偏衰的具体表现，如张景岳所说："寒热者，阴阳之化也。"阳盛则热，阴盛则寒。

1.寒证　多见于骨关节的慢性疾患，如外邪乘虚而入，导致骨痨的患者。或素体阳衰，伤后阴寒入里，表现为口不渴或喜热饮、手足厥冷、面色苍白、大便稀溏、小便清长、舌苔白滑、脉象沉迟等。

2.热证　如损伤后积瘀化热，表现为口渴多饮、喜冷饮、发热、烦躁、面红、尿赤、便秘、舌红苔黄、脉象滑数等。

寒证与热证在疾病的发生发展中可以相互转换，也可出现真寒假热或者真热假寒等与病情相反的假象。

（四）虚实

虚实是邪正力量的对比。虚指人体正气不足，抵抗力减弱；实指致病的邪气盛，但人体的抵抗力强，正气尚充沛，正邪相争剧烈。正如《素问·通评虚实论》所说："邪气盛则实，精气夺则虚。"《景岳全书》中也说："虚实者，有余不足也。"

1.虚证　体质衰弱，形瘦气枯，病程迁延，畏寒，萎靡，自汗或盗汗，眩晕昏沉，腹痛喜按，呼吸低微，脉搏细小微弱等为虚证，多见于损伤后期。

2.实证　体质强壮，大热，烦躁，发病急，口渴，腹胀，便秘，腹痛拒按，呼吸粗大，脉实有力等为实证，多见于损伤初期。

运用八纲辨证时，不能把某个证候孤立起来。由于损伤的病因较复杂，患者所表现的证候往往不是单纯的里证或表证、寒证或热证、虚证或实证，而是几种症状同时并见，有时还相互转化，形成错综复杂的现象。例如体表的外伤感染，可因邪传入里而转变为急性骨感染的里、实、热的阳证，随着病程的迁延，又可转变为慢性骨感染的里、虚、寒的阴证。

二、气血辨证

损伤可引起人体内部气血、脏腑、经络的功能紊乱，其中首当其冲的是伤及气血。清·沈金鳌说："跌仆闪挫，卒然身受，由外及内，气血俱伤病也。"气血辨证是指导损伤诊治的关键。

（一）伤气

伤气是指气机因损伤而运行失常。可分为气滞、气闭、气脱、气虚、气逆等，其中气闭、气脱是危象，必须积极抢救，以免气绝而不复生。

1.气滞　伤后气机运行不畅，多表现为痛无定处，忽聚忽散，无明显的压痛点，可伴有咳嗽、气急、胸闷胀满等证。

2.气闭　气机运行阻滞，主要症状为晕厥，不省人事，烦躁妄动，四肢抽搐，脉细数，常见于严重损伤或由气滞逐渐发展而成。

3.气脱　为气机失调之脱证。多表现为伤后突然神色颓变，面色苍白，口唇发绀，目光无神，汗出肢冷，胸闷心憋，呼吸微弱，舌质淡，脉细数。

4. 气虚　气虚是全身或某一脏腑、器官、组织出现功能不足和衰退的病理现象。临床表现为疼痛绵绵，漫肿不散，头昏目眩，少气懒言，心悸怔忡，耳鸣耳聋，多梦易惊，食少多汗，脉虚细无力。

5. 气逆　气机运行失常，逆于肝胃，出现嗳气呃逆、呕吐、胀闷不思饮食等症。

（二）伤血

因损伤致血行之道不得宣通，血液不能循环流注的病证，可分为瘀血、出血、血虚、血脱等，这是损伤最常见且最重要的证候。

1. 瘀血　多见于损伤者，离经之血停积于皮下、肌腠之间，或蓄积于脏腑、体腔之内，一时不能消散，即成瘀血。临床表现为体表肿胀青紫，局部刺痛或胀痛，咳呛及转侧时疼痛明显。瘀多聚久造成，瘀而生热，即瘀血热；瘀血注于四肢关节，称为瘀血泛注；瘀血宿积经久不愈，则变为宿伤。

2. 出血　系离经之血溢出者。向体外溢出为外出血，如创口出血、吐血、衄血、咯血、尿血、便血等；向胸腹腔等体腔大量溢出者为内出血。若出血多而未及时止血，即有气随血脱的危险，故出血者应注意甄别，防治血脱。

3. 血虚　损伤出血或瘀血过多；或素体虚衰，久病不愈；或脾虚，水谷精微不能化生等均可引起血虚。临床表现为面色苍白，头晕目眩，失眠多梦，心悸气短，手足麻木，舌淡苔白，脉虚细无力。

4. 血脱　因损伤失血过多而致的脱证。表现为面色苍白，四肢厥冷，汗出如油，头晕目眩，心悸，唇干淡白，脉细数无力或呈芤脉。

（三）气血两伤

气血两伤兼有伤气与伤血的症状。由于气血是相辅相成、不可分割的，故损伤后伤气必及其血，伤血又常及其气，临床上多见气血两伤，但往往有所偏重，如偏于伤气则以气滞、气闭或气虚为主，兼见血证；偏于伤血，则以瘀血、出血或血虚为主，兼见气机阻滞之证；伤气伤血同时并见，不分主次，则为气血两伤。

三、脏腑辨证

脏腑辨证是以藏象学说为基础，根据脏腑的生理功能和病理表现判断病变的部位、性质、正邪盛衰状况，用以指导临床治疗的一种辨证方法。脏腑辨证多通过外在的临床表现判断内脏损伤，如《灵枢·本神》说："视其外应，以知其内脏，则知所病矣。"《血证论》强调"业医不知脏腑，则病原莫辨，用药无方"，说明了脏腑辨证的重要性。藏象学说认为：肺主皮毛，脾主肌肉，肝主筋，肾主骨。皮、肉、筋、骨皆赖于气血温煦和脏腑濡养。因此，皮、肉、筋、骨的严重损伤，必然累及肺、脾、肝、肾，表现出相应的症状。

（一）肺与大肠辨证

肺居于胸中，其体合皮，其华在毛，开窍于鼻，与大肠互为表里。肺主气，具有宣通、肃降气机的作用，故其病理表现多见肺失宣降，而出现咳嗽、气喘等症。《素问·至真要大论》说"肺病者，喘咳逆气""诸气膹郁，皆属于肺"。肺与大肠互为表里，损伤后常见肺与大肠的病证有以下4种。

1.肺气虚　临床表现为胸胁隐痛，咳嗽气短，痰白清稀，疲倦懒言，声音低弱，畏寒自汗，面色㿠白，舌质淡嫩，苔薄白，脉虚弱。多见于胸胁陈旧性损伤。

2.肺阴虚　表现为干咳或痰少而黏，痰中带血，潮热盗汗，五心烦热，午后颧红，失眠，口干咽燥，声音嘶哑，舌红苔少，脉细数。多见于脏腑内伤日久致肺阴耗损患者。

3.肺瘀热　出现发热，胸痛，咳喘，痰黄黏稠，舌红苔黄，脉滑数。多见于胸部损伤早期的患者。

4.大肠实热　发热口渴，烦躁，腹部胀满，疼痛拒按，不思饮食，呕吐，大便秘结，小便赤黄，舌质红，苔黄厚腻，脉弦数。多见于脊柱骨折脱位或腹部损伤早期，因气血瘀滞，壅阻经络，积瘀生热所致。

（二）肾与膀胱辨证

肾位于腰部，左右各一，其体在骨，生髓充脑，其华在发，开窍于耳及二阴，与膀胱互为表里。肾藏精、主骨、生髓，为人体生长发育的根本。肾与膀胱能调节人体水液的代谢与排泄，其病理表现为肾精不足、生殖功能减退与水液排泄功能障碍。损伤后常见肾与膀胱的病证有以下5种。

1.肾阴虚　眩晕耳鸣，健忘，腰膝酸软，咽干舌燥，夜尿，遗精，舌红少苔，脉细数。重者阴虚内热，表现为形体消瘦，盗汗，五心烦热，失眠。男子精少不育，女子经闭不孕。每见腰部损伤与骨关节损伤后期，肾阴耗伤所致。

2.肾阳虚　形寒肢冷，腰膝酸软，阳痿早泄，尿少浮肿。面白无华，食少便溏，五更泄泻，舌质淡嫩有齿痕，苔白滑，脉沉细。多见于年老体衰、久病卧床的损伤患者，因水湿潴留，伤及肾阳，或损伤后期肾阴耗伤，阴损及阳所致。

3.肾虚不固　小便频数清长，甚或失禁，遗精早泄，头晕，腰膝酸软，舌质淡，苔白，脉沉细。多见于久病体虚，年老肾衰、神经衰弱或年幼肾气未充者。

4.肾精不足　眩晕，耳鸣，腰膝酸软，早衰，精神呆钝，动作迟缓，步履蹒跚。见于劳累过度、慢性劳损患者，多由久病伤肾发展而来。

5.膀胱湿热　发热，口渴，尿频，尿急，尿痛，尿色混浊或血尿，舌苔黄腻，脉数。多见于脊柱或泌尿系损伤后，湿热蕴结膀胱所致。

（三）肝与胆辨证

肝者，其体合筋，其华在爪，开窍于目，与胆腑互为表里。肝藏血，《素问·五脏生成》说："故人卧，血归于肝，肝受血而能视，足受血而能步，掌受血而能握，指受血而能摄。"肝主疏泄，调畅气机，疏泄胆汁，促进消化，还可调畅情志；肝亦主筋，司关节运动，如《素问·五脏生成》说："肝之合筋也，其荣爪也。"《素问·六节藏象论》说："其华在爪，其充在筋。"损伤后常见肝与胆的病证有以下6种。

1.肝气郁结　精神抑郁或急躁，胸胁窜痛或胀痛，胸闷不舒，少腹胀痛；妇女乳房胀痛，痛经；舌苔薄白或黄腻，脉弦。多由于胸胁内伤，恶血归肝，肝气郁结所致。

2.肝火上炎　情绪急躁，胸胁灼痛，耳鸣头痛，目赤肿痛，口苦口干，小便黄赤，大便秘结，舌质红，苔黄糙，脉弦数，间有鼻衄。多由胸胁损伤后并发感染，因气郁化火所致。

3.肝阳上亢　亢奋易怒，眩晕头痛，面红或颧红，耳鸣目眩，心悸失眠，舌质红，脉弦细数。多见于伤后忧思恼怒，气郁化火，内耗肝阴，阴不敛阳者。

4.肝风内动　头目眩晕，手足痉挛，抽搐或麻木，颈项牵强，角弓反张，舌质红或苔黄，脉多弦或弦数。多见于颅脑损伤，或伤后并发感染，热极火盛，消耗肝阴，热动肝风者。

5.肝血虚　两目干涩，视物昏暗，耳鸣，眩晕欲仆，肌肉震颤，四肢麻木，爪甲不荣，妇女经少或经闭，舌红少津，脉细数。多见于伤后慢性出血，或久病阴血耗竭者。

6.肝胆湿热　皮肤、巩膜黄染，发热身痒，右季肋区疼痛，胸脘痞闷，口苦口干，不思饮食，厌油腻，尿少黄赤，舌质红苔黄腻，脉数。多见于右胁肋部损伤后恶血归肝，郁而化火；或伤后外感湿热之邪，致湿热内蕴，中焦气滞，影响肝胆疏泄功能者。

（四）脾与胃辨证

脾居中焦，主肌肉、四肢，其华在唇，开窍于口，与胃互为表里。脾胃的生理功能是腐熟水谷，运化精微和水湿，故其病理表现主要是消化吸收和水液输布障碍。脾胃是气血生化之源，故脾虚可导致气虚、血少及脾不统血等证。损伤后常见脾与胃的病证有以下 4 种。

1.脾气虚　食欲不振，胃脘满闷，胃痛喜按，腹胀便溏，面色萎黄，四肢不温，倦怠乏力，舌淡白，脉濡弱，多由慢性损伤或伤后饮食失调所致。

2.脾阳虚　腹部胀满，绵绵作痛，喜热喜按，饮食不化，泄泻清冷，小便不利，肢冷身重，甚或肢体浮肿，苔白滑，脉沉细无力。多由慢性病损及脾阳，伤后饮食失调，或脾气虚弱发展而来。

3.脾虚湿困　食欲不振，胃脘满闷，恶心欲吐，头重如裹，腹满便溏，浮肿，肢体困重，舌苔白腻，脉濡缓；如兼有热邪，湿热交蒸，便会出现黄疸。此证多由于伤后受寒淋浸，过食生冷或住宿潮湿，而使寒湿之邪内渍于脾，脾阳受困所引起。

4.脾不统血　皮下出血，鼻衄，尿血，便血以及崩漏等病证，兼见食欲不振，面色萎黄，神疲无力，眩晕气短，舌质淡，脉细弱。多由损伤后出血不止，脾气虚弱，不能摄血所致。

（五）心与小肠辨证

心居于胸中，其体合脉，其华在面，开窍于舌，与小肠互为表里。心主血脉与神志，故其病理表现主要是血液运行障碍和神志活动异常等。《素问·至真要大论》说："诸痛痒疮，皆属于心。"疮疡的痛痒与心关系密切。心与小肠相表里，小肠主化物而分清别浊，其主要病理变化反映为运化功能障碍。损伤后常见心与小肠的病证有以下 4 种。

1.心气虚　表现为面色苍白，体倦乏力，心悸气短，自汗，活动时症状加重，舌淡苔白，脉细弱或结代。多见于年老体衰的患者，因损伤后气血运行不利而发生。若兼见形寒肢冷，心胸憋闷，舌质紫暗者称之为心阳虚，严重者可发生脱证。

2.心血虚　多表现眩晕心悸，失眠多梦，健忘，面色无华，唇舌色淡，脉细弱。常因伤后体质虚弱，精神受刺激或大量失血所引起。

3.心火上炎　患者心烦失眠，口渴尿黄，疮疡痒痛，舌红、糜烂，甚至发生口疮，脉数。多因瘀血郁而化热或创口受邪毒感染所致。

4.小肠实热　表现心烦，腹胀满，口渴，尿黄，便秘，舌红苔黄腻，脉数。因损伤瘀血停蓄，郁而化热，小肠运化失职所致。

四、皮肉筋骨辨证

皮肉筋骨辨证是指根据四诊所收集到的局部资料综合分析，初步判断损伤的性质和程度的一种辨证方法，是骨伤科的特色辨证方法。皮肉为人之外壁，人之卫外者全赖卫气，《灵枢·经脉》曰："肉为墙。"筋是筋络、筋膜、肌腱、韧带、肌肉、关节囊、关节软骨等组织的总称，其主要功能是连属关节，络缀形体，主司关节运动，《灵枢·经脉》曰："筋为刚。"《素问·五脏生成》说："诸筋骨皆属于节。"《杂病源流犀烛·筋骨皮肉毛发病源流》中说"筋也者，所以束节络骨，绊肉绷皮，为一身之关纽，利全体之运动者也，其主则属于肝""所以屈伸行动，皆筋为之"；骨属于奇恒之腑，《灵枢·经脉》曰："骨为干。"《素问·痿论》曰："肾主身之骨髓。"《素问·脉要精微论》又曰："骨者，髓之府，不能久立，行则振掉，骨将惫矣。"指出骨的作用，不但为立身之主干，还内藏精髓，与肾气有密切关系，肾藏精、精生髓、髓养骨，合骨者肾也，故肾气的充盈与否能影响骨的成长、健壮与再生。

皮肉筋骨辨证，一般分为"伤皮肉""伤筋""伤骨"，但三者又互有联系，一般伤骨必有伤筋，而伤筋未必伤骨，若开放性骨折，则皮肉筋骨俱伤。

（一）皮肉伤辨证

1. 皮破肉损　《灵枢·经脉》曰："肉为墙。"损伤则破其皮肉，可出现皮破肉绽、出血，甚至昏厥等危症。

2. 皮肉瘀阻　损伤后瘀血内停、经脉阻滞，表现为肿胀、疼痛、青紫瘀斑、发热、局部肉腐化脓等症。

3. 腠理不固　损伤后六淫外邪趁虚而入，导致营气阻滞、营卫不和。表现为筋脉拘急、恶风、疼痛、关节屈伸不利等症，常见于痹症、落枕、冻结肩等。

4. 皮肉失荣　损伤导致脏腑经络功能紊乱、肺气不固、脾虚不运、营卫运行阻滞，卫外阳气不能濡养皮肉，表现为肢体麻木不仁、肌萎无力、挛缩等，常见于痿证、损伤后期。

（二）筋伤辨证

一般来说，筋急则拘挛，筋弛则痿弱不用。凡跌打损伤，筋每首当其冲，受伤机会最多。在临床上，凡扭伤、挫伤后，可致筋肉损伤，局部肿痛、青紫，关节屈伸不利。即使在"伤骨"的病证中，如骨折时，由于筋附着于骨的表面，往往筋亦首先受伤；关节脱位时，关节四周筋膜多有破损。所以，在治疗骨折、脱位时都应考虑筋伤的因素。慢性的劳损，亦可导致筋的损伤，如"久行伤筋"，说明久行过度疲劳，可致筋的损伤。临床上筋伤机会甚多，其证候表现、病理变化复杂多端，如筋急、筋缓、筋缩、筋挛、筋痿、筋结、筋惕等，宜细审察之。

（三）骨伤辨证

在骨伤科疾患中所见的"伤骨"病证，包括骨折、脱位，多因直接暴力或间接暴力所致。

1. 骨折　骨的完整性或连续性遭到破坏，表现为局部疼痛、肿胀瘀斑、功能障碍、畸形、骨擦音和异常活动。

2. 脱位　构成关节的骨端关节面脱离正常位置，引起关节功能障碍，表现为局部疼痛、肿胀瘀斑、功能障碍、畸形、弹性固定和关节盂空虚。

伤骨不是单纯性的孤立的损伤。如上所述，损骨能伤筋，伤筋亦能损骨，筋骨的损伤必然累及气血伤于内，因脉络受损，气滞血瘀，为肿为痛。《灵枢·本脏》指出："是故血和则经脉流行，营复阴阳，筋骨劲强，关节清利矣。"所以治疗伤骨时，必须行气消瘀以纠正气滞血瘀的病理变化。伤筋损骨还可危及肝肾精气，《备急千金要方》说"肾应骨，骨与肾合""肝应筋，筋与肝合"，肝肾精气充足，可促使肢体骨骼强壮有力。因此，伤后如能注意调补肝肾，充分发挥精生骨髓的作用，就能促进筋骨修复。《素问·宣明五气》指出五脏所主除"肝主筋"外，还有"肾主骨"，五劳所伤除"久行伤筋"外，还有"久立伤骨"，说明过度疲劳也能使人体筋骨受伤，如临床所见的第二跖骨颈疲劳骨折等。《东垣十书·内外伤辨》指出的"热伤气""热则骨消筋缓""寒伤形""寒则筋挛骨痛"等，说明寒热对筋骨也有影响。

五、经络辨证

经络辨证，是以经络学说为理论依据，对损伤的症状、体征进行综合分析，判断疾病属何经、何脏、何腑，进而辨别出其病因病机、诊断疾病的一种辨证方法。经络遍布全身，内联五脏六腑，外络四肢关节，运行全身气血，沟通上下内外，起着十分重要的作用。因此，《灵枢·经脉》曰："经脉者，所以能决生死，处百病，调虚实，不可不通。"

骨伤病的发生、传变与经络有着非常密切的关系，经络辨证在骨伤病的诊断、预后以及治疗等方面也有着重要的指导作用，如《灵枢·本脏》说："经脉者，所以行血气而营阴阳，濡筋骨，利关节者也。"当人体受到损伤时，经脉失常，气血运行受阻，机体抵抗力下降，外邪入侵，内传脏腑，影响脏腑功能以及全身状态。反之，脏腑功能不足时也可通过经络反映到外部，如肝肾亏虚的患者，常通过肾经、膀胱经传变而出现下肢感觉与运动功能障碍等。正如《杂病源流犀烛·跌仆闪挫源流》中所说"损伤之患，必由外侵内，而经络脏腑并与俱伤""亦必于脏腑经络间求之"。骨伤科经络辨证主要包括十二经脉辨证和奇经八脉辨证。

（一）辨十二经脉

十二经脉均有一定的规律可循，都有固定循行部位及穴位。在临床上可依据患者症状、体征的部位、性质以及传变规律，初步判断与某一经络相关。《灵枢·经别》中说："夫十二经脉者，人之所以生，病之所以成，人之所以治，病之所以起，学之所始，工之所止也。"

《灵枢·海论》说："夫十二经脉者，内属于腑脏，外络于肢节。"四肢关节的病理生理都与经络密切相关，如手阳明大肠经病变时，可出现肩前与臑内作痛，拇指、食指疼痛等，再如足阳明胃经病变时，可出现股、膝关节及胫前外侧以及足背等处疼痛、中趾麻木等不适症状。反之，如出现腰背部疼痛，足小趾麻木不适，则多考虑足太阳膀胱经病变。

（二）辨奇经八脉

奇经八脉是指冲、任、督、带、阳维、阴维、阳跷、阴跷八脉，具有联系十二经脉，调节人体阴阳气血的功能。奇经八脉辨证中骨伤科病证在督脉最为多见，如胸背疼痛、下腰痛等。《难经·二十九难》说："督之为病，脊强而厥。"又如《素问·骨空论》中描述："督脉为病，脊强反折。"

当机体遭受损伤时，十二经脉就可以反映出各种病候（表3-1）。经络辨证不仅在诊断疾病上有重要意义，而且在骨伤科内治法指导辨证，在针灸、按摩、推拿等治法中有着更加重要的指导意义。

表 3-1 《灵枢·经脉》中有关伤痛证候表

十二经脉	证候
手太阴肺经	缺盆中痛，甚则交两手而瞀，此为臂厥。臑臂内前廉痛厥，掌中热，肩背痛
手阳明大肠经	肩前臑痛，大指、次指痛不用
足阳明胃经	膝膑肿痛，循膺、乳、气街、股、伏兔、骭外廉、足跗上皆痛，中指不用
足太阴脾经	不能卧，强立，股膝内肿、厥，足大指不用
手少阴心经	臑臂内后廉痛、厥，掌中热，臂厥
手太阳小肠经	不可以顾，肩似拔，臑似折。颈、颔、肩、臑、肘臂外后廉痛
足太阳膀胱经	脊痛，腰似折，髀不可以曲，腘如结，踹如裂，是为踝厥。项、背、腰、尻、腘、踹、脚皆痛，小趾不用
足少阴肾经	脊、股内后廉痛，痿厥，嗜卧，足下热而痛
手厥阴心包经	臂、肘挛急，腋肿，烦心，心痛，掌中热
手少阳三焦经	肩、臑、肘、臂外皆痛，小指次指不用
足少阳胆经	缺盆中肿痛，腋下肿，胸胁、肋、髀、膝外至胫、绝骨、外踝前，诸节皆痛，小指次指不用
足厥阴肝经	腰痛不可以俯仰

六、卫气营血辨证

卫、气、营、血是人体正常结构功能的一部分。"卫"代表人体防御病邪、捍卫肌肤的能力，"气"代表维护呼吸和血液循环以及各脏腑活动的功能，"营"代表消化吸收和代谢功能及体内的营养物质，"血"代表血液、体液及其生理功能。

卫、气、营、血是温热病划分病变发展过程和病势浅深的四个阶段。病在"卫分"比较轻浅，病在"气分"则稍重，病在"营分"为病重，病在"血分"为最重。卫气营血辨证就是把温热病所表现的错综复杂的证候归纳综合，概括为"卫""气""营""血"四个不同阶段的证候类型，借以说明温热病发展过程中病情的轻重，病势的进退，病位的深浅。伤病并发感染类似温热病的临床表现，因此也可以应用卫气营血辨证规律为治疗提供依据。

七、其他

骨伤科辨证方法，除了上述八纲、脏腑、皮肉筋骨、经络及卫气营血辨证外，还有六因、六经、三焦辨证，以及现代的分期、分型辨证等。

六因辨证强调外界风、寒、暑、湿、燥、火六种因素与伤患发生、发展的密切关系，治疗六因证候的根本措施是祛除外邪，如祛风、散寒、清暑、祛湿、润燥、降火等。六因辨证还适用于各种痹证。

六经辨证是古人结合经络学说，把疾病的整个过程，自表及里分为六经。每一经中，各有其不同的症状出现，治病就必须根据不同的症状，随经分治。六经自表及里的顺序是：太阳→阳明→少阳→太阴→少阴→厥阴。三阳病证以六腑病变为主，三阴病证以五脏病变为主。凡正盛邪实，抗病力强，病势亢奋，表现为热为实的，多属三阳病证，治病当以祛邪为主；凡抗病力衰减，病势虚衰，表现为寒为虚的，多属三阴病证，治疗当以扶正为主。

三焦辨证是引用《内经》中有关三焦的理论，把人体分成上、中、下三个部分，对温病过程中的各种临床表现进行综合分析和概括，以区分病程阶段、识别病情传变、明确病变部位、归纳证候类型、分析病机特点、确立治疗原则并推测预后转归的辨证方法。《医宗金鉴·正骨心法要旨·伤损内证》引元代王好古云："登高坠下撞打等伤，心腹胸中停积瘀血不散者，则以上、中、下三焦分别部位，以施药饵。瘀在上部者，宜犀角地黄汤；瘀在中部者，宜桃仁承气汤；瘀在下部者，宜抵当汤之类。须于所用汤中加童便、好酒，同煎服之。"对内伤的三焦辨证提出了识别与治疗的方法。

骨伤专科检查是诊断骨伤科疾病的最基本手段，是发现临床客观体征的重要方法。骨伤专科检查应在了解病史及完成全身检查的基础上进行，通过对检查结果和相应辅助检查的综合分析，可判断疾病的性质，确定病变的部位、程度及其有无合并症。

在临床检查时应注意以下几点：①医者检查前要仔细询问病史，耐心倾听患者对症状及病情发展过程的描述，这样有利于确定检查部位和主要检查要点。检查时对患者态度要和蔼，耐心细致，注意力集中，实事求是地进行检查。②医者在检查过程中，要思维清晰、手法熟练轻巧，指向明确，避免不必要的重复，尽量减少由于操作而引起患者的不适，力求检查结果准确。③检查时要在合适的光线、室温及安静舒适的环境下进行。④检查时应充分暴露被检查部位，操作细致、正规、轻柔，检查系统全面而有重点，按顺序进行，避免误诊、漏诊，女性患者应在家属或护士陪同下进行检查。⑤四肢检查时要注意与健侧相对比，不可忽视邻近关节或其他有关部位的检查，并结合全身检查，整体与局部相结合。⑥检查时应首先从病变部位周围开始，由正常处向病变处进行。⑦检查体位：通常情况下，上肢及颈部检查时，采取坐位或立位；下肢及腰背部检查时，取立位、卧位、坐位或蹲位等。⑧检查时以形态姿势、主被动运动功能、神经血管检查等为重点。医者应结合具体部位，仔细询问患者在行、站、坐、卧、蹲等日常活动时症状的变化。⑨骨伤科检查应按一定的顺序进行，一般按视诊、触诊、叩诊、听诊、功能活动检查、肢体长度与周径测量、肌力检查、特殊检查、神经血管检查等顺序进行。⑩实验室检查及影像学检查等是相互联系的，也是临床物理检查的延伸和深入，但必须与检查结果联系起来，进行综合分析，方可明确诊断。

第一节　测量与运动检查

一、测量检查

1. 人体解剖学姿势和常用的方位术语

人体各部位间相对位置在检查中是时常变化的，因此必须以相对固定的姿势作为标准，即解剖学姿势，方可准确地描述和记录检查结果。该姿势为：人体直立，双目向前平视，两臂自然下垂，掌心向前，两脚靠拢，脚尖向前。

（1）常用的方位术语

①上、下：近头者为上，近足者为下；对四肢而言，接近躯干者为上端，也称近端，远离躯干为下端，也称远端。

②前、后：近腹者为前，近背者为后。

③内侧、外侧：接近正中线者为内侧，远离正中线者为外侧；前臂内侧为尺侧，前臂外侧为桡侧；小腿内侧为胫侧，小腿外侧为腓侧。

④浅、深：接近皮肤表面处为浅，远离皮肤表面处为深。

（2）常用断面术语

①矢状面：自前后方向沿人体长轴把人体纵切为左右两部分之平面。

②额状面：自左右方向上将人体纵切为前后两部分之平面，并与矢状面垂直。

③横断面：自水平面上将人体切为上下两部分之平面，又称水平面。

2. 骨科测量的常用标志

（1）骨性标志　枕外隆凸、第七颈椎棘突、肩峰、肱骨内（外）上髁、髂嵴、髂前（后）上棘、外踝、内踝等。

（2）表浅静脉标志　头静脉、贵要静脉、大隐静脉等。

（3）肌腱标志　肱二头肌肌腱、肱三头肌肌腱、股四头肌肌腱、跟腱等。

（4）皮肤皱纹标志　臀横纹、大腿皱纹、腘横纹、肘横纹、腕横纹等。

（5）身体标志线　前正中线、锁骨中线、腋前线、腋中线、腋后线、肩胛下角线、后正中线等。

（6）体表分区　腹部自上而下、自右而左可分为九个区，分别是：右季肋区、上腹区、左季肋区、右腰区、脐区、左腰区、右髂区、下腹区、左髂区。

3. 骨关节临床检查常用的工具

（1）尺　应备有公制刻度卷尺，基本刻度单位：厘米（cm）。

（2）量角器　包括关节量角器、指关节量角器、旋前及旋后量角器，基本刻度单位：度（°）。

（3）叩诊锤　锤头应以有弹性的橡胶制成品为好，勿用弹性较差的叩诊锤，以便取得正确结果。

（4）棉签　多用于检查皮肤感觉障碍的范围或区域，以便明确支配该区域的神经和脊髓节段。

（5）其他　音叉、听诊器、棉花、握力计等。

4. 角度测量

（1）常见记录方法

①中立位0°法：即以关节中立位为0°，每个关节从中立位到关节运动所达到的最大角度。如肘关节完全伸直时定为0°，完全屈曲时为140°。各关节中立位（0°）的标准如下。

肩关节：上臂自然下垂，并靠近胸壁，屈肘90°，前臂伸向前方。

肘关节：上臂与前臂呈一直线。

前臂：上臂贴胸，屈肘90°，拇指向上。

腕：手与前臂呈一直线，手掌向下。

拇指：拇指伸直，与第2指相并。

第2~5指：伸直位，以中指为中心测量第2及第4、5指外展，测量掌指关节及指间关节的屈曲和超伸。

脊柱：直立、保持骨盆水平位固定，双足并拢，脚尖朝前，两眼平视，下颌内收，测量前屈、后伸、左侧屈、右侧屈、左旋及右旋。

髋关节：平卧位，腰不可过分前凸，两侧髂前上棘在同一水平线上，下肢自然伸直，髌骨向上。

膝关节：大腿与小腿呈一直线，测量屈曲及过伸。

踝关节：足纵轴与小腿呈90°位，测量跖屈及背伸。

足：足尖向前方，趾与足底平面呈一直线。

②邻肢夹角法：以两个相邻肢体所构成的夹角计算。如肘关节完全伸直时定为180°，完全屈曲时可成40°，因此肘关节活动范围是140°（为180°—40°）。但此种记录方法容易引起理解的混乱，亦不利于准确计算和表示，现已少用。

5. 长度测量　测量时应将肢体置于对称的位置上，先定出测量标志（通常以骨性突起为标志）。四肢长度测量方法如下（图4-1）。

（1）上肢长度　从肩峰至桡骨茎突尖（或中指尖）。

①上臂长度：肩峰至肱骨外上髁。

②前臂长度：肱骨外上髁至桡骨茎突，或尺骨鹰嘴至尺骨茎突。

（2）下肢长度　髂前上棘至内踝下缘，或脐至内踝下缘（骨盆骨折或髋部疾病时用）。

①大腿长度：髂前上棘至膝关节内侧间隙。

②小腿长度：膝关节内侧间隙至内踝下缘，或腓骨头至外踝下缘。

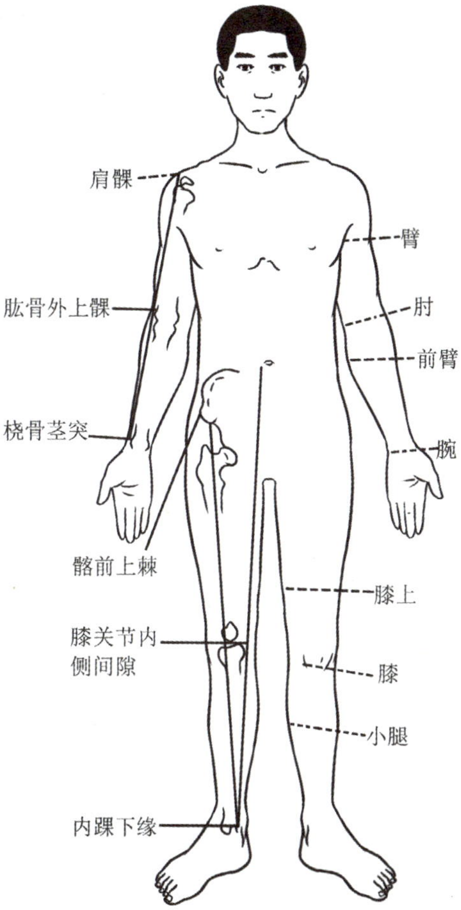

6. 周径测量　两肢体取相应的同一水平测量，测量肿胀时取最肿处，测量肌萎缩时取肌腹部。如下肢常在髌上10～15cm处测量大腿周径，在小腿最粗处测定小腿周径等。通过肢体周径的测量，可了解其肿胀程度或有无肌肉萎缩等，肢体周径变化可见如下几种情况。

（1）粗于健侧　较健侧显著增粗并有畸形者，多属骨折、关节脱位。如无畸形而量之较健侧粗者，多系筋伤肿胀等。

（2）细于健侧　多由于陈伤误治或有神经疾患而致筋肉萎缩。

二、运动检查

图 4-1　肢体长度测量

1. 关节运动检查

（1）关节运动检查的注意点

①测量关节运动范围，应注意年龄、性别、职业、生活方式及锻炼程度造成的个体差异，并注意与健侧肢体进行对比测量。

②先查主动运动，后查被动运动。如果主动运动正常，一般不必要再做被动运动检查；如果主动运动异常，则应进一步检查其被动活动。

③注意关节内外障碍的鉴别。主动运动异常，被动运动正常时，说明病变不在关节内，可能为神经、肌肉等关节外疾患；主动运动与被动运动均受限制，说明病变可能在关节内或其周围软

组织内。

④注意排除相邻关节的互相影响或互相代偿。如髋关节运动限制时，功能可由腰部各关节代偿。

⑤体征与运动的关系：在关节运动检查时若出现疼痛或摩擦音，应注意其与活动之间的关系，对疾病诊断有着重要的临床意义。如冈上肌肌腱炎，肩关节外展60°～120°时出现疼痛；腰椎间盘突出症早期在直腿抬高试验30°～70°范围内可出现疼痛。关节附近骨折时，可在活动该关节时触及骨擦音。

（2）关节活动异常

①肌肉痉挛：急性外伤或关节炎时，由于疼痛，可使主动及被动运动受限，甚至完全强直；局部肌肉有压痛、紧张、僵硬感等。

②肌肉挛缩：多见于肢体长期制动，或因瘢痕引起关节囊、韧带、筋膜、肌肉、肌腱结构上的变化，导致肌肉挛缩，使关节活动受限。

③关节强直：多由于关节内纤维性粘连或关节周围大量瘢痕组织的形成所致。引起关节强直的病理性改变的原因很多，但以损伤和炎症多见。

④关节活动范围超常：见于关节囊被破坏、关节囊或支持韧带过度松弛或断裂等。某些经过特殊训练人员，如杂技、体操运动员等可出现超正常关节活动范围现象，不一定属于疾病表现。

⑤假性关节活动：指不在关节处肢体部位（骨干）出现类似于关节活动的异常活动，见于骨折不愈合或骨缺损。

2. 步态检查　步态是指患者在行走时的姿势、步伐、足印的形态等。通过步态检查，不仅反映其下肢是否正常，也反映全身运动是否协调，因步态与运动系统、神经系统及血管系统等有密切关系。

（1）步态检查的内容

①步行方向：是指左右足印之间中点的连线，观察此线是否与检查者指定的方向一致，有无偏斜。在前庭系统疾病、小脑共济失调时，此线偏斜或不成直线，应分别检查前进、后退、闭眼、睁眼时的步行方向。

②步行宽度：即足印的足跟内侧缘至步行方向左右足印之间中点连线的距离。先天性髋关节后脱位、膝内翻等病变时，此距离变大；在膝外翻、偏瘫等病变时，距离变小。

③步行角度：即足印与步行方向之间所成的角度，正常人约为15°。角度过大，称外八字脚，可见于膝外翻、股骨头骨骺滑脱等。角度过小，称内八字脚，可见于膝内翻、先天性髋关节后脱位、扁平足、偏瘫步态、剪式步态等。

④步态长度：行走时前后两足印足跟之间的距离。在一侧下肢短缩、偏瘫等步态时，此长度缩小；在感觉性共济失调步态及小脑共济失调时，此长度变长。

（2）正常步态　正常人行走时的步态，可分为两个阶段，第一阶段是从足跟接触地面开始，过渡到第5跖骨头、第1跖骨头触地，一直到脚趾离开地面，这一段时间称为触地相；第二阶段是从脚趾离开地面到足跟再次着地的这段时间，称为迈步相。在一定时间内双足同时着地，称为双足触地相（图4-2）。

步态检查时，嘱患者以自然的姿态和速度来回步行数次，观察其全身姿势是否协调。步行周期各阶段，下肢各关节的体位和动幅是否正常，速度是否均匀，骨盆摆动、腰椎活动的重心转移和上肢摆动是否协调。嘱患者做闭眼步行可观察出轻度异常步态。对使用拐杖的患者，要测不用拐杖时的步态。

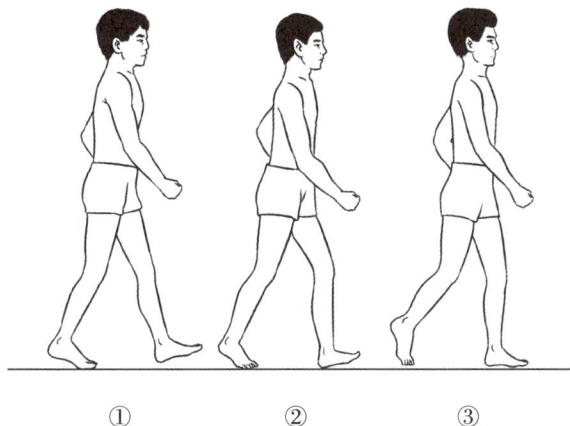

①左足跨步相，右足触地相　②双足触地相　③左足触地相，右足跨步相

图 4-2　双足触地相

（3）临床常见的异常步态

①疼痛性跛行：为一种保护性跛行，当患肢着地时，即产生疼痛，为了减轻疼痛，迅速更换健足起步。患肢迈步较小，健肢迈步大，步态急促不稳（患肢跨步相长，着地相短）。

②膝关节强直步态：膝关节强直于伸直位，行走时患侧骨盆升高或患肢向外绕弧形前进；强直在屈曲位，活动范围小于 30°，则以马蹄足代偿，活动范围大于 30°，行走时呈短缩跛行。

③短肢性步态：一侧下肢短缩超过 2cm 以上，骨盆及躯干倾斜代偿不全，患者常以足尖着地或屈曲健侧膝关节行走。

④臀大肌瘫痪步态：步行时，以手扶持患侧臀部挺腰并使上身稍后倾，由于臀大肌瘫痪、髋关节后伸无力所致。

⑤股四头肌瘫痪步态：行走时，患者用手压在患肢膝上并向后推压，以稳定膝关节，这是由于股四头肌瘫痪，伸膝无力，不能支持体重所致。

⑥摇摆步态：臀中肌无力时，不能固定骨盆及提起、外展和旋转大腿。因此，当患肢负重时，躯干向对侧倾斜，呈摇摆步态。股骨头坏死、股骨头骨骺滑脱、股骨颈骨折、股骨转子间骨折、髋关节脱位等病变引起的大转子上移，使臀中肌的作用支点或杠杆臂发生改变，从而导致臀中肌肌力的相对不足，同样可呈现此种步态。若为双侧无力，行走时则骨盆左右交替起伏，躯干交替向左右侧倾斜摆动如鸭行，也称鸭步。

⑦跨阈步态：可见于腓总神经损伤、下肢畸形、外伤、关节损害等，由于踝部肌肉、肌腱松弛，足尖下垂，形成尖足畸形，患肢长度延长，健肢相对短缩。行走时，为避免足尖擦地，骨盆向健侧倾斜，使患肢抬高，但跨步小，形似跨越门槛状，故又称跨阈步态。

⑧运动性共济失调步态：又称小脑共济失调性步态，醉汉步态。患者行走时，重心不稳，左右摇摆，步态不稳，形如醉汉。这是由于小脑疾病使四肢肌张力减低或前庭系统疾病使躯干运动失调所致。

⑨偏瘫步态：又称弧形步态，由于患侧髋关节处于外旋位，膝僵直，足内收跖屈，各趾跖屈，所以患者行走时首先靠躯干抬高患侧骨盆，提起患肢，而后以髋关节为中心，直腿，足趾擦地，向外前划半个圆圈跨前一步。

⑩剪刀步态：因双下肢痉挛性瘫痪，股四头肌与股内收肌群痉挛，所以步行时，双膝僵硬伸

直，足跖屈内收。跨步时，两膝相互交叉，两腿蹒跚而行，足迹各呈半圆形；踏地时与正常人相反，先以足尖着地。

第二节　各部位检查法

一、头部检查

检查时，患者采取坐位或卧位。

（一）望诊检查

观察患者的神志、表情、姿态、行动、对周围事物的反应、言语等是否正常。观察头颅形状、大小与其年龄是否相称；头部位置及头皮表面有无异常。注意眼睑裂的大小变化，两侧是否对称。眼球位置及活动有无改变，两侧瞳孔是否等大等圆，对光反射是否存在。注意鼻、耳有无出血，咽后壁有无红肿；口开合是否正常，口角有无㖞斜，舌有无肌萎缩和震颤，伸舌时有无偏㖞斜。

观察头部有无畸形、活动是否自如、颜面是否对称。先天性斜颈患者，头部向一侧倾斜，五官、颜面多不对称，患侧胸锁乳突肌呈紧张的条索状隆起。寰枢关节脱位者，下颌偏向一侧，头部不能转动，感觉沉重，需用手扶持头，加以保护。强直性脊柱炎颈椎强直者，垂头驼背，头部旋转障碍，视侧方之物时，须全身转动。患有晚期颈椎结核，椎体破坏者，颈椎不能支撑头部，头部不能自由转动，患者常用双手托着下颌，以减轻病痛。

（二）触诊检查

注意颅骨有无压痛、凹陷，有无头皮下血肿，颅骨有无局限性隆起，鼻骨有无压痛、畸形，下颌关节有无空虚感。

二、颈部检查

（一）望诊检查

一般选择坐位进行检查，对严重骨折或脱位不能支撑头部的患者，可选择卧位。检查时需脱去上衣，露出颈肩部及上肢。颈部的望诊主要涉及对颈部皮肤、生理曲线及姿态的检查，首先检查颈部皮肤有无瘢痕、窦道、脓肿，颈部两侧软组织有无局限性肿胀。检查头颈部有无向侧方㖞斜，如先天性斜颈、颈椎间盘突出症、落枕等可引起颈侧弯。从侧面观察颈椎的生理前凸是否存在，有无平直或后凸、前凸加大、扭转等畸形。颈部姿态异常见于颈部外伤患者，因疼痛多处于保护性体位，颈部强直。

（二）触诊检查

1. 骨触诊　首先检查颈部前面的骨结构。检查舌骨时检查者用食指和拇指夹住舌骨两侧，嘱患者做吞咽动作，可摸到舌骨运动。检查甲状软骨时，检查者手指从颈中线向下移动，软骨顶部相当于第 4 颈椎水平，其下部相当第 5 颈椎水平。嘱患者做吞咽动作，可摸到第 1 环状软骨随之运动。颈动脉结节可从第 1 环状软骨向侧方 2.5cm 处摸到，即第 6 颈椎横突前结节。检查颈部后面，患者颈部略前屈，医者用左手扶住前额固定头部，用右手拇指先触到枕骨结节，然后向下触诊第二颈椎棘突做定位，因第二颈椎棘突较大，容易触摸清楚，定位准确。由此向下依次定位其他颈椎，第 6、7 颈椎棘突较大，也易触摸。如有椎体骨折、脱位时，骨触诊会出现深压痛。

2. 软组织触诊　检查颈部前面的软组织，嘱患者仰卧，检查胸锁乳突肌的大小、形状和张力，注意有无疼痛、肿块。检查胸锁乳突肌内缘的淋巴结，有无增大、触痛。甲状腺呈"H"形覆盖甲状软骨，正常时不易触到，若有异常改变时腺体局限性增大，常有触痛。颈动脉位于第 6 颈椎的颈动脉结节旁，逐侧检查其搏动情况，两侧对比。自枕外隆凸至第 7 颈椎棘突，检查项韧带有无触痛。若在肌肉或筋膜内有广泛的压痛，则有颈部肌筋膜炎的可能；颈椎棘突连线上若触到硬结或条索样改变，可能为项韧带钙化；在颈椎棘突两侧广泛性压痛，说明肌肉或筋膜有损伤或慢性炎症。

（三）运动功能检查

颈椎的中立位为直立位，面向前，两眼平视，下颌内收作为 0°。颈部的活动包括前屈、后伸、旋转、侧屈（图 4-3）。

1. 屈伸运动　颈部前屈 35°～ 45°，检查前屈运动时让患者尽量前倾其头部不要张口，正常下颌可触及胸骨。后伸 35°～ 45°，检查后伸运动时让患者尽量头后仰，正常鼻尖及额部在同一水平，颈部皮肤皱襞与枕骨结节部接近。

2. 旋转运动　颈部正常左右旋转各 60°～ 80°。检查时嘱患者头部向一侧旋转，注意患者躯体保持中立，肩部不可抬起，正常时下颌可与肩平，可双侧对比。

3. 侧屈运动　正常左右侧屈各 45°。检查时让患者头部向侧方弯曲，耳朵向同侧的肩峰方向靠近，注意患者的肩部不要抬起，正常者耳朵可以接近肩部。

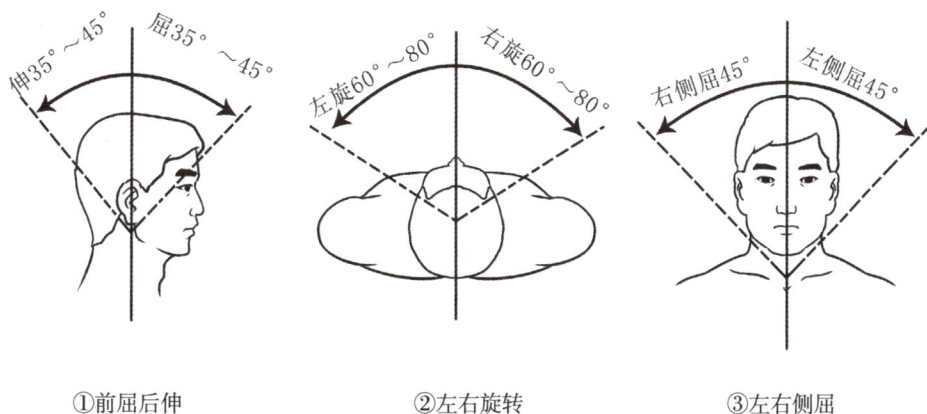

①前屈后伸　　　　②左右旋转　　　　③左右侧屈

图 4-3　颈椎活动范围

（四）特殊检查

1. 分离试验　检查者一手托住患者下颌部，另一手托住枕部，然后逐渐向上牵引头部，如患者感到颈部和上肢的疼痛减轻，即为阳性，多见于神经根型颈椎病。该试验可以牵拉开狭窄的椎间孔，缓解肌肉痉挛，减少对神经根的挤压和刺激，从而减轻疼痛。

2. 颈椎间孔挤压试验　患者坐位，检查者双手手指互相嵌夹相扣，以手掌面压于患者头顶部，同时向患侧或健侧屈曲颈椎，也可以前屈后伸，若出现颈部或上肢放射痛加重，即为阳性，多见于神经根型颈椎病或颈椎间盘突出症。该试验是使椎间孔变窄，从而加重对颈神经根的刺激，故出现疼痛或放射痛。

3. 臂丛神经牵拉试验　患者坐位，头微屈，检查者立于患者被检查侧，一手推头部向对侧，同时另一手握该侧腕部做相对牵引，此时臂丛神经受牵拉，若患肢出现放射痛、麻木，则为阳性（图 4-4），多见于神经根型颈椎病。

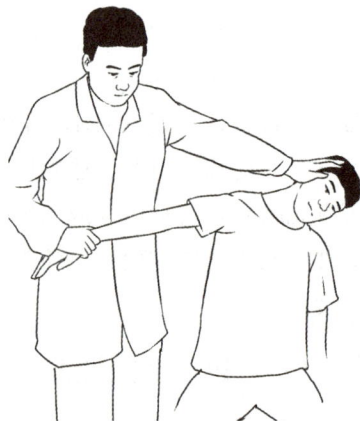

4. 深呼吸试验　患者端坐凳上，两手置于膝部，先比较两侧桡动脉搏动力量，然后让患者尽力抬头做深吸气，并将头转向患侧，同时下压患侧肩部，再比较两侧脉搏或血压，若患侧桡动脉搏动减弱或血压降低，即为阳性，说明锁骨下动脉受到挤压，同时疼痛往往加重。相反，抬高肩部，头面转向前方，则脉搏恢复，疼痛缓解。此试验主要用于检查有无颈肋和前斜角肌综合征。

图 4-4　臂丛神经牵拉试验

5. 超外展试验　患者取站立位或坐位，将患侧上肢被动地从侧方外展高举过肩过头，若桡动脉脉搏减弱或消失，即为阳性。用于检查锁骨下动脉是否被喙突及胸小肌压迫，即超外展综合征。

三、胸背部检查

望诊、触诊、运动检查、特殊检查，检查时通常采取坐位或卧位。

（一）望诊检查

观察有无后凸畸形及其程度，后凸的形状；有无脊柱侧弯，弯向何侧；行走步态有无异常。

（二）触诊检查

1. 骨触诊　在胸部前面沿肋骨走行方向触诊，如有明显压痛，进一步做胸廓挤压试验，以了解有无肋骨损伤。触诊胸背部棘突以了解胸椎有无侧弯及后凸畸形。

2. 软组织触诊　触诊胸壁有无肿胀、压痛，辨别压痛的深浅及范围。触诊胸背部软组织以了解有无肿物，胸椎棘突附近有无脓肿。

（三）运动功能检查

胸椎运动受胸廓的限制，活动范围较小。应注意各段活动度是否一致，可以通过测量棘突之间距离的变化来比较。

（四）特殊检查

1. 压胸试验　患者取坐位、半卧位或仰卧位。检查者用双手置于胸廓左右两侧，或胸骨与脊柱处，相对轻轻挤压。若胸部出现疼痛，挤压时胸壁可闻及骨擦音为阳性，提示肋骨骨折。

2. 比弗尔征（Beevor sign）　即患者平卧让其抬头坐起时，观察其肚脐位置有无移动或偏向某一侧。腹直肌的下半部分由胸髓 10 ～ 11 节段支配，正常人此试验时脐眼位置不变。当脊髓发生病变或受压导致脊髓胸 8 以下胸 11 以上损伤，则下腹壁肌肉无力或瘫痪，而上半部分腹直肌肌力正常，在坐起时脐眼向上移动；同理，若一侧腹肌无力，脐向健侧移动。

四、腰骶部检查

检查时通常采取立、坐、卧等不同的体位。

（一）望诊检查

观察患者走、立、坐、卧位有无姿势改变，腰骶部疾患可导致步态异常。腰骶部皮肤若有丛毛、色素沉着等应考虑隐性脊柱裂及相关疾病。注意有无肌肉痉挛、肌肉萎缩，有无包块、窦道、脓肿，腰椎棘突连线是否位于正中线，腰椎生理曲度是否正常。若腰椎生理曲度增大并伴有腰骶角及骨盆倾斜角增大，可见于腰椎滑脱、先天性髋关节脱位等，腰椎生理曲度变小甚至后凸畸形，可见于骨质疏松症、腰椎压缩骨折、脱位等。

（二）触诊检查

1. 骨触诊 检查腰椎棘突时患者俯卧位，医者逐个触诊腰椎棘突是否整齐、间隙是否均等、有无压痛、有无侧移及后凸畸形。检查腰椎前面时，嘱患者仰卧，双膝屈曲，使腹部松弛，检查者用手放在脐下，轻轻向下压迫，触诊第 5 腰椎和第 1 骶椎的前面，注意有无压痛和肿块。

2. 软组织触诊 沿腰椎棘突线上触诊，如棘上韧带或棘间韧带撕裂伤，触诊时有压痛。触诊骶棘肌时，嘱患者头部后仰，使骶棘肌松弛，触诊时注意肌肉的形状，有无触痛、痉挛或萎缩，两侧肌肉是否对称，局部是否有肿物。检查腹股沟区时注意有无脓肿或波动感，如有则考虑腰椎结核寒性脓肿可能。

（三）运动功能检查

患者站立位，为保证准确测量，可固定骨盆后嘱患者腰部作前屈、后伸、侧屈或旋转运动检查（图 4-5）。

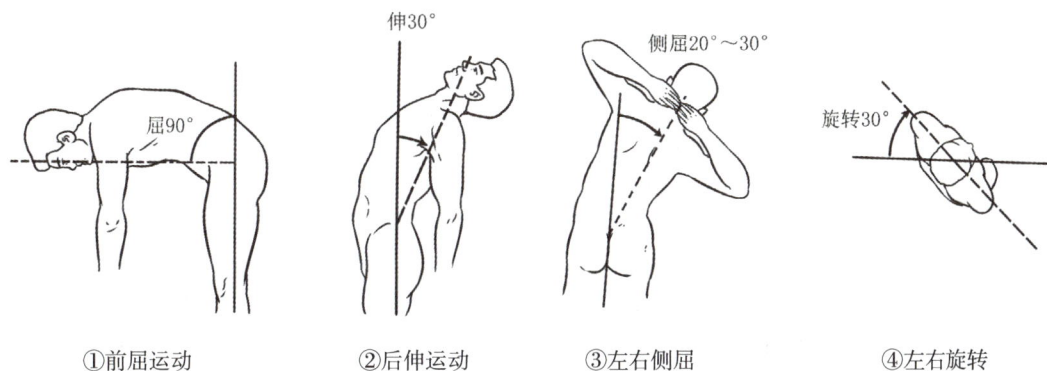

①前屈运动　　　②后伸运动　　　③左右侧屈　　　④左右旋转

图 4-5 腰部活动范围

1. 前屈运动 嘱患者向前弯腰，膝关节不能屈曲，腰椎前屈运动正常可达 90°。
2. 后伸运动 嘱患者腰部后伸，腰椎后伸正常可达 30°。
3. 侧屈运动 嘱患者双手抱头，膝关节伸直，尽量向一侧做侧屈运动，然后再向另一侧尽量做侧屈运动，运动时应防止骨盆向一侧倾斜。腰椎侧屈运动正常可为 20°～ 30°。
4. 旋转运动 嘱患者双手抱头，膝关节伸直，尽量向一侧旋转躯干然后回到原位，再向另一侧旋转躯干，运动范围正常者可达 30°。

（四）特殊检查

1. 直腿抬高试验　患者仰卧位，两下肢伸直靠拢，检查者用一手握患者踝部，一手扶膝保持下肢伸直，逐渐抬高患者下肢，正常者可以抬高 70°～ 90°而无任何不适感觉；若小于以上角度即感该下肢有传导性疼痛或麻木者为阳性，多见于坐骨神经痛和腰椎间盘突出症（图 4-6）。

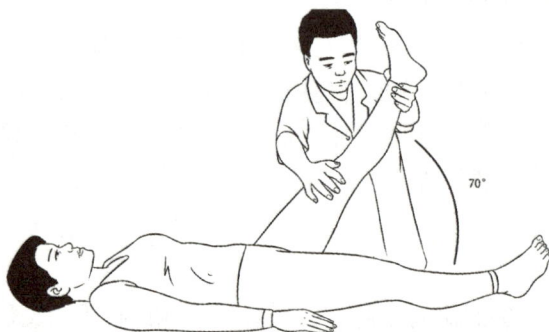

图 4-6　直腿抬高试验

2. 直腿抬高加强试验　若将患者下肢直腿抬高到开始产生疼痛的高度，稍放低 5°，疼痛消失后，检查者用一手固定此下肢保持膝伸直，另一手快速背伸患者踝关节，若下肢出现放射痛者为直腿抬高踝背伸试验（亦称加强试验）阳性（图 4-7），常为腰椎间盘突出症。该试验用以鉴别是神经受压还是下肢肌肉等原因引起的抬腿疼痛。

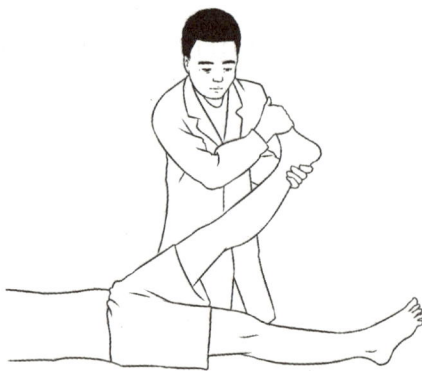

图 4-7　直腿抬高加强试验

3. 仰卧挺腹试验　通过增加椎管内压力，刺激神经根产生疼痛，以诊断腰椎间盘突出症。具体操作分 4 个步骤：

第 1 步：患者仰卧，双手放在腹部或身体两侧，以头枕部和双足跟为着力点，将腹部及骨盆用力向上挺起，若患者感觉腰痛及患侧放射性下肢痛即为阳性。若放射性下肢痛不明显，则进行下一步检查。

第 2 步：患者保持挺腹姿势，先深吸气后停止呼吸，用力鼓气，直至脸面潮红 30 秒左右，若有放射性下肢痛即为阳性。

第 3 步：在仰卧挺腹姿势下，用力咳嗽，若有放射性下肢痛即为阳性。

第 4 步：在仰卧挺腹姿势下，检查者用手轻压双侧颈内静脉，若出现患侧放射性下肢痛即为阳性。

4. 股神经牵拉试验　患者俯卧位，双下肢伸直，检查者一手按压骨盆，另一手提起患者一侧小腿，使膝关节屈曲，髋关节后伸，若出现腹股沟或大腿前侧和小腿前内侧放射性疼痛者为阳性，见于股神经受压，多为高位腰椎间盘突出症（图 4-8）。

5. 拾物试验　让小儿站立，嘱其拾起地上物品。正常小儿可以两膝微屈，弯腰拾物；若腰部有病变，可见腰部挺直、双髋和膝关节尽量屈曲的姿势去拾地上的物品，此为该试验阳性。常用于检查儿童脊柱前屈功能障碍（图 4-9），诊断腰椎结核等疾病。

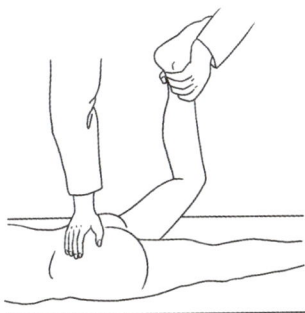

图 4-8　股神经牵拉试验　　　　图 4-9　拾物试验

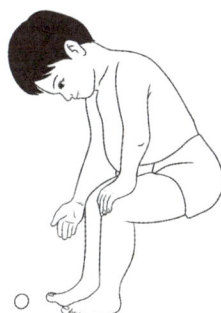

6. 背伸试验　患者站立位，让患者腰部尽量背伸，如有后背疼痛为阳性，说明患者腰肌、关节突关节、椎板、黄韧带、棘突、棘上或棘间韧带有病变，或有腰椎管狭窄症。

7. 托马斯征（Thomas sign）　患者仰卧位，双侧大腿伸直，则腰部前凸；屈曲健侧髋关节，迫使脊柱代偿性前凸消失，则患侧大腿被迫抬起，不能接触床面。常见于结核、腰大肌脓肿、强直性脊柱炎等疾病导致的髋关节挛缩时（图 4-10）。

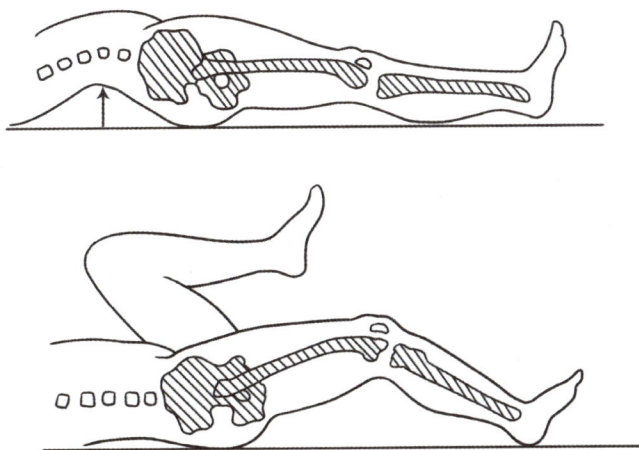

图 4-10　托马斯征

8. 儿童脊柱超伸展试验　患儿俯卧位，检查者两手握住患儿双小腿，将其双下肢及骨盆轻轻提起，正常脊柱后伸自如且不痛。若脊柱僵直并随臀部抬高者为阳性，常见于脊柱结核（图 4-11）。

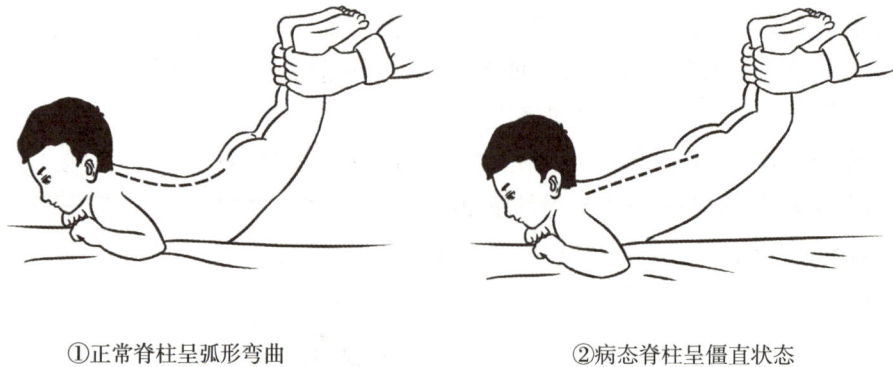

①正常脊柱呈弧形弯曲　　　　　　　　　　②病态脊柱呈僵直状态

图 4-11　儿童脊柱超伸展试验

五、骨盆检查

通常采用站立位、卧位检查。

（一）望诊检查

检查时一般采用站立位，从前面观察两髂前上棘是否在同一水平线，有无骨盆倾斜，骨盆骨折、脊柱侧弯、双下肢不等长、臀肌瘫痪、内收肌痉挛等均可引起骨盆倾斜。观察会阴部、腹股沟、大腿近端是否有肿胀、瘀斑；从后面观察臀肌有无萎缩，双侧臀横纹是否对称，臀部有无瘢痕、窦道、寒性脓疡等。

（二）触诊检查

1.骨触诊　检查时患者最好取站立位，骨折、疼痛严重者可取仰卧位。首先检查前面，触诊髂前上棘、髂棘的骨轮廓，注意两侧是否等高，有无压痛。触诊耻骨结节，耻骨联合，耻骨上、下支，注意有无压痛及骨轮廓改变。侧面触诊股骨大转子，两侧是否等高，局部有无触痛。后面检查髂后上棘，两侧是否等高，骶髂关节处有无压痛，骶骨后面骨轮廓有无改变；尾骨有无压痛；屈曲髋关节，检查坐骨结节骨轮廓有无改变。

2.软组织触诊　患者仰卧位，双膝关节屈曲，触诊骨盆前面的髂窝区，注意有无囊性肿物及压痛，腹股沟区有无肿胀、压痛。患者俯卧位，检查臀大肌区及梨状肌下缘有无压痛。

（三）特殊检查

1.骨盆挤压试验　患者仰卧位，检查者用双手分别于髂骨翼两侧同时向中线挤压骨盆；或患者侧卧，检查者挤压其上方的髂嵴。如果患处出现疼痛，即为骨盆挤压试验阳性，提示有骨盆骨折或骶髂关节病变。

2.骨盆分离试验　患者仰卧位，检查者两手分别置于两侧髂前上棘前面，两手同时向外下方推压，若出现疼痛，即为骨盆分离试验阳性，提示有骨盆骨折或骶髂关节病变。

3.骨盆纵向挤压试验　患者仰卧位，检查侧的髋关节、膝关节半屈曲位，检查者将两手分别置于髂前上棘和大腿根部，双手用力挤压，若出现疼痛，即为骨盆纵向挤压试验阳性，提示同侧骨盆骨折。

4.屈膝屈髋试验　患者仰卧位，双腿靠拢，嘱其尽量屈曲髋、膝关节，检查者也可两手推膝使髋、膝关节尽量屈曲，使臀部离开床面，腰部被动前屈，若腰骶部发生疼痛，即为阳性（图4-12）。若行单侧髋、膝屈曲试验，患者一侧下肢伸直，检查者用同样方法，使对侧髋、膝关节尽量屈曲，则腰骶关节和骶髂关节可随之运动，若有疼痛即为阳性，提示有腰椎椎间关节、腰骶关节或者骶髂关节等病变，但腰椎间盘突出症患者该试验为阴性。

5. 梨状肌紧张试验　患者仰卧位，伸直患肢，做内收内旋动作，若有坐骨神经放射痛，再迅速外展、外旋患肢，若疼痛立刻缓解即为阳性，说明有梨状肌综合征。

6. 床边试验　患者靠床边仰卧位，患侧臀部稍突出床沿，大腿下垂。健侧下肢屈膝屈髋，贴近腹壁，患者双手抱膝以固定腰椎。检查者一手扶住髂骨棘以固定骨盆，另一手用力下压于床边的大腿，使髋关节尽量后伸（图4-13）。若骶髂关节发生疼痛则为阳性，提示骶髂关节病变。

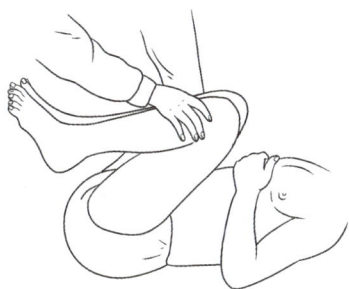

图 4-12　屈膝屈髋试验

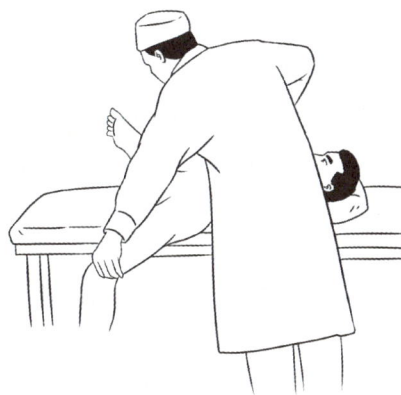

图 4-13　床边试验

7. 髋外展外旋试验　又称"4"字试验。患者仰卧位，被检查一侧膝关节屈曲，髋关节屈曲、外展、外旋，将足架在另一侧膝关节上，使双下肢呈"4"字形。检查者一手放在屈曲的膝关节内侧，另一手放在对侧髂前上棘前面，然后两手同时向下按压（图4-14），如被检查侧骶髂关节处出现疼痛即为阳性，说明有骶髂关节病变。

8. 斜扳试验　患者侧卧位，下面腿伸直，上面腿屈髋、屈膝各90°，检查者一手将肩部推向背侧，另一手向腹侧推上面膝部，内收并内旋该侧髋关节，使骨盆内旋，若发生骶髂关节疼痛即为阳性，提示该侧骶髂关节病变（图4-15）。

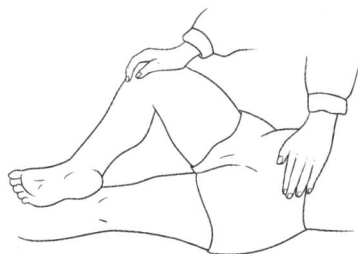

图 4-14　髋外展外旋试验

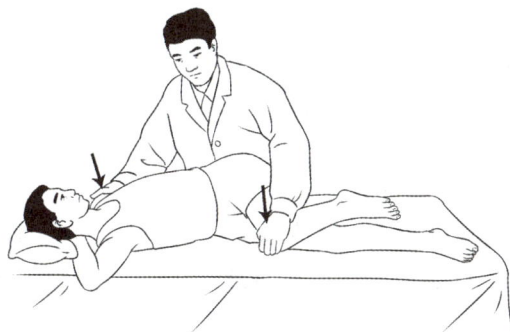

图 4-15　斜扳试验

六、肩部检查法

检查时患者取坐位、站立位或卧位。

（一）望诊检查

观察肩部时，双侧肩部必须充分暴露。检查双肩是否对称，高低是否一致，局部有无水疱、擦伤、瘢痕、窦道，皮肤颜色是否有改变，肩部外形有无畸形、肿胀、肌肉萎缩。

1. 肩部畸形

①方肩：肩部失去正常圆隆的外形，呈扁平或方形。多数由于肱骨头脱位，或者由于腋神经麻痹而引起三角肌萎缩或废用性肌萎缩。

②垂肩：是指患侧肩部与健侧对比，患侧肩部出现明显低落的症状。常见于肩关节脱位、肱骨外科颈骨折、肱骨大结节骨折、锁骨骨折。患者虽然用手托扶患侧，但患肩仍低于健侧。另外，腋神经麻痹和其他肩部疾患，也有垂肩现象。

③肩锁关节高凸：当肩锁关节发生炎症、挫伤或半脱位时，肩锁关节高凸呈半球状。若锁骨肩峰端高度挑起，则是肩锁关节全脱位，不但肩锁韧带断裂，喙锁韧带也发生断裂。

④胸锁关节高凸：当胸锁关节发生炎症、挫伤及半脱位时也可出现高凸，但不明显；若有明显高凸，则是胸锁关节脱位，这时受胸锁乳突肌牵拉，锁骨内侧端向前、向上移位。

⑤其他：见于先天性高肩胛症、翼状肩胛等。

2. 肿胀　由任何外力造成的肩部骨折，如锁骨骨折、肩胛骨骨折、肱骨解剖颈骨折、肱骨外科颈骨折、肱骨大结节骨折等均可出现肩部肿胀，并且皮肤有瘀斑。儿童的青枝骨折，锁骨中段向前上方高凸畸形。引起肩部急性肿胀最常见的原因是肩关节急性化脓性关节炎，患者往往在全身或局部发热及肩部疼痛，被动活动时疼痛加剧。若肩部肿胀，疼痛轻，起病缓慢，局部不红、不热，则多为肩关节结核。

3. 肌肉萎缩　肩部各种骨折中晚期，由于固定时间过长，未能进行有效的功能锻炼，可致肩部肌肉发生废用性萎缩。肩关节周围炎的特点是肩部活动痛，因疼痛限制了活动也可发生废用性肌萎缩。结核、炎症及肿瘤的晚期都可发生废用性萎缩，腋神经损伤可致三角肌萎缩，废用性与麻痹性肌萎缩均可影响肩部运动功能，或发生肩关节半脱位。

（二）触诊检查

1. 骨触诊　患者取坐位，沿其锁骨内侧向外侧触诊，检查有无压痛、畸形、骨擦音，肩峰外下方有无明显凹陷和空虚感。触诊胸骨上切迹，胸锁关节位置有无改变；触诊肱骨大结节有无压痛、骨擦音、异常活动。由肩峰向后、向内触诊，肩峰和肩胛冈形成一个连续的弓形。依次检查肩胛骨的脊柱缘、外缘、内上角、下角的骨轮廓。

2. 软组织触诊　肩部软组织触诊分四个区：肌腱袖、肩峰下滑液囊和三角肌下滑液囊、腋窝、肩胛带突出的肌肉群。通过肩部软组织触诊了解其正常关系，检查有无变异、肿块、肿瘤。进一步了解肌肉的张力、质地、大小和形状，依次检查冈上肌、冈下肌、小圆肌、肩胛下肌，注意有无压痛、形状改变、肌张力变化等情况。检查肩峰下滑液囊和三角肌下滑液囊，注意有无肥厚、肿块、触痛等情况。检查腋窝前壁的胸大肌、后壁的背阔肌、内侧的前锯肌、腋窝顶部的臂丛神经和腋动脉、外侧壁的喙肱肌和肱三头肌，及触摸喙肱肌和肱三头肌之间肱动脉搏动情况。

（三）运动检查

患者肩关节中立位，检查肩关节的前屈、后伸、外展、内收、外旋、内旋运动（图 4-16），检查时要防止患者脊椎和肩胛胸壁关节参与活动。

1. 前屈运动　前屈肩关节，正常可达 90°。

2. 后伸运动　后伸上臂，正常可达 45°。

3. 外展运动　屈肘 90°，再做上臂外展运动，正常可达 90°。

4. 内收运动　屈肘，使上臂于胸前向内移动，内收活动正常可为 20°～ 40°。

5. 外旋运动　肘部屈曲 90°，前臂于中立位，肘部贴近躯干侧方以固定肢体，然后嘱患者前臂外展，前臂外展范围，即为肩关节外旋运动幅度，正常可达 30°。

6. 内旋运动　患者体位同外旋运动，嘱患者前臂做内收动作，前臂内收活动范围，即为肩关节内旋活动范围，正常可达 80°。

7. 上举运动　肩关节外展 90°与地面水平，再将手臂做上举动作，正常可达 90°。

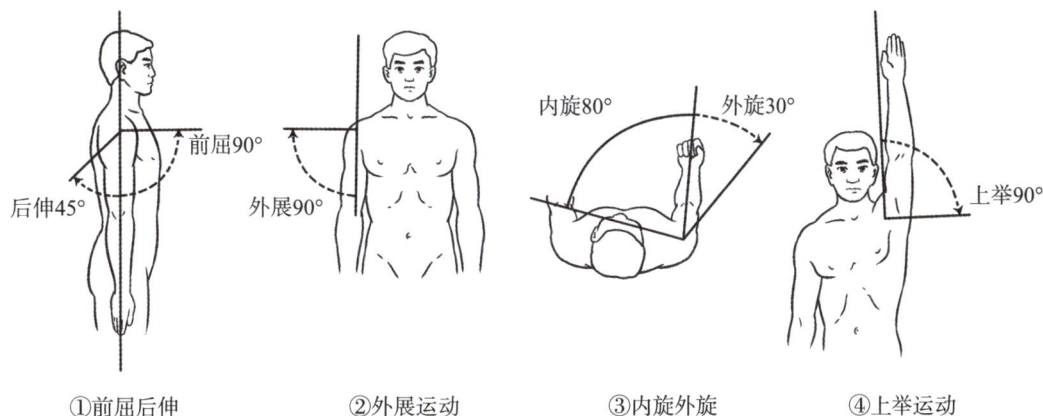

①前屈后伸　　　　②外展运动　　　　③内旋外旋　　　　④上举运动

图 4-16　肩关节活动范围

（四）特殊检查

1. 搭肩试验　又称肩关节内收试验，患者端坐或站立位，嘱肘关节屈曲，将手搭于对侧肩部，如果手能够搭于对侧肩部，且肘部能贴近胸壁即为正常。如果手能够搭于对侧肩部，但肘部不能贴近胸壁；或者肘部能贴近胸壁，但手不能够搭于对侧肩部，均为试验阳性（图 4-17），提示肩关节脱位。

2. 肱二头肌抗阻力试验　患者屈肘 90°，检查者一手扶住患者肘部，一手扶住腕部，嘱患者用力屈肘、前臂旋后，检查者拉前臂抗屈肘，如果结节间沟处疼痛为试验阳性，提示肱二头肌长头腱滑脱或肱二头肌长头肌腱炎。

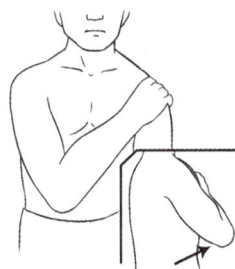

图 4-17　搭肩试验

3. 直尺试验　以直尺贴上臂外侧，一端靠近肱骨外上髁，另一端靠近上臂皮肤，正常时直尺上端不能触及肩峰，若能触及肩峰则为阳性，说明有肩关节脱位，或其他因素引起的方肩畸形，如三角肌萎缩等。

4. 疼痛弧试验　嘱患者肩外展或被动外展其上肢，当肩外展在 60°～ 120°范围时，肩部出现疼痛为阳性（图 4-18）。这一特定区域的外展痛称为疼痛弧，由于冈上肌腱在肩峰下摩擦所致，说明肩峰下的肩袖有病变，多见于冈上肌腱炎。

5. 冈上肌腱断裂试验 嘱患者肩外展，当外展 30°～60° 时，可以看到患侧三角肌明显收缩，但不能外展上举上肢，越用力越耸肩。若被动外展患肢超过 60°，则患者又能主动上举上肢，这一特定区的外展障碍即为试验阳性，提示冈上肌腱断裂或撕裂。

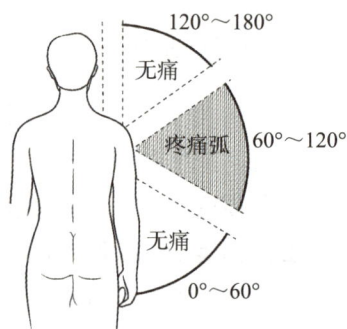

图 4-18 疼痛弧试验

七、肘部检查

（一）望诊检查

1. 畸形 正常人体上臂的纵轴与前臂的纵轴相交，在肘部形成一个外翻角，称为携带角，男性 5°～10°，女性 10°～15°。

（1）肘外翻 因肘部骨骼先天性发育异常、肱骨远端骨折复位不良或肱骨远端骨骺损伤，在生长发育中逐渐形成畸形，肘部携带角超过 15°，即为肘外翻畸形。

（2）肘内翻 由于上述原因引起肘部携带角变小、消失甚至出现向内翻的角度，即为肘内翻畸形。

（3）靴形肘 当肘关节发生后脱位时，屈曲 90°位，肘关节后方肿胀呈靴形，故得此名，肱骨髁上骨折也可能出现靴形肘畸形。

2. 肿胀 局部肿胀往往是外伤造成的撕脱性骨折或局部软组织损伤。肘关节内肿胀表现为尺骨鹰嘴两侧正常凹陷消失，变得饱满，积液量多时肘关节常处于半屈曲姿势，见于肘关节内损伤、炎症，较持久的关节积液应鉴别是结核性或类风湿性。在急性损伤中，肘部弥漫性肿胀超出了关节界线，提示有骨折和骨折移位，如肱骨髁上骨折、尺骨鹰嘴骨折等。

（二）触诊检查

1. 骨触诊 通过骨触诊了解肘部骨结构有无变化，检查时注意有无压痛、骨擦音等情况。对肘部的骨性突起依次触诊，包括肱骨内上髁、尺骨鹰嘴及肱骨外上髁，检查其骨轮廓有无改变，有无压痛及异常活动等。

2. 软组织触诊 检查者于尺神经沟触诊尺神经有无疼痛及放射痛。触诊旋前肌及前臂屈肌附着处有无压痛，检查肘关节内侧副韧带有无触痛，沿肱骨内上髁向上检查髁上嵴处是否有淋巴结肿大，于肘关节外侧触诊腕伸肌起点处有无压痛，结合前臂旋前、旋后，检查局部是否有触痛及松弛，以协助判断环状韧带是否有病变。

（三）运动检查

肘关节的运动包括屈曲、伸直、前臂旋后、前臂旋前（图 4-19）。

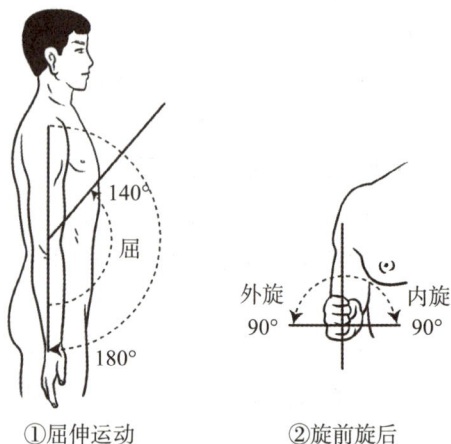

①屈伸运动　②旋前旋后

图 4-19 肘关节活动范围

1. 屈肘运动　正常可达 140°。

2. 伸肘运动　正常一般可完成 0°～ 5°的过伸，部分正常人可过伸 10°。

3. 旋后运动　患者取坐位或站立位，前臂置中立位，屈肘 90°，两上臂紧靠胸壁侧面，两手半握拳，拇指向上，保持体位，嘱患者拇指向外侧旋转即完成旋后动作，正常可为 80°～ 90°。

4. 旋前运动　患者体位及上肢放置位置同旋后运动，嘱患者拇指向内旋转，正常可为 80°～ 90°。

（四）特殊检查

1. 腕伸肌紧张试验　嘱患者屈腕屈指，检查者将手压于各指的背侧做对抗，再嘱患者抗阻力伸指及背伸腕关节，如出现肱骨外上髁部疼痛即为阳性，多见于肱骨外上髁炎。

2. 密尔征（Mill sign）　患者坐位，检查者一手握住肘部，嘱患者肘关节伸直位握拳，然后另一手使患者前臂旋前，腕关节屈曲，若患者肱骨外上髁部疼痛，则为阳性，提示肱骨外上髁炎。

3. 屈肌紧张试验　让患者握住检查者的手，强力伸腕握拳，检查者手与患者握力做对抗，如出现肱骨内上髁部疼痛则为阳性，多见于肱骨内上髁炎。

4. 叩诊试验　用手指或叩诊锤自远端向病变区轻叩神经干，可在该神经分布区的肢体远端产生如蚁走或刺痛等异样感觉，这是神经再生或功能恢复的症状，用于再生的感觉纤维的检查。另外，本试验也用来检查神经内有无神经瘤，若尺神经有神经瘤时，轻叩神经结节处，会产生向远端放射痛，甚至由前臂达手的尺神经分布区。

5. 肘三角与肘直线试验　正常人肘关节屈曲 90°时，肱骨内上髁、外上髁与尺骨鹰嘴突三点形成一个等腰三角形，称为肘三角。当肘关节伸直时，三点在一条直线上，称为肘直线。当肘关节脱位或有关节内骨折时，三角形状改变，伸直时三点不在一条直线上（图 4-20）。

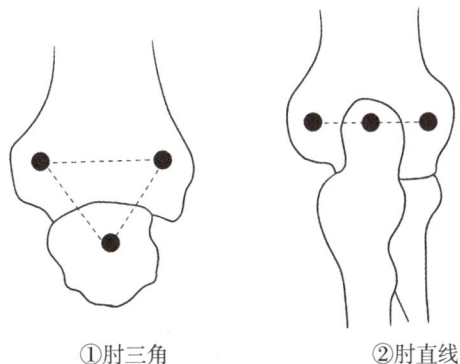

①肘三角　　　②肘直线

图 4-20　肘三角与肘直线

6. 肘外翻挤压试验　肘关节伸直位，检查者一手握腕，一手扶患肘，并使其外翻，若有疼痛，则为阳性，提示桡骨头骨折。

7. 肘关节侧副韧带稳定性试验　检查者一手握住患者肘部的后面，另一手握住腕部，让患者伸直肘关节。使前臂内收，在肘关节外侧产生内翻应力，前臂有内收活动，表明有外侧副韧带断裂；若前臂有外展活动，表明有内侧副韧带断裂。

八、腕与手部检查

（一）望诊检查

1. 腕和手的姿势　观察手的休息位与功能位的变化以帮助诊断。手的休息位是手处于自然静止状态，此时手部的肌肉处于相对的平衡状态。休息位时腕关节背伸10°～15°，并有轻度尺偏，手的掌指关节及指间关节半屈曲，拇指轻度外展，第2～5指的屈度逐渐增大，呈放射状指向舟骨。手的功能位为腕背伸20°～30°，拇指充分外展，掌指关节及指间关节微屈，其他手指掌指关节及近端指间关节半屈曲，远端指间关节微屈曲。

2. 腕和手部肿胀　腕部出现肿胀，多因关节内损伤或病变。鼻烟窝肿胀，正常的生理凹陷消失，多因腕舟骨骨折。腕背侧肿胀，多见于伸指肌腱腱鞘炎、腕骨骨折、腱鞘囊肿等。掌指关节与指间关节肿胀，可因外伤引起；如无明显外伤，远端指间关节肿胀，中年以上患者多见于骨关节炎；掌指关节或近端指间关节梭形肿胀，多见于类风湿性关节炎。

3. 腕和手部畸形

（1）腕部餐叉样畸形　发生于伸直型桡骨远端骨折。

（2）爪形手　若因前臂缺血性肌挛缩所致，出现掌指关节过伸，近端指间关节屈曲畸形；由尺神经损伤所致者，掌指关节过伸，指间关节半屈曲，无名指、小指不能向中间靠拢，且小鱼际肌萎缩。

（3）腕下垂　桡神经损伤后，前臂伸肌麻痹，不能主动伸腕，形成腕下垂。此外，外伤性伸腕肌腱断裂亦可出现垂腕畸形。

（4）锤状指　主要由指伸肌腱止点及附近断裂、指伸肌腱挛缩，或止点处发生撕脱骨折，引起远端指间关节屈曲，不能主动伸指。

（5）并指畸形　多属先天性畸形，也可由损伤、烧伤后处理不当引起。常为两个手指并连，也有3个或4个手指连在一起的情况，但涉及拇指者少见。

（6）巨指畸形　多为先天性畸形，原因不明。患指过度生长粗大，可发生于1个手指或几个手指。

（7）多指畸形　为先天性畸形，大多发生在拇指桡侧，其次发生在小指尺侧。

4. 手部肌肉萎缩

（1）大鱼际肌萎缩　多由正中神经损伤，肌肉麻痹造成，或腕管综合征正中神经长期受压所致。大鱼际处外伤，造成正中神经运动支损伤，也可引起大鱼际肌萎缩。

（2）小鱼际肌萎缩　由尺神经损伤或在肘后内侧尺神经沟处长期受压，或尺神经炎，可造成小鱼际肌萎缩。

（3）骨间肌萎缩　掌侧骨间肌萎缩因解剖位置关系，临床表现不明显，而背侧骨间肌萎缩可清楚看到。

（二）触诊检查

1. 骨触诊　先检查患者的桡骨茎突、尺骨茎突、桡骨及尺骨远端，触诊其骨轮廓及有无压痛。然后检查近排、远排腕骨，依次触诊掌骨、指骨，注意有无骨中断、触痛，检查掌指关节、近端及远端指间关节有无肿胀、触痛、畸形、运动障碍。

2. 软组织触诊

（1）腕管触诊 由各种原因引起的腕管内压力增高，使正中神经受压出现功能障碍为腕管综合征。检查时可发现正中神经分布区皮肤感觉迟钝，拇短展肌肌力弱、肌萎缩，甚至完全麻痹。嘱患者屈腕，检查者用拇指压迫腕管近侧缘，麻木加重，疼痛可放射至食指、中指。

（2）腕部尺神经管触诊 触诊腕部尺神经管，检查小指及无名指尺侧半，若有皮肤感觉迟钝，小鱼际及骨间肌肌力减弱、肌萎缩或麻痹，提示有腕部尺神经管综合征。

（3）肌腱触诊 触诊屈肌主要为桡侧腕屈肌、掌长肌、尺侧腕屈肌；伸腕肌主要为桡侧腕长、短伸肌及尺侧腕伸肌；触诊伸指肌，依次检查指总伸肌腱、食指固有伸肌腱、小指固有伸肌腱，接着触诊拇长展肌、拇短伸肌、拇长伸肌。注意其肌张力有无变化，有无触痛，运动有无障碍。

（4）肌肉触诊 固定患者拇指的掌指关节，嘱患者屈曲指间关节，检查拇长屈肌收缩运动。嘱患者屈曲食、中、无名、小指掌指关节并伸展两指间关节，以检查骨间肌及蚓状肌功能，并可嘱患者外展手指，检查者触诊背侧骨间肌收缩；内收手指，触诊掌侧骨间肌收缩。检查大鱼际肌群的拇短展肌、拇短屈肌、拇内收肌、触诊其收缩；拇指对掌肌因位置深，不易触及，拇指充分对掌时，可触到该肌收缩。检查小鱼际的掌短肌、小指展肌、小指短屈肌，触其收缩；小指对掌肌被小指短屈肌所覆盖，不易触及。

（三）运动检查

1. 背伸运动 检查时患者屈肘90°，前臂旋前位，掌心向下，嘱患者作腕关节背伸运动，正常可为35°～60°。

2. 掌屈运动 检查时患者体位同前，嘱其作屈腕运动，正常掌屈可为50°～60°。

3. 桡偏运动 检查时患者体位同前，嘱患者的手向桡侧做桡偏运动，正常可为25°～30°。

4. 尺偏运动 检查时患者体位同前，嘱患者手向尺侧做尺偏运动，正常可为30°～40°（图4-21）。

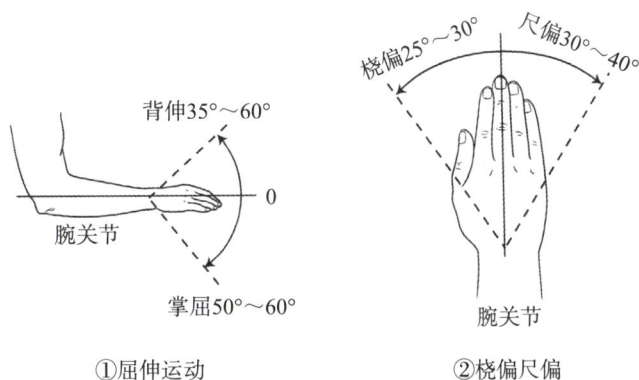

①屈伸运动　　②桡偏尺偏

图4-21 腕关节活动范围

5. 拇指背伸 检查时嘱患者全手掌伸直按压平整桌面，拇指尽力背伸并向桡侧外展，拇指与食指之间的夹角可达50°，即为拇指背伸的运动度数。

6. 拇指屈曲 检查时患者掌心向上，平整伸直背侧平放于桌面，嘱患者拇指运动横过手掌，拇指端可触及小指基底，拇指掌指关节屈曲正常可达50°，指间关节屈曲可达90°。

7. 拇指掌侧外展 检查时患者手伸直，拇指离开手掌平面向掌前方运动，拇指与掌平面构成的角度约为 70°，即为拇指掌侧外展运动的度数。

8. 拇指背侧内收 患者拇指在充分掌侧外展位再回到解剖位置，正常拇指背侧内收为 0°。

9. 拇指对掌 检查时先将拇指置于掌侧外展位，然后向各指端做对掌运动，正常时拇指端可触及其他各手指指端（图 4-22）。

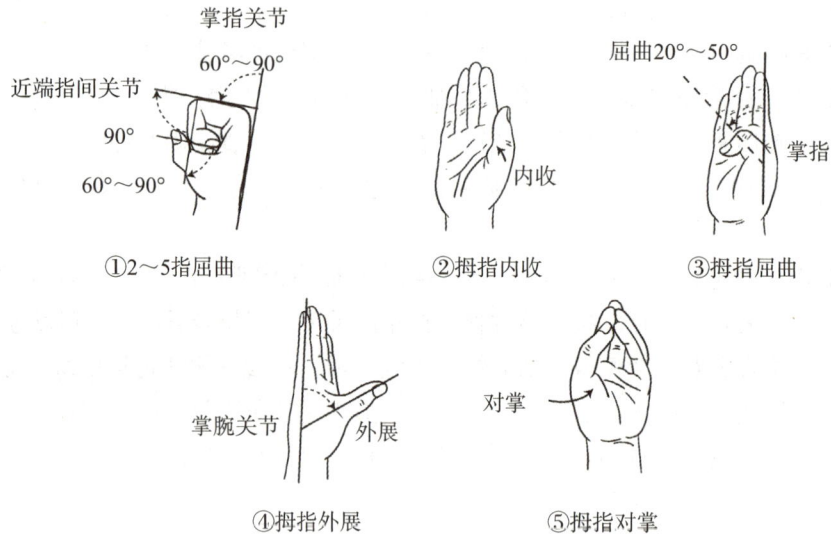

图 4-22 掌指指间关节活动范围

（四）特殊检查

1. 握拳试验 又称为尺偏试验。嘱患者拇指内收，然后屈曲其余各指，在紧握拳后向尺侧倾斜屈曲，若桡骨茎突部出现疼痛，即为阳性。有些患者在拇指内收时，即可产生疼痛，尺偏时疼痛加重，提示桡骨茎突狭窄性腱鞘炎（图 4-23）。

2. 腕三角软骨挤压试验 嘱患者端坐，检查者一手握住患者前臂下端，另一手握住手部，用力将手腕极度掌屈、旋后并向尺侧偏斜，并施加压力旋转，若在尺侧远端侧方出现疼痛，即为阳性，提示腕三角软骨损伤。

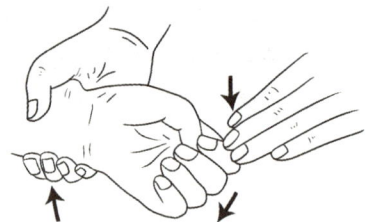

图 4-23 握拳试验

3. 舟状骨叩击试验 使患手偏向桡侧，叩击第 3 掌骨头部，若舟状骨骨折时，可产生剧烈的叩击痛，有时叩击第 2 掌骨头时也可出现剧烈疼痛，即为阳性征。在叩击第 4～5 掌骨头时则无疼痛出现。

4. 腕管叩击试验 轻叩或压迫腕部掌侧的腕横韧带近侧缘中点，若出现或加剧患侧手指刺痛及麻木等异常感觉时，即为阳性，提示有腕管综合征。

九、髋部检查

（一）望诊检查

1. 前面观察 观察局部皮肤情况（擦伤、色泽、瘀斑、窦道、肿胀、隆起、皮肤皱襞）、姿势的变化及骨性标志。

（1）髂前上棘 两侧应在同一水平线上，如下肢短缩，常见髋关节疾病，有髋关节结核，股骨头坏死，小儿股骨头骨骺炎，骨骺滑脱等。

（2）股骨大转子　大转子向上移位，常见于股骨颈骨折和髋关节后脱位。如为双侧上移，则出现会阴部平宽，或明显的双侧髋内翻表现，多见于双侧股骨头无菌性坏死和小儿双侧先天性髋关节脱位。

2.侧面观察　骨盆和脊柱的力线改变，一般能反映髋部病变。髋关节屈曲畸形的患者在直立时，表现出腰脊柱产生代偿性前凸。双侧髋关节先天性脱位的患者，往往形成明显的臀部后凸畸形；大转子局部有肿胀包块，若皮肤色泽不变，临床上常见于大转子结核或大转子滑囊炎。

3.后面观察　对比两侧臀横纹是否对称。若不对称，可见皱褶增多、加深、升高，且双侧大转子向外突出，会阴部增宽，则要考虑为双侧先天性髋关节脱位。若坐骨结节部高凸，可能是坐骨结节滑囊炎或有坐骨结节结核。

（二）触诊检查

1.骨触诊　先检查髋部的前面，触诊髂前上棘、髂嵴、股骨大转子的骨轮廓，注意有无压痛，两侧对比是否等高，触诊耻骨联合有无压痛。再检查髋部后面，触诊股骨大转子后面骨轮廓，注意有无压痛、肿胀及波动感。

2.软组织触诊　在股三角区触诊淋巴结是否肿大，局部有无肿胀、压痛等，于腹股沟韧带中点的下方触诊股动脉搏动是否正常。腹股沟中点下 2cm 是髋关节的前壁，如触之隆起、饱满，说明有髋关节肿胀；如触到凹陷，则是髋关节后脱位，其压痛多见于髋关节炎症、股骨颈骨折、风湿性关节炎、股骨头无菌性坏死、髋关节结核。梨状肌综合征的患者，梨状肌部位压痛明显。弹响髋的患者，可扪及阔筋膜在大转子上的滑动感。

（三）运动检查

髋关节的活动方向有前屈、后伸、内收、外展、内旋、外旋六种，检查时注意防止脊椎代偿动作（图 4-24）。

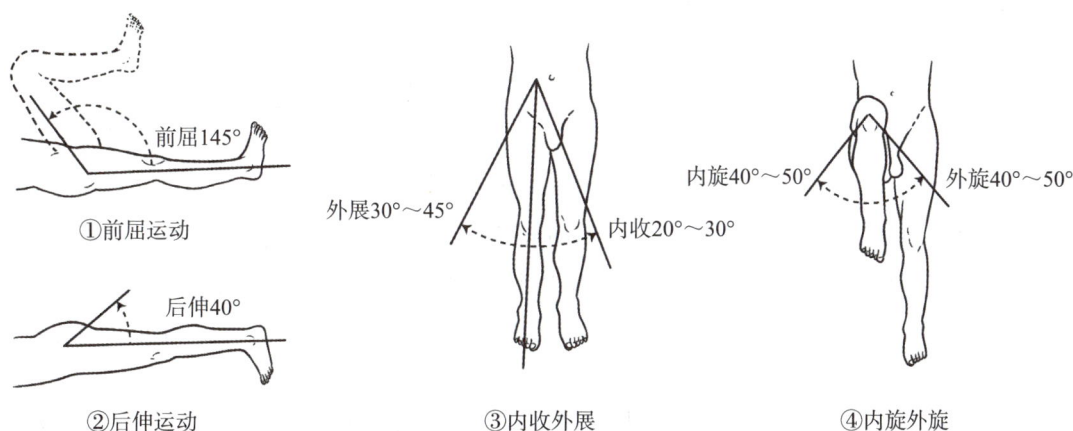

①前屈运动　前屈145°

②后伸运动　后伸40°

③内收外展　外展30°～45°　内收20°～30°

④内旋外旋　内旋40°～50°　外旋40°～50°

图 4-24　髋关节活动范围

1.前屈运动　检查时患者仰卧位，两下肢中立位，将骨盆放平，正常髋关节屈曲可达 145°。

2.后伸运动　检查时患者俯卧位，两下肢伸直，检查者将一侧手臂放在患者髂嵴和下部腰椎上固定骨盆，正常可达 40°。

3.外展运动　检查时患者仰卧位，两下肢中立位，检查者一手按住髂骨，固定骨盆，另一手握踝部缓慢地将患者下肢向外移动,当检查者感到骨盆开始移动时,停止外展运动,其外展运动正常可为30°~45°。

4. 内收运动 检查时患者仰卧位,两下肢中立位,检查者一手按住髂骨,固定骨盆,嘱患者下肢内收,从健侧下肢前方越过中线继续内收,至骨盆开始移动为止,内收正常可为20°~30°。

5. 外旋运动 检查时患者仰卧位,下肢屈髋、屈膝各90°,检查者一手扶住患者膝部,另一手扶住足部,使小腿内收,则大腿沿纵轴外旋,测出小腿内收的角度,即为髋关节外旋的度数,正常可为40°~50°。

6. 内旋运动 检查时患者体位同外旋运动检查,检查者一手扶住患者膝部,另一手扶住足部,使小腿外展,则大腿沿纵轴内旋,测出小腿外展的角度,即为髋关节内旋的度数,正常可为40°~50°。

(四)特殊检查

1. 髋关节承重功能试验 检查时患者直立位,背向检查者,嘱患者单腿站立,并保持身体直立,当一腿离开地面时,负重侧的臀中肌立即收缩,将对侧的骨盆抬起,表明负重的臀中肌功能正常,本试验为阴性。如不负重一侧的骨盆不抬高,甚至下降,表明负重侧的臀中肌无力或功能不全,为本试验阳性。阳性者提示持重侧臀中肌、臀小肌麻痹和松弛,如小儿麻痹后遗症或高度髋内翻;或骨盆与股骨之间的支持性不稳,如先天性髋关节脱位、股骨颈骨折等(图4-25)。

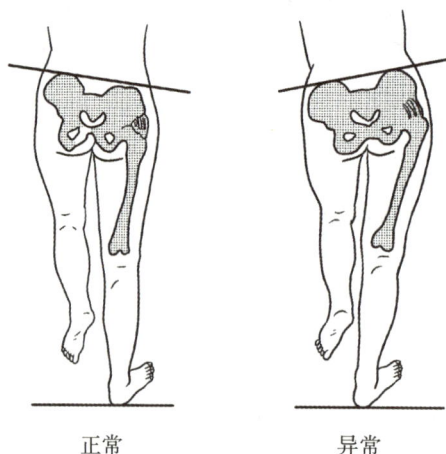

正常　　　　　　　异常

图4-25 髋关节承重功能试验

2. 髋关节屈曲挛缩试验 患者仰卧位,屈曲髋关节和膝关节,使腰部代偿性前凸消失,嘱患者分别将两腿伸直,注意腿伸直过程中,腰部是否离开床面,向上挺起。如某一侧腿伸直时,腰部挺起,本试验为阳性。本试验常用于检查髋关节结核、类风湿性关节炎等疾病所引起髋关节屈曲挛缩畸形。

3. 髋关节过伸试验 患者俯卧位,屈膝90°,检查者一手握踝部,将下肢提起,使髋关节过伸,若骨盆亦随之抬起,即为阳性,说明有腰大肌脓肿、髋关节早期结核或髋关节强直。

4. 下肢短缩试验 患者仰卧位,双下肢屈髋屈膝,两足平行置于床面,比较两膝高度。不等高即为阳性,提示较低一侧股骨或胫骨短缩或髋关节后脱位。

5. "望远镜"试验 患儿仰卧位,髋、膝关节伸直,一助手固定骨盆,检查者一手置于大转子部,另一手持小腿或膝部将大腿抬高约30°,并上推下拉股骨干,若股骨头有上下活动或打气筒的抽筒样感，即为阳性。此试验用于检查婴幼儿先天性髋关节脱位，往往进行双侧对照检查。

6. 蛙式试验　患儿仰卧位，双膝双髋屈曲 90°，并使患儿双髋做外展、外旋至蛙式位，双下肢外侧接触到检查床面为正常，若一侧或两侧下肢的外侧不能接触到床面，即为本试验阳性，提示先天性髋关节脱位。

7. 髂胫束挛缩试验　患者健侧卧位，健侧屈髋屈膝，检查者一手固定骨盆，一手握踝，屈患肢髋膝达 90°后，外展大腿并伸直患膝，大腿不能自然下落，并可于大腿外侧触及条索状物；或患侧主动内收，足尖不能触及床面，则为阳性，提示髂胫束挛缩。

8. 髂坐线　患者侧卧，髂前上棘到坐骨结节的连线正通过大转子的最高点（图 4-26），否则为阳性，提示髋关节脱位或股骨颈骨折。

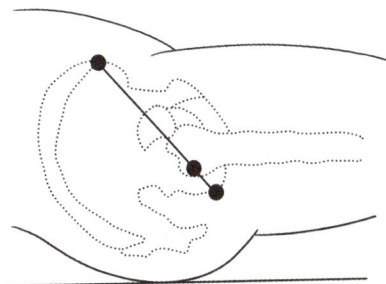

图 4-26　髂坐线

9. 髂股连线　患者仰卧位，两下肢伸直中立位，两侧髂前上棘在同一平面上，检查者从两侧髂前上棘与股骨大转子顶点分别做连线，即髂股连线（图 4-27）。正常时两连线之延长线相交于脐或脐上中线，称为卡普兰（Kaplan）交点。若一侧大转子上移，则延长线交于健侧脐下，且偏离中线。

10. 髂股三角　患者取仰卧位，自髂前上棘与床面做一条垂线，自股骨大转子顶点与身体平行划一条与上线垂直的直线，连接髂前上棘与大转子顶点，构成一直角三角形，称为 Bryant 三角（图 4-28）。如果直角的两边等长，则为正常；如大转子顶点到髂前上棘与床面的垂线之间的距离变短，说明该侧大转子向上移位。

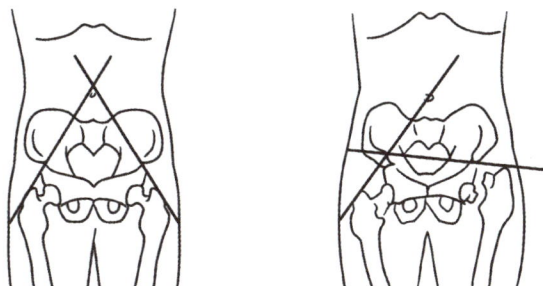

图 4-27　髂股连线　　　　　图 4-28　髂股三角

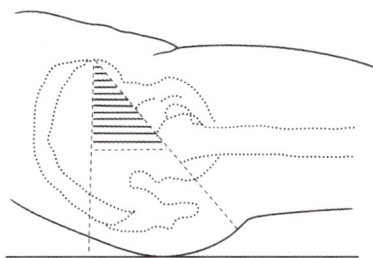

十、膝部检查

（一）望诊检查

观察股四头肌有无萎缩，膝关节有无肿胀，皮肤有无色斑、瘢痕、窦道、浅静脉怒张等。

1. 肿胀　膝关节前侧及内、外侧缺乏脂肪组织和肌肉的保护，因此，外伤发生率较高，外伤是肿胀最常见的原因。若损伤后膝关节出现弥漫性肿胀，应考虑关节内骨折，如股骨髁间骨折或胫骨平台骨折；若为髌骨骨折，则见膝关节前部呈弥漫性肿胀伴有瘀斑；若为关节的一侧明显肿胀，则多为股骨或胫骨的内侧髁或外侧髁骨折；若见腘窝部肿胀严重，应特别注意是否在骨折或脱位的同时并发腘动脉或腘静脉的损伤。膝关节滑膜炎时，滑膜分泌滑液明显增多，关节肿胀表现为两膝眼部饱满，严重时髌上囊部（膝部髌上部位）明显肿胀；膝关节的梭形肿胀，形似"鹤膝"，多见于膝关节结核、风湿性关节炎或类风湿性关节炎；膝关节的化脓性炎症，常呈现弥漫性红肿，如已破溃或破溃已愈合者，可遗留窦道和瘢痕。

2. 畸形 下肢长轴是否有弯曲或旋转，可从髂前上棘到足第1、2趾之间垂一条直线，如髌骨内侧通过此直线即为正常。成年人女性有10°以上的生理性外翻，男性有5°～10°的外翻，如果超过这个范围，应视为有畸形存在；若大于生理外翻称为膝外翻，单侧膝外翻患者直立时患膝呈"K"形腿，双侧膝外翻患者直立时两下肢呈"X"形腿；如正常生理外翻角消失，形成小腿内翻畸形，称膝内翻，若双侧同时膝内翻，也称为"O"形腿。正常膝关节可有0°～5°的过伸，如过伸超过15°，则称为膝反张畸形。以上膝部畸形常见于佝偻病、脊髓前角灰质炎后遗症、骨折畸形愈合、骨骺发育异常等。

（二）触诊检查

1. 骨触诊 膝关节前面髌韧带两侧可扪及股骨和胫骨之间的关节间隙；在膝关节内侧可扪及股骨内侧髁和胫骨内侧髁，在膝关节外侧可扪及股骨外侧髁和胫骨外侧髁、腓骨头；在膝关节的前方可触到髌骨，髌骨在屈膝位时固定不动，伸直时可以活动。触诊时并注意有无压痛。骨折时骨折部位常有明显压痛，或有骨擦音，骨折移位明显时可触及移位之骨块。骨肿瘤时局部常有压痛和肿块，如骨软骨瘤，可在股骨下端或胫骨上端触到逆关节方向生长的骨性隆起；青少年胫骨结节骨骺炎时可在胫骨结节处有压痛和异常隆起。髌骨软化症时向下按压髌骨，使髌骨轻轻移动，可出现明显的疼痛反应。

2. 软组织触诊 前面触诊时注意，若髌下脂肪垫肥厚，在髌韧带两侧可触及饱满柔韧的硬性包块。膝部损伤时，如在髌韧带两侧关节间隙向胫骨平台平面按压有明显疼痛，可能为半月板前角损伤，另外注意触摸股四头肌中的股内侧肌和股外侧肌是否有萎缩。侧面触诊时，在关节两侧间隙处压痛，则可能是半月板边缘部损伤。股骨或胫骨的内、外髁压痛，可能是膝关节内、外侧副韧带损伤。半月板囊肿以外侧居多，囊肿位于关节间隙，腓侧副韧带的前方。腓总神经损伤者，可在腓骨头下方有触痛，或传导麻、痛感。后面触诊时，触摸腘窝内有无肿块，有无压痛，有无传导痛，腘窝部有无搏动性肿物或股骨下端有无肿物等。

（三）运动检查

膝关节的运动主要有屈曲、伸直、内外旋（图4-29）。

1. 屈曲运动 膝关节正常时屈曲可达145°。

2. 过伸运动 正常时膝关节伸直为0°，青少年及女性可过伸10°～15°。

3. 旋转运动 膝关节完全伸直后没有内、外旋转运动。当膝关节屈曲90°时，内旋为10°，外旋为20°。

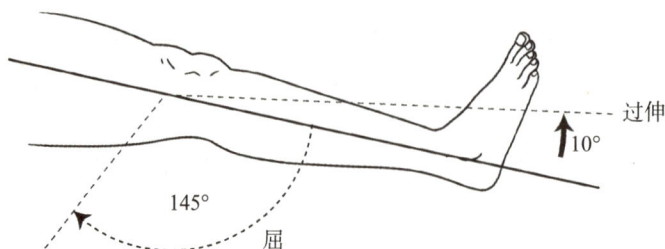

图4-29 膝关节活动范围

（四）特殊检查

1. 回旋挤压试验 患者仰卧位，使患侧髋关节和膝关节充分屈曲，尽量使足跟碰触臀部。检查内侧半月板时，检查者一手握膝部以稳定大腿及注意膝关节内的感觉，另一手握足部使小腿在充分内收、外旋位伸直膝关节（图4-30①），在伸直过程中，股骨髁经过半月板损伤部位时，因产生摩擦可触及或听到弹响声，同时患者感觉膝关节内侧有弹响和疼痛。检查外侧半月板时，在使小腿充分外展、内旋位伸直膝关节时（图4-30②），出现膝关节外侧有弹响和疼痛。此试验用于检查膝关节半月板有无损伤。

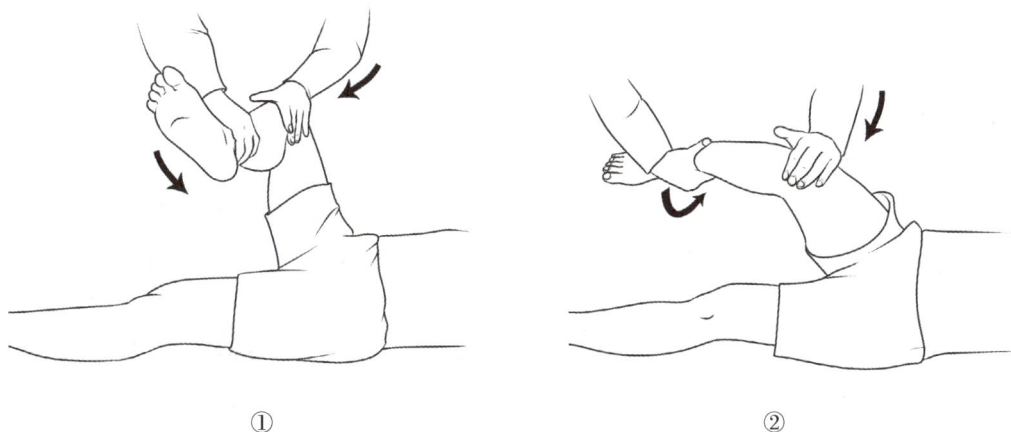

①　②

图4-30 回旋挤压试验

2. 挤压研磨试验 又称膝关节旋转提拉或旋转挤压试验。患者俯卧位，膝关节屈曲90°，检查者用小腿压在患者大腿下端后侧做固定，在双手握住足跟沿小腿纵轴方向施加压力的同时做小腿的外展外旋或内收内旋活动，若有疼痛或有弹响，即为阳性，表明外侧或内侧的半月板损伤；提起小腿做外展外旋或内收内旋活动若引起疼痛，表示外侧副韧带或内侧副韧带损伤（图4-31）。

3. 抽屉试验 患者取坐位或仰卧位，双膝屈曲90°，检查者用大腿压患者足背使之固定，双手握住小腿近端用力前后推拉，若能明显拉向前方约1cm，即前抽屉试验阳性，提示有前交叉韧带损伤；若能推向后约1cm，即后抽屉试验阳性，为后交叉韧带损伤；若前后均能推拉1cm，即为前后抽屉试验阳性，说明有前后交叉韧带损伤（图4-32）。

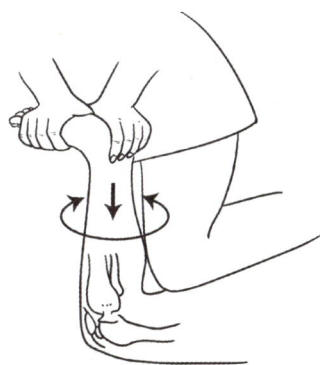

图4-31 挤压研磨试验

4. 侧方挤压试验 患者坐位或仰卧位，膝关节伸直，检查者一手握踝部，一手扶膝部，做膝内收或外展活动以检查内侧或外侧副韧带。若有损伤，检查牵扯韧带时，可以引起疼痛或异常活动，提示内侧或外侧副韧带损伤。

5. 浮髌试验 患者仰卧位，下肢伸直，股四头肌处于松弛状态，检查者一手压在髌上囊部，向下挤压使积液局限于关节腔，然后另一手拇、中指固定髌骨内、外缘，食指按压髌骨，若感髌骨有漂浮感，重压时下沉，松指时浮起，为浮髌试验阳性，提示关节腔积液（图4-33）。正常膝关节内液体约5mL，浮髌试验阳性提示关节积液超过50mL。

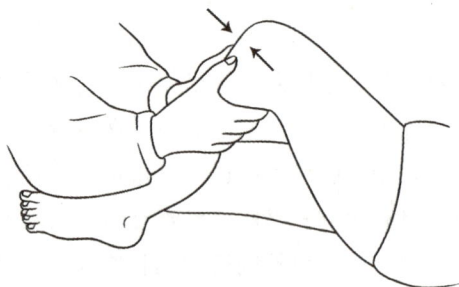

图 4-32　抽屉试验　　　　　　　　　　　　图 4-33　浮髌试验

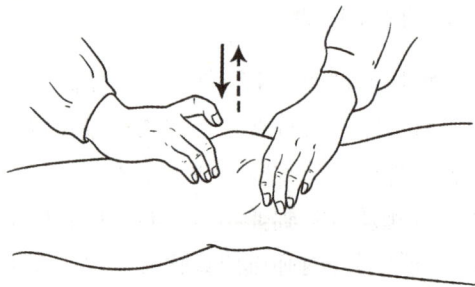

十一、踝与足部检查

（一）望诊检查

1.踝关节肿胀　常见的原因是踝部伤筋、骨折、踝关节结核、骨关节炎等造成肿胀。踝关节滑膜炎和积液常在关节前或内外踝下有肿胀，滑囊炎常在第 1 跖骨头的胫侧有局限性肿胀。

2.畸形

（1）足踝部畸形　马蹄足，表现为行走时前足着地负重，踝关节跖屈位，足跟悬起。仰趾足，表现为行走时足跟着地负重，踝关节保持在背伸位，前足仰起。内翻足，表现为足底向内翻转，行走时足背外侧缘着地。扁平足，表现为足纵弓塌陷变平，足跟外翻，前足外展。高弓足，表现为足的纵弓异常升高，行走时足跟和跖骨头着地（图 4-34①～⑥）。

（2）足趾畸形　踇外翻，表现踇趾向外偏斜合并第 1 跖骨内翻，第 1、2 跖骨间隙增宽，第 1 跖骨头内侧皮下常有增厚的滑囊，常伴有平足（图 4-34⑦）。锤状趾，主要表现为近端趾间关节屈曲畸形。

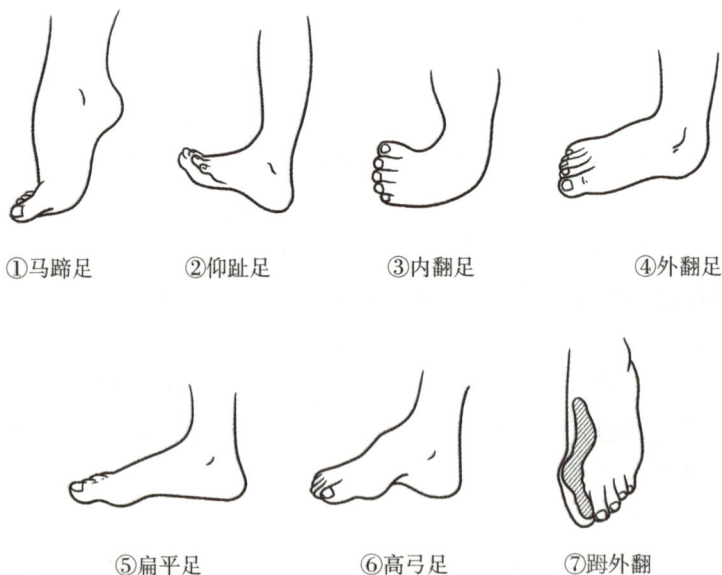

①马蹄足　　　②仰趾足　　　③内翻足　　　④外翻足

⑤扁平足　　　⑥高弓足　　　⑦踇外翻

图 4-34　足部畸形

（二）触诊检查

1.骨触诊　在内踝远端的后面可触及距骨内侧结节，注意骨轮廓有无改变，是否有触痛。触诊足外侧面，沿第5跖骨向近端触诊第5跖骨粗隆，检查有无肿胀、压痛；检查外踝及其前下方的跗骨窦，指压其深部可触及距骨颈，触诊有无压痛。足后区检查跟骨，于跟骨跖面内侧，触诊跟内侧结节，触诊其骨轮廓，注意有无压痛。检查足跖面时，逐个检查跖骨头有无压痛，注意足前部的横弓是否正常。

2.软组织触诊　在第1跖趾关节的内侧触诊有无皮肤增厚及滑囊有无触痛。在内踝下方触诊踝关节内侧副韧带，在内踝与跟腱之间触诊胫骨后肌腱、趾长屈肌腱、胫后动脉、胫神经、拇长屈肌腱，注意肌腱和韧带有无触痛，动脉有无搏动减弱，神经有无触痛、麻木，两侧进行对比。于足背部检查胫骨前肌腱、拇长伸肌腱、足背动脉、趾长伸肌腱，注意肌腱的张力、有无触痛及缺损、动脉搏动的强弱。在外踝的前、下、后方，检查距腓前韧带、跟腓韧带、距腓后韧带有无触痛。在足后侧检查跟腱有无触痛，检查跟骨后滑囊及跟腱滑囊有无局部增厚及触痛。在足跖面触诊，检查有无结节和触痛。

（三）运动检查

1.踝关节背伸　患者两膝关节屈曲90°，做踝关节背伸运动，正常可为20°～30°。

2.踝关节跖屈　检查时体位同前，正常可为40°～50°（图4-35）。

3.跟距关节（距下关节）内翻　正常约30°，正常足内翻运动发生在跟距关节，主要由胫后肌完成。

4.跟距关节（距下关节）外翻　正常约30°，主要由腓骨长、短肌完成。

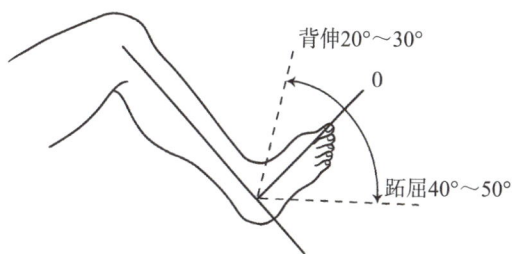

图4-35　踝关节活动范围

5.第一跖趾关节的屈曲和背伸　屈曲约30°，背伸约45°。

6.足趾运动　足趾屈曲运动发生在远端和近端趾间关节，背伸运动主要发生在跖趾关节。

（四）特殊检查

1.跖骨头挤压试验　检查者一手握患足跟部，另一只手横行挤压5个跖骨头，若出现前足放射样疼痛者为阳性，可能为跖痛症、扁平足、莫顿趾（Morten's toe）等。

2.小腿三头肌挤压试验　患者俯卧，足垂于床边，检查者用手挤捏患者小腿三头肌，正常时可引起足踝跖屈，如跟腱断裂则无跖屈活动。

3.提踵试验　如患足不能提踵30°（踝跖屈60°）站立，仅能提踵60°（踝跖屈30°）站立，为试验阳性，提示跟腱断裂。因为30°提踵站立是跟腱的作用，而60°提踵站立是胫后肌、腓骨肌的协同作用。

4.踝关节背伸试验　患者屈曲膝关节，由于腓肠肌起点在膝关节线上，此时腓肠肌松弛，踝关节能背伸；当膝关节伸直时，踝关节不能背伸，说明腓肠肌挛缩。若伸膝或屈膝时，踝关节均不能背伸，说明比目鱼肌挛缩，比目鱼肌起点在膝关节线以下，所以伸膝或屈膝时做此试验结果相同。该试验是鉴别腓肠肌与比目鱼肌挛缩的方法。

5. 足内、外翻试验　踝关节内翻引起外侧疼痛，表示外侧副韧带损伤；踝关节外翻引起内侧疼痛，表示内侧副韧带损伤。

6. 直腿伸踝试验　患者先伸直小腿，然后用力背伸踝关节，如小腿肌肉出现疼痛则为阳性，同时在小腿肌肉深部可触及压痛，主要用于检查小腿深静脉血栓性静脉炎。

7. 足指数测定　足放平桌上，自足最高处到桌面的距离为足弓高度；自足跟到第 2 足趾尖的长度为足长度。

正常足指数＝足弓高度 / 足长度 ×100 ≈ 29 ～ 31。扁平足指数小于 29，严重者指数在 25 以下，高弓足指数大于 31。

8. 足弓角测量　把第 1 跖骨头、内踝、跟骨结节三点连成 1 个三角形，顶角 95° 为正常（图 4-36）。高弓足顶角为 60° 左右，扁平足顶角为 105°～ 120°，靠跟骨侧的底角正常为 60°，扁平足在 50°～ 55° 之间，高弓足在 65°～ 70° 之间。

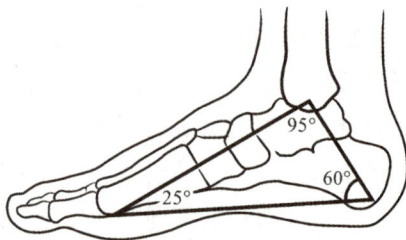

图 4-36　足弓角测量

第三节　神经功能检查

一、感觉检查

（一）感觉检查内容

一般感觉可分为浅感觉（包括痛觉、温度觉和触觉）和深感觉（包括运动觉、位置觉和振动觉等），在一般感觉基础上还产生复合感觉，包括实体觉、定位觉、两点辨别觉等。

1. 浅感觉　包括皮肤、黏膜的触觉、痛觉和温度觉。

（1）触觉　用棉签轻触皮肤或黏膜，自躯干到四肢上端逐次向下，询问有否觉察及敏感程度，对异常区域做出标记。

（2）痛觉　用锐针轻刺皮肤，询问有无压痛感及疼痛程度。要求用力适当，不应重刺出血，并将结果记录。检查时应自上而下，从一侧至另一侧，从无痛觉区移向正常区，不应遗漏空白区。

（3）温度觉　分别用盛冷（5 ～ 10℃）、热（40 ～ 45℃）水的试管轻触皮肤，询问患者的感觉（冷或热）。

2. 深感觉

（1）关节位置觉　轻轻掰动患者的手指或足趾，做被动伸、屈动作，询问是否觉察及觉察其移动方向；或让患者闭目，然后将其肢体放在某位置上，询问能否说明肢体所处的位置。

（2）震动觉　将震动的音叉柄放于患者的骨突部的皮肤上，询问有无震动及感觉到震动时的震动持续时间。

3. 复合感觉　包括皮肤定位觉、两点分辨觉、实体辨别觉及体表图形觉等，是大脑综合、分析、判断的结果，也称皮质感觉，此必须在浅、深感觉正常的基础上进行。

（二）感觉检查的临床意义

1.感觉障碍的性质　感觉系统受到刺激或兴奋性增高时，引起感觉过敏、感觉异常和疼痛等。感觉系统被损坏或功能受抑制时，会出现感觉减退或消失。

（1）感觉减退或消失　是指在意识清晰下，受检者对刺激不能感知或感知力减低，这是由于感觉神经遭受破坏性损害，使全部或部分感受器冲动不能传导到感觉中枢所致。

（2）感觉异常　系指无外界刺激而出现自发的感觉，例如麻木、蚁走、针刺感或寒凉、灼热感等，常见于感觉神经早期、不全性损害时。

（3）感觉过敏　感觉的刺激阈降低，对轻微刺激出现强烈反应或对正常刺激敏感性增加，是由于感觉神经受到刺激性损害所致，见于早期病变。

2.感觉障碍的定位诊断　感觉通路的受损水平不同，所产生的感觉障碍的分布区域亦不同。根据病变部位及特征，可将感觉障碍分为周围神经型和脊髓型。

（1）周围神经型

①末梢神经损害：主要表现为双侧对称性的四肢末端，手套样及袜套样感觉障碍。受损区域内各种感觉均有障碍，常表现为近端轻远端重，上肢轻下肢重。

②神经干损害：某一周围神经干受损时，其支配区皮肤的各种感觉呈条、块状障碍。但感觉障碍的程度可不一致，在中心部可为感觉消失，而周边部可为感觉减退。

③神经丛损害：当颈、臂、腰、骶丛的任何一个神经丛损害时，则出现该神经丛支配区的各种感觉障碍。感觉障碍的范围为该神经丛所分布的各神经干感觉纤维支配区，故感觉障碍的区域要比神经干型大。

④周围神经型：除了受损神经支配区域感觉障碍外，该神经相应区域常伴有麻木、疼痛、肌力减退、肌肉萎缩、肌张力降低，以及感觉障碍区腱反射减弱或消失。

（2）脊髓型

①脊髓横断性损害：指脊髓完全性横贯性损害，除了病变节段水平以下各种感觉障碍外，还伴有膀胱、肛门括约肌功能障碍和截瘫。

②半侧脊髓损害：病变侧深感觉障碍和锥体束损害，对侧痛觉、温度觉障碍。因为触觉纤维在两侧传导，故触觉无障碍。

③后角损害：由于深感觉及部分触觉的纤维进入脊髓后走向后索，而痛觉及温度觉的纤维进入后角，因此后角损害，表现为病灶同侧的节段性痛觉和温度觉障碍，触觉大致正常，深感觉正常，即所谓的浅感觉分离。

二、肌力检查

肌力检查是通过对肌肉容量、肌张力、肌力的检查，了解是否存在肌萎缩、肌麻痹及肌张力变化情况，并以此判断运动神经元损害的状况。

（一）肌力检查内容

1.肌容量　注意观察肌肉有无萎缩、肥大，并注意其分布和范围，进行两侧比较。肌肉萎缩检查时，可见肌肉组织体积缩小，触之松软无力，可为神经营养因素引起，也可为肌炎或长期肢体废用所引起，肌肥大可见于进行性肌营养不良或先天性肌强直等。

2.肌张力　受检者肢体处于完全放松的情况下被动运动，以测其肌肉阻力。肌张力减低时，被动运动阻力减小或消失，还可表现为肌肉不能保持正常的外形，触诊时肌肉软无弹性，见于周围神经病变、小脑疾患、低血钾、深度昏迷及肌肉疾患。肌张力增高时，被动运动阻力增大，肌肉触之坚硬。肌张力增高一般可分为痉挛性和强直性，痉挛性肌张力增高呈折刀状，被动运动开始时阻力很大，到一定角度阻力突然降低，有如折刀感，见于锥体束受损引起的肌张力增高，其肌张力增高主要在上肢的屈肌和下肢的伸肌。强直性肌张力增高，被动运动时阻力增大，增大幅度始终保持均匀，可以停留在任何位置，称为"铅管样或齿轮样"强直，见于锥体外系损伤引起的肌张力增高，其屈肌与伸肌的肌张力皆增高的情况。

3. 肌力

（1）肌力检查　肌力是指人体做随意运动时肌肉收缩的力量。肌力检查有主动法和被动法，主动法是受检者做主动运动时检查者观察其运动的幅度、速度和力量；被动法是检查时给予阻力，受检者用力抵抗以测其肌力。肌肉瘫痪肌力下降，其原因可能是神经损伤，也可能是其他疾患导致，如进行性肌营养不良，低血钾性肌麻痹。

（2）肌力测定标准　目前通用的是 Code 六级分法。

0 级：肌力完全消失，肌肉无收缩活动。

Ⅰ级：肌肉能收缩，但不能带动关节活动。

Ⅱ级：肌肉能收缩，关节稍有活动，但不能对抗肢体重力。

Ⅲ级：能对抗肢体重力使关节活动，但不能对抗外来阻力。

Ⅳ级：能对抗外来阻力使关节活动，但肌力较弱。

Ⅴ级：肌力正常。

（二）各部位肌肉肌力测定法

1. 颈、肩、背部肌力检查

（1）胸锁乳突肌肌力测定　患者头向一侧倾斜，脸转向对侧，检查者对此动作给予阻力；或平卧位嘱患者抬头，检查者给予阻力。

（2）斜方肌肌力测定　嘱患者耸肩，检查者对此给予阻力；或俯卧位嘱患者头颈后伸，检查者给予阻力。

（3）胸大肌、胸小肌肌力测定　嘱患者肘关节稍屈曲，上肢外展，然后内收上臂，检查者给予阻力。

（4）肩胛提肌肌力测定　嘱患者做提肩动作，并给予阻力。

（5）菱形肌肌力测定　嘱患者俯卧，两肘向后用力，检查者对其肘部给予阻力。

（6）前锯肌肌力测定　嘱患者面对墙壁，上肢伸直，做推墙动作，检查者用手触摸前锯肌的收缩，并观察肩胛骨有无离开胸廓而突起。

（7）冈上肌肌力测定　嘱患肩外展，检查者给予阻力。

（8）冈下肌肌力测定　嘱患者肘关节屈曲，再使上臂外旋，检查者给予阻力。

（9）肩胛下肌及大圆肌肌力测定　嘱患者肘关节屈曲位，上臂内旋，检查者给予阻力。

（10）背阔肌肌力测定　嘱患者上臂外展至 90° 后，做内收动作，检查者一手抵住患者的肘部，并给予阻力，一手触摸肩胛下角肌肉的收缩。

（11）三角肌肌力测定　嘱患者将上肢外展由 15° 至 90°，检查者对此动作给予阻力。

2. 脊柱及腹部肌力检查

（1）骶棘肌肌力测定　患者俯卧位，躯干向后背伸，检查者触摸该肌肉的收缩。

（2）腹外斜肌、腹内斜肌肌力测定　患者仰卧位，嘱其向对侧旋转躯干，在此基础上做仰卧起坐动作，检查者触摸该侧腹肌。

（3）腹直肌肌力测定　患者仰卧，做起坐动作，检查者对此动作给予阻力，并触摸该肌肉的收缩。

3. 上肢肌力检查

（1）肱二头肌、肱肌、喙肱肌肌力测定　嘱患者前臂置旋后位，然后屈肘，检查者对此动作给予阻力，并分别触摸肱二头肌及肱肌之收缩。

（2）肱三头肌、肘后肌肌力测定　肩外展肘屈曲，做抗阻力伸肘动作，并触摸肱三头肌、肘后肌之收缩。

（3）旋前圆肌、旋前方肌肌力测定　患者肘伸直，前臂旋后位，嘱其前臂旋前，检查者给予阻力。

（4）桡侧腕屈肌肌力测定　嘱患者腕关节背伸，继做屈腕动作，检查者对此给予阻力，并触摸桡腕关节处紧张的肌腱。

（5）掌长肌肌力测定　嘱患者握拳，并尽量屈腕，可见掌长肌突于皮下，检查者对屈腕动作给予阻力。

（6）指浅屈肌肌力测定　嘱患者屈曲食指至小指中任一手指的近端指间关节，其余手指由检查者固定于伸直位，检查者对屈指动作给予阻力。

（7）拇长屈肌肌力测定　检查者固定拇指近端指节，嘱患者屈拇指末节，并给予阻力。

（8）指深屈肌肌力测定　患者手指伸直位，检查者固定手指中节，嘱其屈手指末节，并给予阻力。

（9）拇短展肌肌力测定　嘱患者拇指做外展动作，检查者对此动作给予阻力，并触摸拇短展肌的收缩。

（10）拇指对掌肌肌力测定　嘱患者拇指向小指做对指动作，检查者对此动作给予阻力。

（11）拇短屈肌肌力测定　嘱患者屈曲近节拇指，检查者在拇指近节掌面给予阻力。

（12）尺侧腕屈肌肌力测定　嘱患者腕关节呈内收位，在此位置上，做屈腕动作，检查者对此动作给予阻力。

（13）拇收肌肌力测定　嘱患者做拇指内收动作，检查者给予阻力。

（14）小指展肌肌力测定　嘱患者手指伸直，小指做外展动作，检查者对此动作给予阻力。

（15）小指短屈肌肌力测定　嘱患者拇、食、中、无名指伸直，然后小指的掌指关节屈曲，检查者给予阻力。

（16）小指对掌肌肌力测定　嘱患者小指置伸直位，然后小指向拇指方向对合，检查者对此动作给予阻力。

（17）蚓状肌、骨间肌肌力测定　嘱患者食、中、无名、小指在近端和远端指间关节伸直位时，屈曲掌指关节，检查者对此动作给予阻力。

（18）骨间背侧肌肌力测定　以患者中指为中心，嘱其将食指、无名指、小指分开，检查者对此动作给予阻力。

（19）骨间掌侧肌肌力测定　以患者中指为中心，先将食指、无名指和小指伸直并分开，再嘱患者将食指、无名指、小指向中指靠拢，检查者给予阻力。

（20）肱桡肌肌力测定　患者前臂置于中立位与旋后位之间，嘱其前臂旋前并屈肘，检查者对此动作给予阻力。

（21）桡侧腕长伸肌、桡侧腕短伸肌肌力测定　嘱患者腕关节于外展位，并做伸腕动作，检查者对此动作给予阻力。

（22）旋后肌肌力测定　患者前臂置于旋前位，嘱其做旋后动作，检查者对此动作给予阻力。

（23）指总伸肌肌力测定　嘱患者掌指关节伸直位，中、末节手指屈曲位，然后做伸直手指的动作，检查者给予阻力。

（24）尺侧腕伸肌肌力测定　嘱患者腕关节呈内收位，并做腕背伸动作，检查者对此加以阻力。

（25）拇长展肌肌力测定　嘱患者外展并稍伸直拇指，检查者对此动作给予阻力。

（26）拇短伸肌肌力测定　嘱患者伸直拇指近端指节，检查者对此动作给予阻力。

（27）拇长伸肌肌力测定　嘱患者拇指末节伸直，检查者对此动作给予阻力。

4. 下肢肌力检查

（1）长收肌、短收肌、大收肌肌力测定　患者仰卧，先将双下肢伸直外展，然后做夹腿动作，检查者对此动作给予阻力。

（2）股薄肌肌力测定　嘱患者股内收，膝关节屈曲，小腿内旋，检查者触摸该肌肉的收缩。

（3）髂腰肌肌力测定　患者坐位或仰卧位，先屈曲膝关节，再做屈髋动作，检查者给予阻力。

（4）缝匠肌肌力测定　患者坐位，膝关节半屈曲位，嘱其外旋大腿，检查者对此动作给予阻力，并触摸该肌肉的收缩。

（5）股四头肌肌力测定　患者坐位或仰卧位，膝关节屈曲，嘱其伸直膝关节，检查者给予阻力。

（6）梨状肌、闭孔内肌、孖肌、股方肌肌力测定　患者仰卧位，髋、膝关节伸直，下肢外旋，检查者给予阻力。

（7）臀中肌肌力测定　患者侧卧位，下肢伸直内旋，大腿做外展动作，检查者给予阻力，并触摸肌肉收缩。

（8）阔筋膜张肌肌力测定　患者俯卧位，膝关节屈曲，小腿向外移动，检查者对此动作给予阻力，并触摸该肌肉的收缩。

（9）臀大肌肌力测定　患者俯卧位，小腿屈曲，大腿后伸，检查者给予阻力。

（10）半腱肌、半膜肌、股二头肌肌力测定　患者仰卧位，髋、膝关节屈曲至90°，在此位置上嘱患者屈曲膝关节，检查者给予阻力，并分别触摸股二头肌和半腱肌、半膜肌的收缩。

（11）腓肠肌肌力测定　患者俯卧位，膝关节伸直。嘱其踝关节跖屈，检查者给予阻力，并触摸该肌肉的收缩。

（12）比目鱼肌肌力测定　患者俯卧位，膝关节屈曲至90°，使踝关节跖屈，检查者给予阻力，并触摸肌肉的收缩。

（13）胫骨前肌肌力测定　嘱患者足背伸、内翻，检查者给予阻力，并触摸该肌肉的收缩。

（14）胫骨后肌肌力测定　嘱患者足部跖屈并同时作足的内收、内旋动作，检查者对此动作给予阻力，并在足舟状骨结节的后下方可触及该肌腱。

（15）趾长屈肌肌力测定　患者近端趾节伸直位，嘱其屈曲2～5趾之末节，检查者在其趾端跖面给予阻力。

（16）拇长屈肌肌力测定　将患者拇趾的跖趾关节固定在伸直位，嘱其屈曲拇趾末节，检查者在其拇趾端跖面给予阻力。

（17）趾短屈肌肌力测定　检查者将患者的2～5跖趾关节固定于伸直位，嘱其屈曲2～5趾近端趾间关节，并对此动作给予阻力。

（18）拇短屈肌肌力测定　患者拇趾趾间关节保持伸直位，嘱其屈曲拇趾跖趾关节，并给予阻力。

（19）踇展肌肌力测定 嘱患者用力将踇趾与第2趾分开，检查者对此动作给予阻力。

（20）跖方肌、小趾展肌、小趾短屈肌肌力测定 嘱患者外展小趾，检查者对此动作给予阻力。

（21）足蚓状肌肌力测定 嘱患者足趾的跖趾关节屈曲，近端和远端趾间关节伸直，检查者对此动作给予阻力。

（22）足骨间肌肌力测定 嘱患者作足趾的分开与合拢的动作，检查者对此动作给予阻力。

（23）腓骨长肌肌力测定 嘱患者足尽量跖屈，并使足外翻，检查者给予阻力。

（24）腓骨短肌肌力测定 嘱患者足背伸并外展，检查者给予阻力。

（25）趾长伸肌肌力测定 嘱患者伸2～5趾末节，检查者对趾端背侧给予阻力。

（26）踇长伸肌肌力测定 踇趾伸直位，嘱患者作踇趾背伸动作，检查者给予阻力。

三、反射检查

反射是机体对感觉刺激引起的不随意运动的定型反应。生理性反射在正常情况下应能引出，分为浅反射和深反射。刺激皮肤黏膜引起的反射，称为浅反射；刺激肌腱和骨膜引起的反射，称为深反射。病理反射是中枢神经系统损害时，出现一些正常情况所不能见到的反射。各种反射的检查，可以提示神经系统损害的部位及程度。

（一）生理反射

1. 深反射 常检查的深反射有肱二头肌反射、肱三头肌反射、桡骨膜反射、膝腱反射和跟腱反射（表4-1）。

2. 浅反射 是刺激皮肤所引起的反射，常检查的浅反射有腹壁反射、提睾反射、肛门反射（表4-2）。

表4-1 深反射分析表

	检查方法	反应	肌肉	神经	节段定位
肱二头肌反射	叩击置于患者肱二头肌腱上的检查者的手指	肘关节屈曲	肱二头肌	肌皮神经	$C_{5\sim6}$
肱三头肌反射	叩击尺骨鹰嘴上方的三头肌腱	肘关节伸展	肱三头肌	桡神经	$C_{7\sim8}$
膝反射	叩击髌韧带	膝关节伸展	股四头肌	股神经	$L_{2\sim4}$
跟腱反射	叩击跟腱	足部跖屈	腓肠肌	胫神经	$S_{1\sim2}$

表4-2 浅反射分析表

	检查方法	反应	肌肉	神经	节段定位
上腹壁反射	迅速轻划上腹部皮肤	上腹壁收缩	腹横肌	肋间神经	$T_{7\sim8}$
中腹壁反射	迅速轻划中腹部皮肤	中腹壁收缩	腹斜肌	肋间神经	$T_{9\sim10}$
下腹壁反射	迅速轻划下腹部皮肤	下腹壁收缩	腹直肌	肋间神经	$T_{11\sim12}$
提睾反射	轻划大腿内上侧皮肤	睾丸上提	提睾肌	生殖股神经	$L_{1\sim2}$
肛门反射	轻划肛门旁皮肤	肛门收缩	肛门括约肌	肛门神经	$S_{2\sim4}$

（二）病理反射

系皮质运动区或锥体束损伤后失去了对脑干和脊髓的抑制作用所产生的，又称为锥体束征。

1. 常见的病理反射

（1）巴宾斯基征（Babinski sign）　用竹签或叩诊锤柄的尖端，由足跟开始沿足底外侧向前轻划，至小趾根部再转向𧿹趾侧，正常时反应为𧿹趾及其他四趾跖屈，若表现为𧿹趾背伸，其余四趾呈扇形展开，即为巴氏征阳性，此征见于锥体束疾患，亦可在意识不清或深睡时出现。

（2）奥本海姆征（Oppenheim sign）　检查者用拇指及食指沿患者胫骨前缘用力由上向下推动，如𧿹趾背伸、四趾展开者为阳性。

（3）戈登征（Gordon sign）　握挤腓肠肌时，有巴宾斯基征反应者为阳性。

（4）查多克征（Chaddock sign）　用竹签划足背外侧时，有巴宾斯基征反应者为阳性。

（5）霍夫曼征（Hoffmann sign）　检查者用左手握住患者前臂近腕关节处，右手食指和中指夹住患者中指，并向前上方提拉，再用拇指的指甲急速弹刮患者中指的指甲，如有拇指屈曲内收，其余手指末节有屈曲动作，即为阳性反应。

（6）踝阵挛　检查者一手托住患者腘窝，一手握足，用力使其踝关节突然背伸，然后放松，若产生踝关节连续的交替屈伸运动，则视为阳性。

（7）髌阵挛　患者仰卧，检查者一手的拇、食两指抵住髌骨上缘，用力向下急速推动髌骨，然后放松，引起髌骨连续交替的上下移动为阳性。

（三）反射检查的临床意义

1. 深反射减弱或消失　表示反射弧的抑制或中断。反射弧未中断时，如上运动神经元损害，可因中枢的抑制释放而出现反射增强，亦可因超限制而反射消失。

2. 浅反射减弱或消失　表示反射弧的抑制或中断。反射弧未中断时，如上运动神经元损害，可因浅反射的皮层反射通路受损，亦表现为反射减弱或消失。

3. 反射对比　对称性的反射减弱或增强，未必都是神经损害的表现，而反射的不对称性是神经损害的有力指征。

4. 腹壁反射　可因腹壁松弛、肥胖或腹胀而消失，提睾反射可因年老、阴囊睾丸疾患而消失，正常情况下也可以两侧不对称。

5. 病理反射　一般表示上运动神经元损害，但2岁以下小儿，正常情况亦可引出。

6. 其他　少数正常人亦可引出双侧霍夫曼征。

四、自主神经检查

自主神经是整个神经系统的一部分，神经损害也包含着自主神经的损害。对自主神经系统的检查，主要是为了协助临床诊断，很少只进行这方面的单独检查，因为独立的自主神经系统疾病很少。自主神经系统包括交感神经和副交感神经，它们的作用往往是相互拮抗的，它们在大脑皮质、丘脑下部等大脑高级中枢控制下，互相协调，共同完成对机体的调节功能，其功能主要是支配平滑肌、腺体、心脏和血管的活动。自主神经检查，主要了解神经损害分布区皮肤色泽、粗糙程度、汗腺分泌等情况；脊椎病变有无颈交感神经麻痹、有无括约肌功能及性功能障碍；骶神经损伤及急性脊髓损伤时，自主性膀胱、反射性膀胱的形成；通过皮肤划痕试验了解皮肤血管反射情况。

（一）检查内容

1. 神经损伤分布区 观察皮肤的色泽、温度、汗腺分泌及营养状况。植物性神经刺激性病变时，表现为皮肤潮红、发热、潮湿、角化过度及脱皮等；如植物性神经破坏性病变，则表现为皮肤发绀、冰凉、干燥、菲薄，皮下组织轻度肿胀，指甲变脆，毛发脱落，甚至发生营养性溃疡、褥疮等。

2. 脊椎病变 检查有无颈交感神经麻痹综合征，即霍纳（Horner）综合征，表现为患侧眼睑下垂，瞳孔缩小，眼球轻度下陷，面部无汗。

3. 脊椎及骨盆病变 应注意有无括约肌功能及性功能障碍等情况。如有无尿潴留或尿失禁，有无便秘或大便失禁，是否已形成自主性膀胱、反射性膀胱或随意性膀胱。

4. 皮肤划痕试验 刺激皮肤引起的血管反射。用钝针划过皮肤，数秒钟后出现白色皮肤划痕或红色皮肤划痕。

（二）自主神经检查的临床意义

1. 周围神经及脊髓损伤的表现 损伤节段以下皮肤缺少光泽，出现粗糙、无汗、脱屑，甚至发生营养性溃疡或褥疮。

2. 颈交感神经节或颈 8、胸 1 脊髓病变 可以出现颈交感神经麻痹综合征。

3. 骶神经损伤及急性脊髓损伤表现 损伤节段以下皮肤划痕反应减弱、消失，有助于病损部位的定位。

五、四肢神经损伤检查

四肢神经损伤检查主要包括对桡神经、正中神经、尺神经、股神经、坐骨神经、腓总神经和胫神经的检查。了解其感觉支支配的皮肤感觉区域及神经肌支支配的肌肉运动情况，在此基础上检查其感觉区有无感觉障碍，检查其肌支支配肌肉的肌力，以判断有无神经损伤。

（一）上肢神经检查

1. 桡神经 桡神经损伤后呈典型"垂腕"畸形，因旋后肌及前臂伸肌群瘫痪，前臂常处于旋前位，肘关节不能主动伸直，腕关节不能背伸，拇指不能伸直。上臂和前臂后侧、手背桡侧皮肤和桡侧二个半手指近节背面皮肤感觉障碍。后期可出现前臂伸肌群萎缩。

2. 正中神经 正中神经损伤后，大鱼际肌瘫痪，拇指不能对掌。手掌桡侧三个指和手背桡侧三指的末节感觉障碍。后期可因大鱼际肌萎缩，使掌心凹陷消失，手掌变平而呈"猿手"畸形。

3. 尺神经 尺神经损伤后，尺侧屈腕肌瘫痪导致屈腕力减弱，骨间掌侧肌瘫痪导致各手指不能靠拢，无名指和小指蚓状肌瘫痪致掌指关节过伸，指间关节屈曲。手掌尺侧一个半手指、手背尺侧两个半手指皮肤感觉障碍。后期可因骨间肌及小鱼际肌萎缩，掌指关节过伸，呈典型的"爪形手"畸形。

（二）下肢神经检查

1. 股神经 股神经损伤后，主要表现为股四头肌萎缩、麻痹，以至不能伸膝，膝反射消失，大腿前内侧、小腿及足内侧皮肤感觉障碍。如损伤平面高可同时伴有髂腰肌麻痹而影响屈髋功能；损伤平面较低或不完全损伤，则可能尚有部分皮肤感觉或肌力完好。

2. 坐骨神经　坐骨神经损伤，一般多为不完全损伤，常表现为腓总神经麻痹。如果在臀部有完全性损伤，则出现胫神经和腓总神经完全麻痹的征象，即足趾的活动完全消失。腘绳肌虽亦麻痹，但因缝匠肌和股薄肌未瘫，而仍能屈膝。小腿下 2/3 及足的大部分皮肤感觉消失，而小腿及足内侧系由来自股神经的隐神经支配，并不受影响。

3. 腓总神经　腓总神经麻痹时，足不能自动背伸、外展、外翻及伸趾运动，足下垂呈马蹄状，足背及小腿下 2/3 的皮肤感觉消失。腓深神经损伤时，足与趾的伸肌瘫痪发生马蹄足，但无内外翻现象。皮肤感觉丧失仅限于蹞趾与第 2 趾背侧趾蹼的小三角区，如腓浅神经损伤，足背中部及各趾皮肤感觉丧失较为显著，同时足的外翻因腓骨长、短肌瘫痪将受到影响。

4. 胫神经　胫神经膝上损伤，见于坐骨神经损伤，膝下损伤多为小腿骨折、小腿骨筋膜室综合征等。损伤平面不同而出现不同症状与体征，可有大腿后下方和小腿肌肉萎缩，屈膝功能障碍，足和趾不能跖屈，也不能用足趾站立，踝反射消失，足跟及足底皮肤感觉消失等。

第四节　周围血管检查

一、血管损伤与出血检查

1. 毛细血管损伤出血　表现为缓慢的、少量的、弥漫的鲜红渗血，检查时擦去渗血，可见点状的毛细血管出血小点。

2. 静脉损伤出血　表现为缓慢地、持续而均匀地淌血，量多，色暗红。检查时压迫静脉的远心端可止血。

3. 颈根部静脉损伤出血　除一般静脉出血特点以外，还有血中带有泡沫，或随着呼吸可闻及创口有吸吮声音的特点。这种泡沫和声音是空气被吸入大静脉的危险征象，常见合并气道损伤。

4. 动脉损伤出血　表现为出血如喷泉状，或如涌泉状，可呈搏动性或持续性喷射，色鲜红。如患者紫绀，血色也可呈暗红色。如创口较深，或其浅表有组织阻挡其喷射的血液，则可见创口出血，而不见血从何来。

（1）小动脉损伤出血　小动脉损伤后，其管壁张力立即降低，故开始出血时为喷射状，以后则呈持续状涌血，与静脉出血类似。压迫动脉近心端可止血。多为单个出血点，与毛细血管出血有多个小出血点不同。

（2）大动脉干损伤　颈总动脉、腋动脉、股动脉等大动脉破裂出血时，可闻及"嘶嘶"声。该动脉营养范围内，因缺血而变得苍白，远心端动脉搏动减弱或消失。

二、动脉检查

动脉可因骨折移位、血肿、骨痂形成及夹板、石膏等外固定物压迫而血流受阻，也可因血栓闭塞性脉管炎、闭塞性动脉粥样硬化、大动脉炎、急性动脉栓塞和雷诺病等周围血管疾病导致闭塞。

（一）动脉搏动检查

1. 动脉搏动异常　动脉搏动可分为：正常、减弱、消失、可疑、增强。局部动脉搏动消失，提示其近心端有阻塞、压迫或破裂出血；动脉破裂，局部迅速出现肿胀；动脉搏动存在，但肿胀迅速发生，可能是动脉的分支破裂、受压、阻塞、静脉干破裂出血等；肢体动脉搏动消失，其近心端某处有一搏动性肿物并有震颤感，可能为动脉瘤。

2. 检查动脉搏动常用部位

（1）面动脉在咬肌前缘。

（2）颞浅动脉在耳屏前侧。

（3）颈总动脉在颈动脉三角内。

（4）肱动脉在肱骨内侧和肘窝内。

（5）桡动脉在桡骨下段。

（6）尺动脉在前臂下段，尺侧腕屈肌外侧。

（7）指动脉在指根部两侧。

（8）腹主动脉在脐左旁。

（9）股动脉在腹股沟韧带中点下两横指处。

（10）腘动脉在腘窝正中的深处。

（11）足背动脉在足背踇长伸肌腱的外侧。

（12）胫后动脉在内踝后一指宽处。

（二）动脉功能检查

1. 一般检查　如果患肢局部固定或牵引治疗时，应检查肢体位置、循环情况、指（趾）端活动、牵引重量、夹板及石膏等情况。肢体闭合性骨折，如胫腓骨骨折、尺桡骨骨折时应仔细检查肢体指（趾）端血供情况，防止出现骨筋膜间室综合征。

2. 压脉试验（Allen's test）

（1）尺动脉通畅试验　检查时患者高抬患肢，检查者触及腕部桡动脉，并向骨面压紧，阻断其血流，嘱患者做握拳和伸指活动数次，然后将上肢置于与心脏同一水平高度，手呈半屈位，检查者断续压迫桡动脉，观察患者手指及掌面的颜色改变，如出现持续性苍白，直到放松对桡动脉的压迫后才消失，表明尺动脉阻塞或解剖变异。

（2）桡动脉通畅试验　方法同尺动脉通畅试验，检查者应触及并紧压尺动脉，检查桡动脉是否阻塞。

（3）胫后动脉通畅试验　患者仰卧，检查者以手指压迫足背动脉，嘱患者抬高下肢并活动数次，待其放平后，检查者继续压迫足背动脉，观察患足及趾的肤色改变，以检查胫后动脉是否阻塞。

（4）足背动脉通畅试验　方法同胫后动脉通畅试验，检查者应触及并紧压胫后动脉，检查足背动脉是否阻塞。

3. 微循环再充盈试验　选择骨面比较平坦部位，以指压迫其皮肤，如额部、胸骨表面、指（趾）端、胫骨前内侧面等处。压迫片刻，使皮肤发白，放手后微血管内迅速充盈而转红。正常充盈时间约2秒钟，若充盈时间延长，则提示末梢循环障碍。此现象多见于休克、肢体局部动脉阻塞的患者。

4. 肢体皮肤温度　一般用手测法，大致判断肢体动脉或静脉阻塞以及末梢循环状态。检查时，必须对两侧对称部位进行对比检查。先将肢体暴露于室温中半小时，室内不要通风。检查者手要温暖，以食、中、无名指三指背面触诊，在两侧肢体同等部位来回触诊数次，即可知其肢体冷暖。动脉功能不全时，患肢较冷；末梢循环衰竭时，肢体厥冷；局部静脉阻塞时，患肢较暖。

5. 肢体功能与营养障碍　肢体动脉阻塞、狭窄、动静脉瘘、动脉瘤等引起肢体远端缺血，可出现肢体缺血部位的皮肤厥冷、苍白、麻木、运动障碍、肌肉萎缩或痉挛，甚至发生溃疡或坏死，指甲变化与神经损伤相类似。

三、静脉检查

静脉可因骨折移位、血肿、骨痂形成、夹板或石膏等外固定物压迫而回流受阻，也可因静脉瓣膜缺陷、浅静脉曲张、深静脉血栓形成等周围血管疾病导致静脉回流受阻。

1. 静脉视诊　观察静脉有无萎缩、扩张或怒张等异常表现，判断静脉回流有无受阻现象。若出现下肢疼痛、肿胀等情况，注意检查是否存在下肢静脉血栓形成。

（1）浅表曲张静脉的部位及范围　原发性下肢静脉曲张，浅静脉曲张常位于小腿部，曲张成团且凸于皮肤上，大腿部位很少见。深静脉血栓形成时，浅静脉曲张范围较广泛，曲张较轻，不凸于皮肤，于髋、股外侧和下腹壁、会阴部多发。

（2）患肢皮肤颜色改变　静脉曲张或慢性静脉回流障碍时，由于红细胞外渗破坏而致色素沉着，色素沉着区从小腿下段内侧开始，严重时则呈袜套式。

（3）肿胀及水肿　浅静脉曲张其水肿部位，常局限于该段静脉的引流区。如髂股静脉阻塞，其肿胀及水肿可达股根部；股静脉阻塞，其肿胀及水肿至膝上；腘静脉阻塞则水肿至踝部。

（4）皮肤及皮下组织增厚　皮肤及皮下组织增厚是由于长期水肿刺激而引起的纤维组织增生，加上色素沉着，致该段皮肤呈象皮样。

2. 静脉触诊　触摸静脉，检查静脉有无硬化条索或曲张团块内有无硬化的结节；沿深层静脉走行有无压痛；深层有无静脉阻塞所致的肿胀，使软组织张力增高。

四、特殊检查

1. 霍曼氏征（Homans sign）　患者仰卧，下肢伸直，并略抬高，检查者用手握住患者足部用力背伸而牵拉小腿腓肠肌，下肢后方出现绳索样紧硬疼痛者为阳性，提示存在下肢深静脉血栓。检查时注意鉴别腓肠肌本身的疾病，如损伤、炎症、周围组织粘连等引起的假阳性。

2. 尼霍夫征（Neuhof sign）　患者仰卧，自然屈膝，放松下肢，检查者用手指压迫患者小腿腓肠肌，有饱满紧韧感和压痛者为阳性，提示存在下肢深静脉血栓。

3. 叩击试验（Chevrier sign）　检查者一手的食指为触诊指，放于大隐静脉远端，另一手的食指为叩诊指，叩击大隐静脉近端，触诊指感到有传导冲击感者为阳性，提示瓣膜关闭不全。

第一节 影像学检查

一、X 线成像

X 线由德国物理学家伦琴于 1895 年首先发现，因其具有穿透性、荧光效应和感光效应，很快被用于人体疾病的诊断，X 线成像是骨科最早应用的辅助检查手段之一。

（一）成像原理

X 线成像是指当均匀的 X 线通过人体组织、器官后产生 X 线吸收差异，穿过组织器官并载有信息（射线对比）的 X 线经过显像过程，形成对比的影像，并提供生理或病理的人体组织器官影像信息的过程。

X 线成像基于以下三个基本条件：①X 线具有一定的穿透力，能穿透人体的组织结构；②人体不同组织结构存在密度和厚度的差异，X 线在穿透过程中被吸收的量不同，以致透过组织后剩余的 X 线量有差别；③剩余 X 线经过显像（如经过 X 线片或荧光屏），就能获得具有黑白对比、层次差异的 X 线图像。

人体组织结构根据密度不同分为三类：①高密度：骨组织、钙化灶等；②中等密度：软骨、肌肉、神经、实质器官、结缔组织以及体液等；③低密度：脂肪组织以及有气体存在的呼吸道、胃肠道、鼻窦和乳突气房等。

X 线穿透人体组织的能力和以下因素有关：①与 X 线管电压、波长有关。电压越高，产生的 X 线波长越短，穿透力越强；反之，电压越低，X 线波长越长，其穿透力越弱。②与物质密度和厚度有关。密度越高、越厚的组织对 X 线吸收越多，透过越少；反之，密度越低、越薄则吸收越少，透过越多。检查过程中利用了吸收差别，区分密度和厚度不同的组织。

（二）检查技术

1.荧光透视 简称透视。X 射线具有荧光效应，能激发荧光物质发出肉眼可见的荧光，荧光的强弱与 X 线量成正比，这是 X 线应用于透视检查的基础。检查时人体立或卧于 X 线球管与荧光屏之间，让 X 光束先穿过人体后到达荧光屏，检查者于荧光屏前观察。

2.X 线摄影 又称 X 线平片，是骨伤科应用最广泛的一种辅助检查方法。检查时高密度的骨骼不易被 X 线穿透，与周围其他组织形成良好的对比，成像较透视更清晰，所成图像以胶片的形式客观记录，便于治疗前后对比。摄片时应注意：①常规拍摄正位和侧位，根据不同结构特点，有些部位加摄斜位、切线位及轴位等；②摄片范围应包括周围软组织及邻近的关节；③两侧对称的骨关节，必要时加摄对侧相应位置，以利于对比。

3. 造影检查　是指对于缺乏自然对比的结构或器官，将密度高于或低于该结构或器官的物质引入器官内或其周围间隙中，使之产生对比以显影。骨伤科常用的造影技术有关节腔造影、椎间盘造影和椎管造影等，但随着现代高清晰度及高分辨率的影像检查诊断技术的进步，造影检查逐渐减少。血管病变的检查常用数字减影血管造影（DSA）。在进行造影检查时，如需使用含碘对比剂，应严格掌握其禁忌证。

（三）特点

1. 优点

（1）X线平片具有较好的对比度、清晰度以及较高的空间分辨力，是骨伤科首选的检查方法。它不仅能显示病变的范围和程度，有时还可以做出定性诊断。

（2）动力位相摄片，能发现患者在改变体位时才感觉到不适的疾病，其他检查难以替代。

（3）摄影检查有客观记录，便于会诊和治疗前后对比；透视可以多体位、动态地观察解剖结构和病变。

（4）X线检查费用低廉、操作简便，患者接受程度高。

2. 缺点

（1）X线对人体有电离辐射损害，不适合孕妇及其他特殊人群使用，也不宜在短时间内反复接受X线检查。

（2）组织结构复杂的部位或病变范围小，容易因影像重叠造成漏诊。

（3）密度分辨率较低，组织结构密度差异小的病变容易漏诊。

（4）造影检查时，少数患者有对比剂不良反应。

（四）临床应用

X线检查应用于临床已超过120年，尽管现代影像检查技术如CT、MRI检查等对疾病诊断具有明显的优越性，但并不能完全取代X线检查。骨伤科常见的骨关节损伤和骨病大多首选X线检查，其应用范围主要包括：

1. 各种外伤引起的骨折、脱位的初查及确诊，并指导治疗方案的制定。骨折愈合过程中定期X线复查，以掌握骨折愈合状况并指导治疗方案的调整。

2. 透视下协助手法复位，或协助脊柱手术、复杂骨折手术治疗过程中的定位。

3. 某些筋伤的诊断与鉴别诊断。

4. 骨肿瘤诊断不可缺少的首要步骤。由于骨肿瘤影像学表现较为复杂，必要时在临床诊断中需结合其他辅助检查。

5. 可清晰显示有明显骨质破坏的骨病，如骨与关节感染性疾病、骨缺血性坏死、关节及关节周围疾病、代谢障碍性骨疾病、内分泌性骨病等。

6. 观察骨骼生长发育的情况以及某些营养和代谢性疾病对骨骼的影响。

7. 寻找与定位人体内金属异物。

二、CT成像

计算机体层成像（computed tomography，CT）是利用X线束围绕人体旋转取得信息，经计算机处理获得断层图像，此方式改变了传统的成像方式，避免了X线成像的结构重叠，提高了病变的检出率和诊断的准确率。

（一）成像原理

CT是用X线束围绕人体具有一定厚度的检查部位旋转，进行层面扫描，由探测器接收透过该层面衰减后的X线信息，通过模/数转换器将影像数字化，生成被扫描结构的重建断层影像的成像技术。

X线通过人体时，因人体组织的吸收和散射而衰减。X线衰减的程度取决于组织密度，密度高的人体组织比密度低的能够吸收更多的X线。CT图像中黑的区域表示低吸收区，即低密度区；白的表示高吸收区，即高密度区。CT图像就是由几万到几十万个由黑到白不同灰度的微小方块矩阵排列而组成的，检测器将此信息由光电转换器转变为电信号，并通过模拟/数字转换器转变为数字信号，经计算机处理形成吸收系数矩阵；经数字/模拟转换器把数字矩阵中的每个数字转为由黑到白不等灰度的小方块，即像素（pixel），并按矩阵排列，即构成CT图像。

（二）检查技术

1. 平扫　指不用对比剂的普通扫描，一般CT检查首选平扫。

2. 增强扫描　是向静脉内注入对比剂后再进行扫描，目的是提高病变组织同正常组织的密度差，以显示平扫上未被显示或显示不清的病变；对CT平扫存疑的髓外硬膜内肿瘤及一些恶性肿瘤可采用CT增强扫描，有助于诊断。

3. 造影扫描　是先在靶器官或结构内引入对比剂，然后再行扫描的方法，临床应用不多。CT血管造影可用于观察骨关节病变的血供情况；CT关节造影可清晰观察关节的解剖结构，如关节骨端、关节软骨、关节内结构及关节囊等。

4. CT引导下穿刺活检　主要用于定性诊断。

（三）特点

1. 优点

（1）无创或微创性检查，检查方便、迅速，易为患者接受。

（2）密度分辨力高，能测出各种组织的CT值。

（3）能提供没有组织重叠的横断面图像，并可进行冠状位、矢状位及任意角度的多平面图像重建。多排螺旋CT能进行三维成像，有助于立体显示组织和器官病变。

（4）可用对比剂增强，然后进行扫描，做出定性诊断，提高对病变的发现率。

2. 缺点

（1）CT对软组织显像清晰度和分辨率不高。

（2）临床极少运用CT拍摄动力位相。

（3）CT的X线辐射剂量明显高于X线平片检查，对人体存在一定危害。

（4）体内金属异物、患者不能制动等所致伪影，影响了对器官组织或病变的显示。

（四）临床应用

1. 四肢复杂骨折、脊柱骨盆骨折以及关节内骨折的确诊及指导治疗方案的制定。

2. 怀疑转移性骨肿瘤时，用于查找原发病灶；已知骨肿瘤时，详细观察其内部结构、范围以及与周围组织结构的关系等。

3. 对脊柱疾病的诊断具有特殊价值，如椎体及附件的骨折、椎体病变、髓核突出及椎管狭窄等。

4. 协助骨骼病变精准定位穿刺或精准内固定。

三、MRI 成像

磁共振成像（magnetic resonance imaging，MRI）是利用原子核在磁场内所产生的信号经重建成像的一种影像技术。

（一）成像原理

质子从外加的射频脉冲中获得能量，受激发而发生"共振效应"，并以共振频率将能量放射至周围环境，这种能量可被检测出来，称为磁共振信号。信号的强弱在人体各部分根据质子的不同差数、活动质子的密度、质子的分子环境、温度与黏稠度等因素而有差异。计算机利用磁共振信号的强弱重组信息，从而得到各种脏器显示出来的各种不同信号图像。不同组织在 MRI 图像上可显示不同的灰阶，其信号强度有高低不同。

（二）检查技术

1. 常规扫描序列　常用的扫描序列：T_1 加权像（T_1 weighted image，T_1WI）、T_2 加权像（T_2 weighted image，T_2WI）、质子密度加权像（proton density weighted image，PDWI）。T_1WI 可显示骨骼、肌肉的解剖结构；T_2WI 利于显示病理变化形态和范围。PDWI 常与预饱和脂肪抑制技术合用，有助于显示骨髓、软骨及软组织病变。

2. 增强扫描　向血管内注入对比剂后再进行扫描。可用于检查肌肉骨骼病变部位的血供状况、确定病变与水肿的界限、区分肿瘤活性成分和坏死成分、早期发现肿瘤术后复发、肿瘤治疗前后疗效的观察等。

3. 血管造影　非对比剂血管造影是利用 MR 流空效应，不需要对比剂即可得到血管的三维图像，清晰显示血管及其病变。对比增强血管造影是静脉注射对比剂，可提供更加清晰的血管三维图像，获得更多的细节信息。此方法用于观察肿瘤供血血管及有无血管发育异常情况，特别是四肢血管情况。

4. 特殊检查技术

（1）MRI 引导下穿刺活检　MRI 软组织分辨率高，可相对选择肿瘤活性成分进行取材，以得到更准确的病理结果，但操作较复杂。

（2）MRI 关节造影　指关节内注射 1∶250 Gd–DTPA 稀释液或生理盐水后，进行 MRI 成像，以观察关节结构。对关节疾病的诊断准确率高，尤其是膝关节和肩关节。

（三）特点

1. 优点

（1）在所有影像学检查方法中，MRI 对软组织的分辨率最高，可以清晰分辨肌肉、肌腱、筋膜、脂肪等软组织，尤其是对关节结构和脊柱结构的清晰区分。

（2）MRI 具有直接获得任意方向断层图像的能力，可进行横断面、矢状面、冠状面和各种斜面的扫描，全面显示被检查器官或组织的结构，显示解剖结构或进行病变的立体追踪。

（3）MRI 属于无创伤、无辐射检查，避免了射线引起的损伤。

（4）可一次性完成多脏器、大范围扫描，如全身成像、全身血管成像和全脊柱成像等，并可短期重复进行。

2. 缺点

（1）MRI 设备昂贵，检查费用较高，一定程度上限制了它的普及应用。

（2）MRI 检查扫描时间较长，有的患者难以耐受。

（3）MRI 机房内不能存放和使用监护及抢救设备，同时 MRI 对患者身体活动敏感，不适于对急诊和危重患者进行检查。

（4）妊娠 3 个月内慎用，体内有金属植入物者、安装有心脏起搏器者禁用。

（5）MRI 难以分辨骨、软骨组织内较细小的钙化或骨化，骨皮质的显示也不如 X 线平片和 CT。

（四）临床应用

1. 脊柱病变的诊断　MRI 可显示脊椎、椎间盘、硬膜囊、黄韧带、脊髓、前纵韧带、后纵韧带、硬膜外脂肪、侧隐窝及神经根等，对椎管狭窄、椎间盘突出，尤其对椎管内、脊髓内肿瘤及结核等疾病的诊断具有重要的作用。

2. 骨坏死类疾病的早期诊断　MRI 对骨坏死具有较高的敏感性和特异性，是一种有效的早期诊断非创伤性损伤的方法，较 X 线和 CT 更早发现，且能区分正常的、坏死的骨质和骨髓以及骨修复区。

3. 软组织损伤的诊断　MRI 对关节软骨、半月板、韧带、肌腱、脊髓、神经等软组织损伤提供重要的诊断依据。

4. 对隐匿骨折的诊断具有重要作用。

四、超声成像

超声成像具有实时、无创、无辐射、浅表软组织的空间分辨率高的优势，在软组织、肌肉骨骼和周围血管疾病的检查中具有独特优势。

（一）成像原理

超声波是频率高于 20000Hz 的机械波。超声波在介质中传播的过程内，遇到不同的声阻抗界面，声能会发生反射折回，超声仪接收、转化这种机械能变为电能，再将这种信号处理放大，在荧光屏上显示出来。临床诊断常用的超声频率为 2.5 ～ 15MHz。超声可实时观察体内组织器官的运动情况，非常适用于与运动密切相关的肌肉骨骼系统。随着超声工程学的进展和探测技术的进步，肌骨超声（musculoskeletal ultrasound，MSKUS）已发展成为与 X 线、CT 和 MRI 并列的肌肉骨骼系统影像诊断技术，广泛应用于骨关节外科、风湿科、康复科、神经外科等专业领域。

（二）检查技术

1. 二维超声检查　能清晰、直观、实时地显示各脏器的形态结构、空间位置、连续关系等，为超声检查的基础。

2. 频谱多普勒超声检查　包括脉冲波多普勒和连续波多普勒超声两种检查技术。前者能对心血管内某一点处的血流方向、速度及性质进行细致地定量分析；后者能对心血管内声束一条线上的血流方向、速度及性质进行细致地定量分析。

3. 彩色多普勒血流显像　能够获取二维超声切面的全部血流信息，属于实时二维血流成像技术，直观地显示血流分布、速度和方向。

（三）特点

1. 优点

（1）肌骨超声可清晰地显示肌肉、肌腱、韧带、关节、滑膜、神经和软骨等，且能准确显示这些组织的解剖位置、毗邻关系、形态大小、结构纹理、血流分布以及运动状态，并能对发生于这些组织器官的解剖变异、炎症、退行性变、创伤以及肿瘤等病变进行准确评价。

（2）肌骨超声可在患者主动、被动或抗阻运动状态下实时显示关节、骨骼、肌肉及肌腱的形态变化与相互间的作用，有助于运动性疾病及撞击综合征的诊断。

（3）易于双侧关节对比检查，便于发现某些细微病变。

（4）超声设备易于移动，没有创伤，对于行动不便的患者可在床边进行检查。

（5）无明确禁忌证，患者易于接受。

2. 缺点

（1）超声在清晰度、分辨率等方面，明显弱于 CT 及 MRI。

（2）超声波无法穿透骨骼，视野受限，无法对整个关节的解剖结构进行全面完整的显示。

（3）超声检查需要改变体位、屏气等，对于不能配合的患者不适用。

（4）检查结果易受检查医师临床技能水平和主观意识的影响。

（四）临床应用

1. 可敏感检测肌肉创伤性病变，对其动态变化进行监测，可作为肌肉创伤诊断和随访的首选影像学检查。

2. 能清晰显示肌腱末端等非炎性退行性改变，以及诊断部分或完全撕裂的肌腱。

3. 可检测腱鞘炎、腱周炎、滑膜炎等炎性病变以及骨侵蚀，用于类风湿性关节炎及痛风性关节炎的辅助诊断及疗效评估。

4. 可用于检查感染性病变，如浅表软组织蜂窝织炎、脓肿等。

5. 可用于诊断肿瘤性病变，如上皮组织肿瘤、骨肿瘤及神经组织肿瘤等。

6. 小儿发育性髋关节发育不良的首选检查方法，尤其是四个月以下的婴幼儿显示效果更好。

7. 可用于引导介入性操作，针对疼痛和功能障碍问题，进行"可视化"操作，提高穿刺成功率，达到精准化治疗的目的。

五、核医学成像

放射性核素骨扫描是核医学中最常用的一种显像检查。它不但能较为敏感地反映骨骼的血液供应和代谢状况，同时能清晰地显示骨骼形态，因此，对于各种骨伤科疾病的诊断、检测和疗效观察具有重要价值。因放射性核素骨扫描敏感性高，常作为骨伤科各类疾病的早期诊断手段。

（一）成像原理

核素（radionuclide）骨显像是将放射性核素引入体内并特异性地沉积于骨骼，利用放射性核素探测器对骨骼内核素所发射的放射线进行探测，对所形成骨骼结构的图像进行观察分析的检查方法。

人体的骨骼是由无机盐和有机物构成，骨组织干重约有 2/3 为无机盐，主要成分为羟基磷灰石晶体，其表面积很大，成年人骨骼中的晶体总面积可达 $318m^2$，羟基磷灰石晶体主要通过与体液中各种可交换的相应离子或化合物发生离子交换或化学吸附而进行代谢更新。99Tcm 标记的磷酸盐静脉注射后，能通过化学吸附与骨组织中有机成分相结合而沉积在骨骼内，使骨骼显像。骨骼局部血流量、无机盐代谢更新和成骨细胞活跃程度均与显像剂的聚集有密切联系，根据体内各部位放射性核素分布情况，可以了解骨骼各部位的解剖结构及其功能变化。

（二）检查技术

放射性核素骨扫描的方法包括动态显像和静态显像。

1. 动态显像　静脉注射骨显像剂，对受检部位进行连续动态采集，可分别获得局部血流相、血池相及延迟相的情况。其中，较大血管的血流灌注和通畅情况由血流相所反映，而软组织的血液分布情况由血池相反映，局部骨骼的代谢情况由延迟相反映，故又称为三时相骨显像。动态观察骨局部系列影像，综合分析各时相，可提高对某些骨骼疾病诊断的准确率，有助于良恶性病变的鉴别，还能对骨骼疾病发病机制进行研究。利用计算机勾画 ROI（region of interest）技术，还可进行半定量分析。

2. 静态显像　静脉注射骨显像剂 2 ～ 4 小时后进行骨扫描，可根据临床需求选择全身、局部、全身分段骨显像，必要时加放射性核素断层扫描。同时利用计算机 ROI 技术对左右对称部位进行半定量分析，计算出左右放射性摄取比值。

（三）特点

1. 优点

（1）断层骨显像较平面骨显像的优点是增强图像对比度，提高病变检出率，精确病变的解剖学定位，使诊断更准确。

（2）骨肿瘤和转移灶早期筛查诊断方法，具有灵敏度高、早期发现、全身成像的优点。

（3）此属于功能成像，在血供出现异常，而形态学尚未出现异常时，即可发现病变。

2. 缺点

（1）骨显像的特异性低，同病异像和异病同像较常见。

（2）图像分辨力不高，解剖结构的显示远不及 X 线、CT、MRI 等。

（3）特异性显像剂只能显示特定的靶器官，对邻近组织结构显示不良。

（四）临床应用

1. 骨骼系统疾病　骨显像比 X 线检查早 3 ～ 6 个月发现病灶，其阳性发现率比 X 线高 25%。因其阳性率较高，目前已较广泛地运用于临床骨伤科疾病的诊断，尤其是股骨头缺血性坏死初期、隐匿性骨折及早期急性骨髓炎的诊断。

2. 骨转移瘤的早期诊断　骨转移瘤早期常无明显临床症状。放射性核素骨扫描能够早期发现骨转移灶，且能发现 X 线、CT 及 MRI 等检查发现范围以外的病灶，是早期诊断骨转移瘤的首选方法，也是骨转移灶治疗后疗效观察的主要方法。

3. 原发性骨肿瘤的诊断与疗效观察　肿瘤的良恶性主要通过三时相骨显像进行辅助鉴别，恶性骨肿瘤的血流相、血池相和延迟相在病变部位均为放射性明显增浓的表现。恶性骨肿瘤放疗后放射性核素骨扫描显示病变范围缩小且放射聚集程度减低，表明治疗有效。

4. 移植骨的监测　放射性核素骨扫描常用于监测移植骨的血供、成活状态、修复速率以及并发症的发生，对于判断移植骨是否成活具有独特的价值。

六、骨密度测定

骨密度（bone mineral density，BMD）是指单位体积（体积密度）或者是单位面积（面积密度）所含的骨量。BMD 能够准确反映骨组织的数量异常情况，因此 BMD 成为引起其变化的疾病诊断及治疗效果评价的重要检测指标。骨密度测定是利用某些仪器在体外对人体骨骼中的矿物质含量进行测量和定量分析的方法。

（一）成像原理

1. 双能 X 线吸收检测法（DXA）　是目前运用最为广泛的骨密度检查方法，是使用两种不同的放射性核素或发射两种不同能量射线的放射性核素作为放射源，对同一部位扫描，由 X 线射线源得到两种不同能量的光子，以此对检测部位扫描，再由同步运行的探测器测出光子能量吸收衰减值，经计算机处理后的 X 线吸收图像、BMC 及骨面密度（BMD）数据以打印资料的形式显示出来。

2. 定量计算机体层摄影（QCT）　使用常规的 CT 机配以校准体模、适当的软件来测定骨密度，扫描时把校准体模放在患者下面，与患者椎体同步扫描，参考同步扫描的校准体模内各种溶液的 CT 值，将扫描层兴趣区的 CT 均值，按公式进行校正计算，换算成骨密度值。

3. 定量超声（QUS）　QUS 主要测量的是感兴趣区（包括软组织、骨组织、骨髓组织）结构对声波的反射和吸收所造成超声信号的衰减结果。

（二）检查技术

1. DXA　测量范围广，常规测量部位为腰椎、髋关节、前臂。

2. QCT　QCT 测量体积骨密度，常用腰椎椎体作为测量的部位。

3. QUS　QUS 测量结果不仅与骨密度有不同程度的相关性，还可提供有关骨应力、结构等方面的信息，通常测量部位为跟骨。

（三）特点

1. DXA　优点：准确性和重复性高、扫描时间短、辐射剂量小、测定的 BMD 数据可靠。

DXA 扫描部位是骨折易发生部位，与骨折风险有高度的相关性。缺点：测量腰椎时，由于腰椎退行性变、椎体压缩性骨折等原因，造成骨密度偏高的假象；另外，不同 DXA 机器的测量结果如未行横向质控，不能相互比较。

2. QCT　可敏感地反映由于疾病和年龄增加所引起的椎体松质骨的变化，是唯一可选择性测量松质骨或皮质骨体积密度的方法。QCT 能选取椎体中间的感兴趣区域分析骨密度值，从而可避免腹主动脉钙化、韧带钙化、腰椎小关节退行性病变及骨质增生的干扰，其测量结果具有较高的敏感性和准确性。目前国际上开发使用的高分辨率 QCT 仪，还可研究骨小梁微细结构的变化。缺点是患者受到的辐射剂量较大，是 DXA 的 30 ～ 50 倍。

3. QUS　优点是无辐射、设备相对便宜、操作简单，可用于大规模人群的筛查。但不足之处在于精度不高、稳定性较差，易受检查者的运动量影响，不适于监测治疗效果。

（四）临床应用

1. DXA　DXA 骨密度测量是临床和科研最常用的骨密度测量方法，可用于骨质疏松症的诊断、骨折风险性预测和药物疗效评估，也是流行病学研究常用的骨骼评估方法。新型 DXA 测量仪所采集的胸腰椎椎体侧位影像，可用于椎体形态评估及其骨折判定方面。

2. QCT　可分别测量松质骨和皮质骨的体积密度，可反映骨质疏松早期松质骨的丢失状况。QCT 腰椎的测量结果预测绝经后妇女椎体骨折风险的能力类似于 DXA 腰椎测量的评估能力，且 QCT 测量也可用于骨质疏松药物疗效观察。

3. QUS　主要用于骨质疏松风险人群的筛查和骨质疏松性骨折的风险评估。目前还不能用于骨质疏松症的诊断和药物疗效的判断，国内外尚无统一的 QUS 筛查判定标准，筛查可参考 QUS 设备厂家提供的信息，如果结果怀疑为骨质疏松，应进一步行 DXA 测量。

第二节　实验室检查

实验室检查是通过将取自人体的标本经过各种临床实验室分析得到一系列的信息，为临床的诊疗提供帮助，实验室检查往往要综合分析才能得出结论。

（一）实验室检查的内容

1. 一般血液学检验　血液和造血组织的原发性血液病以及非造血细胞疾病所致的血液学变化的检查，包括红细胞、白细胞和血小板的数量、形态学和细胞化学等的检验，止血功能、抗凝和纤溶功能的检验，血型鉴定和交叉配血试验等。

2. 体液与排泄物检验　对尿、粪和各种体液、排泄物、分泌物的常规检验。

3. 生化学检验　对组成机体的生理成分、代谢功能、重要脏器的生化功能等方面的临床生物化学检验，包括糖、脂肪、蛋白质及其代谢产物和衍生物的检验，血液和体液中电解质和微量元素的检验，血气和酸碱平衡的检验，临床酶学检验，激素和内分泌功能的检验，药物和毒物浓度检测等。

4. 其他检查　免疫学检验免疫功能检查、临床血清学检查、肿瘤标志物等的临床免疫学检测检验等。

（二）临床骨伤科常见实验室检查

1. 红细胞沉降率测定　红细胞沉降率是指红细胞在一定条件下的沉降速率。

（1）血沉增快临床常见于：①生理性增快：12 岁以下的儿童、60 岁以上的高龄者、妇女月经期、妊娠 3 个月以上者血沉可加快。②病理性增快：各种炎症性疾病，如急性细菌性炎症时，炎症发生后 2～3 天即可见血沉增快；风湿热、结核病时，因纤维蛋白原及免疫球蛋白增加，血沉明显加快；组织损伤及坏死时，如急性心肌梗死、恶性肿瘤等，血沉也可增快。

（2）血沉减慢一般临床意义较小，严重贫血、球形红细胞增多症和纤维蛋白原含量重度缺乏者，血沉可减慢。

2. 血尿酸检测　尿酸为核蛋白和核酸中嘌呤的代谢产物，既可来自体内，亦可来自食物中嘌呤的分解代谢产物。血尿酸浓度受肾小球滤过功能和肾小管重吸收功能的影响，浓度升高见于：①肾小球滤过功能损伤；②体内尿酸生成异常增多：常为遗传性酶缺陷所致的原发性痛风，以及多种血液病、恶性肿瘤等因细胞大量破坏所致的继发性痛风。

3. 碱性磷酸酶检测　正常人血清中的碱性磷酸酶主要来自肝和骨骼，碱性磷酸酶测定主要用于诊断肝胆和骨骼系统疾病，是反映肝外胆道梗阻、肝内占位性病变和佝偻病的重要指标。碱性磷酸酶升高见于骨骼疾病，如纤维性骨炎、佝偻病、骨软化症、成骨细胞瘤及骨折愈合期。

4. 酸性磷酸酶检测　酸性磷酸酶是在酸性条件下能催化磷酸基转移反应的酶，主要存在于细胞的溶酶体中，如前列腺、肝、脾、肾、红细胞、血浆、乳汁、唾液等，健康男性血清中酸性磷酸酶的 1/3～1/2 来源于前列腺，酸性磷酸酶增高见于前列腺癌、原发性骨肿瘤、恶性肿瘤骨转移、代谢性骨病等。

5. C - 反应蛋白（CRP）检测　CRP 是一种由肝脏合成的，能与肺炎双球菌细胞壁 C - 多糖起反应的急性时相反应蛋白。① CRP 升高：见于化脓性感染、组织坏死（心肌梗死、严重创伤、大手术、烧伤等）、恶性肿瘤、结缔组织病、器官移植急性排斥等。②鉴别细菌性或非细菌性感染：前者 CRP 升高，后者不升高。③鉴别风湿热活动期和稳定期：前者升高，后者不升高。④鉴别器质性和功能性疾病：前者升高，后者不升高。但是，孕妇含量较高。

6. 血清抗链球菌溶血素"O"试验　溶血素"O"是 A 群溶血性链球菌产生的具有溶血活性的代谢产物，相应抗体称抗链球菌溶血素"O"（抗 O 或抗 ASO）。阳性表示患者近期内有 A 群溶血性链球菌感染，常见于活动性风湿热、风湿性关节炎、风湿性心肌炎、急性肾小球肾炎、急性上呼吸道感染、皮肤和软组织的感染等。

7. 类风湿因子（RF）检测　RF 是变性 IgG 刺激机体产生的一种自身抗体，主要存在于类风湿性关节炎患者的血清和关节液中。类风湿性疾病时，RF 的阳性率可高为 70%～90%，类风湿性关节炎的阳性率为 70%。IgG 型与患者的滑膜炎、血管炎和关节外症状有关，IgM 型与 IgA 型的效价与病情有关，与骨质破坏有关。其他自身免疫性疾病，如多发性肌炎、硬皮病、干燥综合征、自身免疫性溶血、慢性活动性肝炎等也见 RF 阳性。

8. 抗环瓜氨酸多肽抗体（anti-cyclic peptide containing citrulline，anti-CCP）　CCP 是环状聚胍蛋白的多肽片段，以 IgG 型为主的抗体。抗 CCP 抗体是由类风湿关节炎患者 B 淋巴细胞自发分泌的，而其他疾病患者和正常人群 B 淋巴细胞并不自发分泌抗 CCP 抗体。因此，抗 CCP 抗体对类风湿性关节炎具有较高的特异性。

9. 人类白细胞抗原 B27（HLA-B27）检测　HLA-B27 是 HLA-B 位点上的一个重要的等位基因，早在 1973 年，相关研究就证实 HLA-B27 抗原的表达与强直性脊柱炎（AS）有高度的疾病相关性，而且这种相关是迄今已知的 HLA 与疾病的关联中最强和最典型的。HLA-B27 与强直性脊柱炎（AS）有密切的相关性，90% 的 AS 患者 HLA-B27 呈阳性反应，而在正常人中的阳性率仅为 4%～7%。另外，脊柱关节病（SpA）与 HLA-B27 亦具有相关性，HLA-B27 检查也有助于这一类疾病的早期诊断。

第三节　其他检查

一、肌电图

肌电图（electromyogram，EMG）是应用肌电仪记录肌肉静止或收缩时的电活动，及应用电刺激检查神经、肌肉兴奋及传导功能的方法。通过检查可以确定周围神经、神经元、神经肌肉接头及肌肉本身的功能状态。

（一）原理

神经、肌肉单位也称运动单位，包括一个前角运动神经元及其支配的肌纤维。正常运动单位在静止时，肌纤维呈极化状态，膜内外存在电位差，当神经冲动到达肌纤维时，肌纤维呈去极化状态，即发生肌动作电位并发生收缩，收缩过后，又恢复极化状态。由于神经、肌肉病变性质及部位不同，动作电位也不同，通过多级放大后，将其显示在阴极示波器上，可用肉眼观察波型，也可摄影记录，还可转化为不同声音，利用所得进行诊断。

（二）常规肌电图检查方法

患者平卧位，受检查部位皮肤常规消毒，将已消毒的针电极插入被检的肌肉，分别观察在插针时、肌松弛时和肌随意运动时的生物电活动。通过对肌电位的单个或整体图形进行分析，了解活动单位的状态，评定和诊断神经肌肉功能。

（三）特点

1. 优点　能鉴别神经源性和肌源性疾病，并能确定周围神经病变的位置。可用于估计神经肌肉病变的恢复程度，判断预后。

2. 缺点　单纯应用肌电图检查不能直接做出病因诊断。

（四）临床应用

肌电图检查是目前诊断和鉴别诊断神经肌肉系统损害的客观检查手段。临床常用于下运动神经元疾病及肌源性疾病、周围神经损伤、神经压迫性疾病的诊断。

1. 脊髓病变　脊髓肿瘤、各种椎管狭窄、进行性肌萎缩、椎间盘突出、后纵韧带骨化等都可以导致脊髓前角细胞损害，此时肌电图的主要表现为病损区所支配的肌肉出现纤颤电位、束颤电位，病变轻者可出现干扰相，重者肌肉大力收缩，仍出现单纯相。

2. 神经损伤　当神经部分损伤时，其支配的肌节松弛，可出现纤颤及束颤电位，随意收缩时，出现多相运动单位，大力收缩时为单纯相；完全损伤，则所支配肌肉在松弛时出现纤颤电位。配合不同节段传导速度检测，可探寻神经损伤部位。

3. 肌源性损害　因肌肉本身及其附属组织病变引起的肌肉病变，在肌电图上出现肌强直电位，运动单位时限缩短，电压降低，出现短波多相电位，大力收缩出现干扰相。

4. 神经再生　可在神经损伤恢复早期发现神经再生，表现纤颤、正峰波减少及意识用力时出现"新生电位"。随着再生，运动单位增多，波幅增大，最后恢复。若肌电图无进展，则说明再生受阻。

二、活体组织检查

活体组织检查是诊断骨及软组织肿瘤的一个重要的环节。获取活体组织常常在临床影像学设备的引导下进行活检手术，以提高活检手术的准确性。超声、X线透视及CT是最常见的引导活检的工具。活体组织检查按标本采集方法可分为闭合活检与切开活检，闭合活检又分为针吸活检与套针活检。按病理切片制作方法可分冰冻活检及石蜡切片，前者主要用于术中快速的初步诊断，后者主要用于术后获取准确的病理学结果。

1. 针吸活检与套针活检　均是经穿刺获得病理组织的方法，其中针吸活检较为简便，但常不能获得充足的病理组织，会影响诊断的准确性。套针活检又称芯针活检，应用套管针深入肿瘤内部取材，可得到直径 3 ～ 6mm 的组织芯块，现经常采用更为便捷的穿刺枪，此方法猎取标本量虽较针吸活检大，但创伤也较针吸活检大，可能引起血肿而污染周围组织。

2. 切开活检　可以是单纯切开活检或者是切除活检，在直视下切取肿瘤组织取材。单纯切开活检应用最广泛，几乎是所有恶性肿瘤的常规选择。其最大的优势是可以获得充分的组织以用于诊断，组织学分级准确率最高；缺点是易造成肿瘤局部或全身播散，组织污染可能性大，伤口愈合时间长，有时会影响治疗进程。因此，目前切开活检多用于"疑难病例"及闭合活检失败的病例检查。

骨伤科的治疗原则是动静结合（固定与功能锻炼相结合）、筋骨并重（骨折与筋伤并重）、内外兼治（局部与整体兼顾）、医患合作（医疗措施与患者的主观能动性密切配合）四项。骨伤科的主要治法有：手法、固定、药物、手术和练功等。临床应用中应根据病情针对性地选择，必要时须采用综合治疗。

第一节　手法治疗

一、概述

《医宗金鉴·正骨心法要旨》曰："夫手法者，谓以两手安置所伤之筋骨，使仍复于旧也。"手法是医者用指、掌、腕、臂的劲力，结合身功或辅以器械，随症运用各种技巧，作用于筋骨，并通过经络、穴位由表入里，从而达到整复疗伤、祛病强身效果的一种治疗方法。

（一）应用原则

通过详细的体格检查及必要的辅助检查来准确而全面地了解患者病情，明确诊断，做到"知其体相、识其部位，一旦临证，机触于外，巧生于内，手随心转，法从手出"从而达到"法之所施，使患者不知其苦"。熟练掌握手法操作的应用原则，能让整个手法操作达到良好的治疗效果。施行手法的基本原则是：早、稳、准、巧。

1. 早　对于骨折与脱位，伤后 4～6 小时内软组织肿胀较轻，施行手法操作相对较容易，患者痛苦也小。而伤后时间过长则患肢肿胀明显，实施手法治疗相对较困难。故应在伤后患者全身状况稳定情况下，早期恰当而及时地施行手法操作。

2. 稳　实施手法操作前要将患者安置于适合的体位，同时医者所实施的手法要稳健有力，将力量有效传达到患部。

3. 准　对患者局部解剖、伤病的性质、移位的方向等要准确了解，做到心中有数，同时，选择恰当的治疗手法，实施手法的力度大小要得当，避免不必要的动作。

4. 巧　实施手法操作时，要借助巧力，如杠杆的作用，切忌因鲁莽粗暴而造成新的损伤，在操作时力量既要稳健有力，又要轻巧省力而有效，做到"法使骤然人不觉，患如知也骨已拢"的境界。

在手法操作过程中，医者注意力要高度集中，力争一次操作成功；对于复杂性损伤，施行治疗手法时往往需要助手配合，所以要求所有参加人员目的明确、配合得当。同时，应注意观察患者对手法操作的反应及损伤局部的病情变化，可通过与患者语言上的简单交流来减少其紧张情绪，争取其最大限度的信任和配合，为手法操作创造良好的环境。

（二）手法的适应证

1.骨折　大部分非高能量损伤的简单骨折可采用骨折复位手法操作复位，如肱骨髁上骨折、尺骨骨折、桡骨远端骨折等。

2.脱位　大部分关节脱位可采用脱位复位手法操作进行整复，如颞颌关节脱位、肩关节脱位、肘关节脱位等。

3.筋伤　软组织不同程度的损伤均适合用理筋手法进行操作治疗，如落枕、急性腰扭伤等。

4.损伤后遗症　各种原因引起的关节僵硬、肌肉萎缩均可采用理筋手法操作进行治疗，如骨折后长时间固定而引起关节僵硬、肌肉萎缩。

5.慢性积累性病变及退行性病变　可采用理筋手法操作来治疗，如颈椎病、腰椎间盘突出症、腰肌劳损等。

6.内伤　可采用理筋手法操作来治疗，如胸胁迸伤、岔气等而出现的便秘、食欲不振、精神萎靡不振等临床症状。

（三）手法的禁忌证

1.诊断不明的损伤。

2.诊断不明的急性脊柱损伤或伴有脊髓压迫症状的疾患，及不稳定型脊柱骨折。

3.肌腱、韧带完全断裂或部分断裂。

4.开放性骨折或软组织挫伤皮肤不完整者。

5.手法操作部位患皮肤疾病或局部有感染症状者。

6.伴有严重的颅脑损伤、心血管损伤和内脏损伤者。

7.患有严重内科疾病，无法耐受手法操作者。

8.急性传染病、恶性肿瘤、骨髓炎、骨关节结核、血友病等病的患者。

9.妊娠期妇女腰骶部、腹部的损伤。

10.醉酒或精神病患者，对手法治疗不合作者。

（四）手法的注意事项

1.手法治疗前要全面掌握病情

（1）全面了解病情，认真检查，明确诊断。

（2）对损伤部位做到手摸心会。如对骨折，要了解其性质和移位方向，有无血管神经损伤；对脱位，要了解是全脱位还是半脱位，脱出的方向，有无并发骨折情况以及受伤的时间等；对筋伤，要了解肌腱、韧带有无断裂情况及粘连的程度。

（3）注意患者全身体质情况，因人而异，临证只有正确选择手法，才能达到治疗目的。

2.手法前的准备工作

（1）要充分准备好手法前所需要的一切器材，如夹板、扎带、绷带、敷药以及急救药品等。

（2）确定是否需要麻醉，以及采取何种麻醉止痛方法。

（3）确定手法，了解手法步骤，讲明助手应如何配合，术者与助手思想统一，密切合作。

（4）注意调整适合实施手法的患者体位，并保持在一定舒适位置上，肌肉充分放松，以使手法奏效。

（5）做好患者思想工作，将治疗效果及注意事项与患者说明，解除患者的紧张和顾虑，获得患者信赖与合作，达到医患合作，动作协调方能取得满意效果。

3. 手法操作中的要求

（1）术者与助手要思想集中，操作熟练、灵活，刚柔相济，随证施治。

（2）施法时应尽量减轻患者的痛苦。

（3）手法以患者有舒适、发热、松快、缓痛为宜。

（4）要注意解剖关系、经络循行途径、血液循环及淋巴回流的方向等。达到捋顺筋骨、活血散瘀的目的。

4. 手法治疗后的要求

（1）手法后需要固定者，应及时夹缚固定。

（2）对骨折、脱位患者，施法后需进行 X 线拍片复查。

（3）手法后的效果及出现其他病情，应及时记录和图示。

（五）手法的功效

1. 理伤整复，接骨续筋　骨折、脱位和筋伤后，一些组织处在解剖位置失常的状态，手法可使移位的组织恢复到正常解剖位置。

2. 行气活血，消肿止痛　肢体各部损伤后，其损伤部位血脉破裂，而致瘀血阻滞于筋络肌腠，或流注于四肢关节，产生肿痛。施行理伤手法可以缓解血管、筋肉痉挛，增进局部血液循环，促进瘀血早日吸收，"通则不痛"，从而使损伤肢体消除疼痛。

3. 宣通散结，剥离粘连　筋骨肌肉损伤或病变，局部气血凝滞或血肿机化，产生组织粘连，关节活动障碍，利用恰当的手法可消肿散结，剥离粘连，滑利关节，使关节功能恢复。

4. 舒筋活络，解除痉挛　手法既能宣通气血，又能起到舒展与放松肌肉筋络作用，从而解除由损伤疼痛引起的反射性肌肉痉挛，达到解痉止痛的目的。

（六）手法的分类

骨伤科手法历史悠久，流派众多，各流派均有自己独特的治疗手法。然而，手法的目的是理伤续断，所以统称为理伤手法。按其作用，手法可分为骨折复位手法、脱位复位手法和理筋手法三大类。

1. 骨折复位手法　或称正骨手法、接骨手法，其目的是根据不同的骨折类型采用相应的手法，以将畸形的断骨恢复正常的解剖位置。

2. 脱位复位手法　又称上髎手法，即运用手法将脱位之骨端恢复到原位。

3. 理筋手法　或称治筋手法，包括整脊手法。主要是利用按摩推拿或整脊技术对筋伤、骨错缝进行矫治，包括整复错位、舒筋镇痛与活络关节等，可纠正脊柱病变或筋络的翻转、扭曲、错异、滑脱、痉挛及粘连，使关节舒展滑利。

二、骨折复位手法

正骨手法在我国历史悠久，历代医家均有著作阐释。清代吴谦在《医宗金鉴·正骨心法要旨》中就将其归纳为"摸、接、端、提、推、拿、按、摩"八法，现在习惯称之为"正骨八法"。1958 年，我国著名骨伤科专家方先之、尚天裕等虚心学习著名中医苏绍三正骨经验，博采各地中医骨伤科之长，借鉴西医学知识和方法，总结出新正骨八法。

（一）操作要点

新正骨八法包括手摸心会、拔伸牵引、旋转屈伸、提按端挤、摇摆触碰、折顶回旋、夹挤分骨、按摩推拿八类主要手法。

1. 手摸心会　该手法贯穿整个治疗过程。骨折整复前，术者必须用手触摸骨折部位，触摸时先轻后重，由浅及深，从远到近，两头相对，确实了解骨折端在肢体内移位的具体方位，再与X线片所显示的骨折端移位情况结合起来，在术者头脑中构成一个骨折移位的立体形象，正如《医宗金鉴·正骨心法要旨·手法总论》所说："知其体相，识其部位，一旦临证，机触于外，巧生于内，手随心转，法从手出……法之所施，患者不知其苦。"以达到良好的治疗效果。在整复中和整复后可以通过触诊洞察骨折整复情况，配合透视或X线摄片确认最终复位效果。

2. 拔伸牵引　拔伸牵引贯穿于整个整复过程中，是骨折、脱位复位的最基本手法，其主要作用是克服肌肉收缩之拉力，矫正患肢的短缩移位，恢复肢体的长度。按照"欲合先离，离而复合"的原则，先保持肢体原始畸形的方向做顺势牵引，然后沿着肢体纵轴分别由远、近骨折断端做对抗牵引，最后再按照整复步骤改变肢体的方向持续牵引（图6-1）。牵引力的大小应以患者肌肉强度为依据，施术轻重适宜，持续稳妥。青壮年男性、肌肉发达者牵引力量加大，小儿、老人及女性牵引力不能太大。肌肉丰厚的部位如股骨干骨折应配合持续骨牵引。

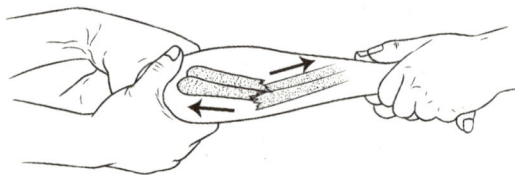

图 6-1　拔伸牵引

3. 旋转屈伸　本法包括旋转与屈伸两法。旋转适用于矫正旋转移位。对于只能屈伸的单轴关节，纠正骨折的旋转移位，须将远骨折段连同与之形成一个整体的关节远端肢体共同旋转向骨折近端所指的方向，即实行反方向的旋转操作。因此，对于旋转移位的骨折，在拔伸牵引的基础上，通过围绕肢体纵轴向左或向右的旋转操作来恢复肢体的正常生理轴线（图6-2）。

屈伸适用于近关节的干骺端骨折、关节内骨折等的成角移位。术者一手固定关节的近段，另一手握住远段并沿着关节的冠状轴摆动肢体，从而纠正成角畸形（图6-3）。如伸直型肱骨髁上骨折，须在牵引下屈曲肘关节；而屈曲型肱骨髁上骨折则在牵引下伸直肘关节。

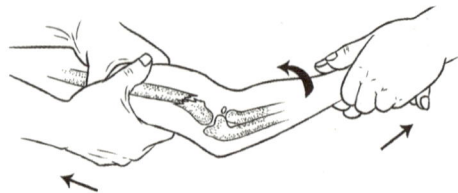

图 6-2　旋转

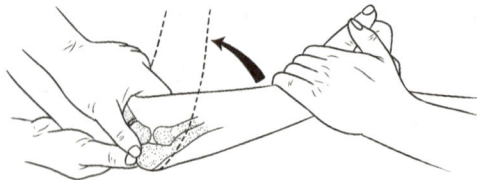

图 6-3　屈伸

4. 提按端挤　适用于矫正侧方移位。术者借助掌、指分别置于骨折断端的前后或左右，用力夹挤，迫其就位。侧方移位分为前后侧移位和内外侧移位，前后侧（即上下侧或掌背侧）移位用提按手法，操作时，在维持拔伸的状态下，术者两手拇指按住突出的骨折一端向下，两手其余四指提下陷的骨折另一端向上（图6-4），使骨折复位。内外侧（即左右侧）移位用端挤手法，操作时术者一手固定骨折近端，另一手握住骨折远端，用四指向术者方向用力谓之端，用拇指反向用力谓之挤，将向外突出的骨折端向内挤迫（图6-5）。

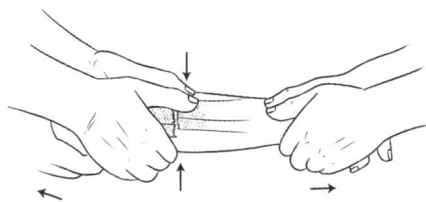 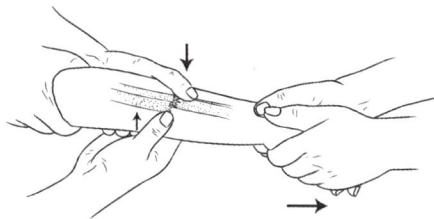

图6-4 提按   图6-5 端挤

经过提按、端挤手法，骨折的侧方移位可得到矫正。注意，在操作时手指用力要适当，方向要正确，部位要对准，着力点要稳健。术者手指与患者皮肤要紧密接触，切忌在皮肤上来回摩擦，而应通过皮下组织直接用力于骨折端，达到整复目的。

5. 摇摆触碰 本法分为摇摆与触碰两法。摇摆适用于横型、锯齿型骨折。横型、锯齿型骨折在初步整复后断端可能仍存在间隙，为了使骨折端紧密接触，增加其稳定性，术者可用两手固定骨折部，由助手在维持牵引力下轻轻地沿左右或前后方向摆动骨折的远端（图6-6），待骨折断端的骨擦音逐渐变小或消失，则说明骨折断端已紧密接触。

触碰又称叩击手法，用于需使骨折部紧密嵌插者。横断型骨折复位夹板固定后，可用一手固定骨折部，另一手轻轻叩击骨折的远端（图6-7），使骨折断端逐渐嵌插，稳固复位效果。

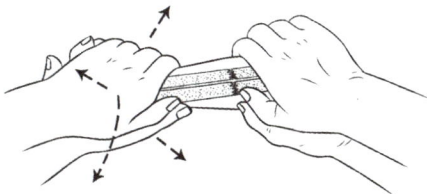 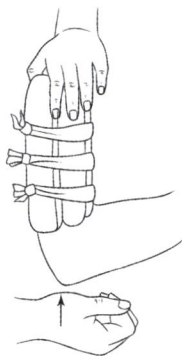

图6-6 摇摆   图6-7 触碰

6. 折顶回旋 本法分为折顶与回旋两法。横断或锯齿型骨折，如患者肌肉发达，单靠牵引力量不能完全矫正短缩移位时，可用折顶手法。术者两手拇指抵于突出的骨折一端，其他四指重叠环抱于下陷的骨折另一端，在牵引下两拇指用力向下挤压突出的骨折端，并加大成角，依靠拇指的感觉，评估骨折的远近端骨皮质已经相顶时骤然行反折操作（图6-8）。反折时环抱于骨折另一端的四指将下陷的骨折端猛力向上提起，而拇指仍然用力将突出的骨折端继续下压，这样比较

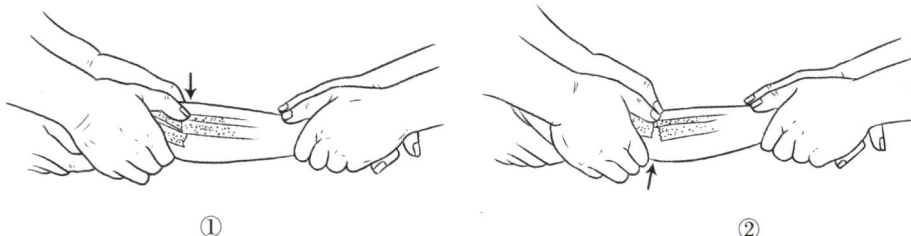

①   ②

图6-8 折顶

容易矫正短缩移位畸形。对于单纯前后移位者，可采用正位折顶，如若同时合并有侧方移位者，则需要行斜向折顶。通过手法既可纠正短缩移位，又可矫正侧方移位，这一手法操作多用于前臂骨折。

回旋适用于矫正背向移位的斜型、螺旋型骨折或有软组织嵌入的骨折。对于有软组织嵌入的横断骨折，在持续拔伸牵引的基础上再加大牵引力量，即过度牵拉而使两骨折断端先处于分离状态，待嵌入骨折断端的软组织解脱后稍减小牵引力量，之后继续维持牵引状态，医者分别握远近骨折段，按原来骨折移位方向逆向回转，从而使骨折端回位。对于骨折断端是否完全回位及嵌入的软组织是否完全解脱，则需要通过断端的骨擦音来判断。

背向移位的斜型骨折，虽用大力牵引也难使断端分离，因此必须根据受伤的力学原理，判断背向移位的途径，以骨折移位的相反方向，施行回旋手法（图 6-9）。操作时必须谨慎，两骨折段需相互紧贴，以免损伤软组织。若感到回旋时有阻力，应改变方向，使背向移位的骨折达到完全复位。

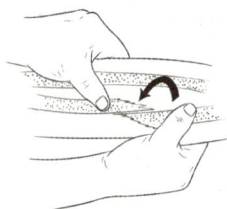

图 6-9　回旋

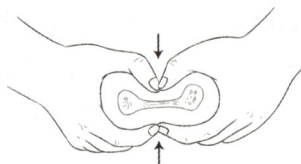

图 6-10　分骨

7. 夹挤分骨　适用于矫正两骨并列部位的骨折，如尺桡骨、掌骨等部位的骨折，骨折段因受骨间膜或骨间肌的牵拉而呈相互靠拢的侧方移位。用两手拇指及食、中、无名指由骨折部的掌背侧对向夹挤两骨间隙（图 6-10），恢复正常骨与骨之间的间隙而使骨间膜紧张，从而使靠拢的骨折端分开，骨折段相对稳定，与此同时并列的双骨折就像单骨折一样获得复位。

8. 按摩推拿　适用于骨折复位后，起到调理骨折周围软组织的作用，可使扭转曲折的肌肉、肌腱随着骨折复位变得舒展通达，这对关节附近的骨折尤为重要。操作时应沿肌肉、肌腱的走行方向由上而下顺骨捋筋，达到散瘀舒筋之目的，要求操作时手法要轻柔。

（二）注意事项

1. 明确诊断　首先医者对病情要有充分了解，根据病史、受伤机制、临床查体和 X 线检查结果做出明确诊断。同时分析骨折发生移位的机制，判断是否合并神经血管损伤，制定手法治疗方案。

2. 确保安全　明确是否存在明显危及生命的颅脑、脏器损伤和内科疾病的情况。若合并有严重的内科疾病，应进一步评估手法操作的风险，若手法操作风险高，则可临时固定骨折部位，待内科病情稳定后再行手法复位；对于全身多发性骨折患者，首先要确保生命安全。股骨骨折、骨盆骨折需要注意因为出血导致的失血性休克。生命体征不稳定情况下，应先临时固定骨折，待病情稳定后再考虑四肢骨折复位。对于一些特殊的骨折患者，如合并有心脏病、年龄偏大者，应检查心电图。

3. 掌握复位标准　对所有骨折都应争取达到解剖复位。若某些骨折不能达到解剖复位，也应根据患者年龄、职业及骨折部位的不同，达到功能复位。

（1）解剖复位　骨折复位后对位（指两骨折端的接触面）和对线（指两骨折段在纵轴上的关

系）完全良好，骨折的畸形和移位完全纠正，骨的正常解剖关系恢复，称为解剖复位。

（2）功能复位 骨折复位虽尽了最大努力，某种移位仍未完全纠正，但骨折在此位置愈合后对肢体功能无明显影响，称为功能复位。

4. 整复时机 只要全身情况允许，整复时间越早越好。骨折后半小时内，局部疼痛、肿胀较轻，肌肉尚未发生痉挛，最易复位。伤后 4～6 小时内局部瘀血尚未凝结，复位也较易。一般成人伤后 7～10 天内仍然可考虑手法复位，但时间越久复位困难越大。儿童骨骺损伤应尽早复位，若超过 5 天行手法整复可能加重骨骺的损伤。

5. 无痛复位 手法复位时，应争取做到无痛。复位前可予适当麻醉，麻醉可采用针刺麻醉、断端血肿内局部麻醉、神经阻滞麻醉，必要时也可采取全身麻醉。

6. 复位准备

（1）人员准备 确定主治者与助手，明确分工。参与整复的人员应对伤员全身情况、受伤机制、骨折类型、移位情况等进行全面的了解与复习，将 X 线片的显示与患者实体联系起来，确定整复手法及助手的配合方式，做到复位过程协调一致。

（2）器材准备 准备好手法复位后固定所需的一切物品，如石膏、绷带、夹板、扎带、棉垫、固定垫或牵引装置等。若患者合并有内科疾病，则需要准备急救用品，最大程度避免意外的发生。

7. 切忌暴力 拔伸牵引须缓慢用力，恰到好处，勿太过或不及，不得施用猛力。整复时着力部位要准确，用力大小、方向应视病情而定，避免因整复而增加新的损伤。复位应争取一次成功，忌多次反复地整复，而增加局部软组织损伤，且有造成骨折迟缓愈合或关节僵硬的可能。

8. 辐射防护 复位时应尽力减少 X 射线对患者和医者的伤害，复位尽量避免在 X 射线直视下进行，若确实需要，应注意防护，尽可能缩短直视时间。复位固定后常规拍摄 X 线片复查，以了解复位效果。

三、脱位复位手法

关节脱位之后，骨端解剖关系发生改变，其病理机制与骨折不同，因此复位手法也不同。

（一）复位原则

1. 复位时应在"手摸心会"的基础上，根据"欲合先离，离而复合"的原则先采取拔伸牵引法。

2. 对于新鲜关节脱位者，根据"骨错则筋挪"的原理，应先用捻揉、捋顺等舒筋手法使筋复位；若为陈旧性脱位则需依据病情先采用牵引、中药熏洗配合手法按摩推拿数日后再试行复位或手术。

3. 脱位合并骨折者，一般应先整复脱位，后整复骨折移位。

4. 根据脱位情况选择适宜的手法、麻醉方法及便于操作和肌肉放松的体位。

5. 复位时要求刚柔相济，掌握好复位的力度和方向，灵活轻巧，禁用暴力，以避免造成骨折或神经血管的损伤。

（二）基本手法

1. 手摸心会 用手仔细触摸受伤部位，辨明关节脱位的程度和方向。

2. 拔伸牵引 是整复脱位的基本手法，持续的拔伸牵引可以克服肌肉的痉挛性收缩。在四肢关节脱位中，由于关节头从臼中脱出，关节附近的相关肌肉和韧带就会因受到牵拉而紧张，同时周围肌肉由于疼痛引起反射性痉挛，这些痉挛的肌肉和韧带使脱位的骨端关节弹性固定在异常位置，因此，要使脱位的关节复位，必须进行拔伸牵引。操作时，助手固定肢体近端，医者握远端与之相对牵引，并同时进行屈曲、伸直、内收、外展及旋转等手法，牵引力量和方向应根据脱位情况如部位、类型、程度以及患者肌肉丰厚及紧张程度而定。

为克服徒手牵引力量不足以及持续牵引易疲劳的情况，临床上常采用助手借助宽布带或治疗巾固定近端的方式以便于做对抗牵引（图 6-11 ）。

3. 屈伸回旋 临床上常用的整复关节脱位的手法，是将屈曲、伸直、内收、外展、旋转等多种手法的联合应用，适用于肩关节、髋关节脱位的复位。临床上，由于脱位的关节骨端被关节囊、肌腱、韧带等软组织卡住，拔伸牵引往往使其更紧张而复位困难，因此常可采用屈伸回旋的手法，使脱位的骨端沿脱出路径回复。如肩关节前脱位在牵引下先外展外旋患肢，然后逐渐内收内旋，利用杠杆的作用使关节复位；髋关节后脱位，应在屈髋屈膝位牵引患肢，然后内收、屈曲大腿，再做外展、外旋、伸直患肢动作，使其复位（图 6-12 ）。

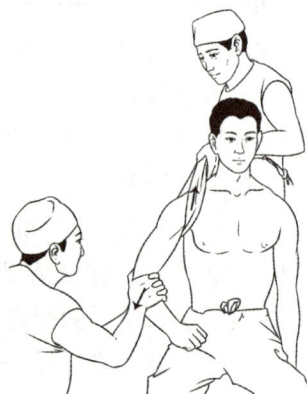

图 6-11 拔伸牵引

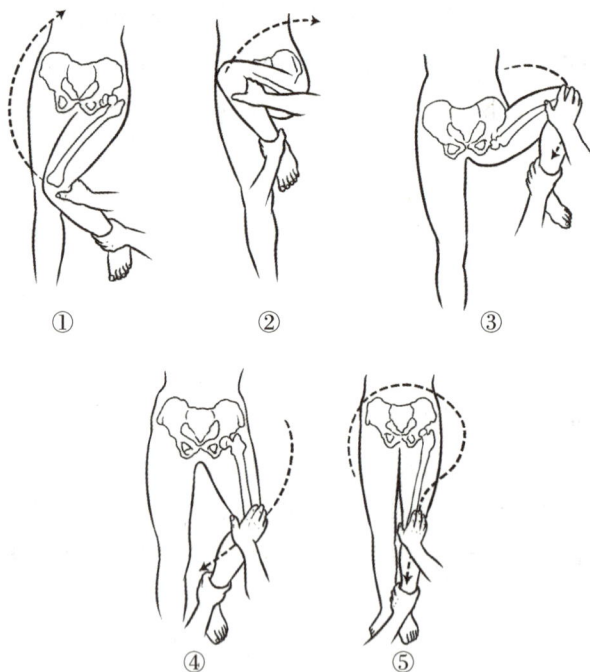

① ② ③

④ ⑤

①②屈髋屈膝位牵引 ③外展 ④⑤外旋伸直患肢

图 6-12 屈伸回旋

4. 端提捺正 包括端、提、挤、按四种手法，即可单独使用，也可联合运用，适用于各种脱位，常与拔伸牵引配合使用，如颞颌关节脱位，用两手拇指与四指相对用力端提下颌骨（图 6-13 ）；桡骨头半脱位时，术者用拇指向内下挤压桡骨头。

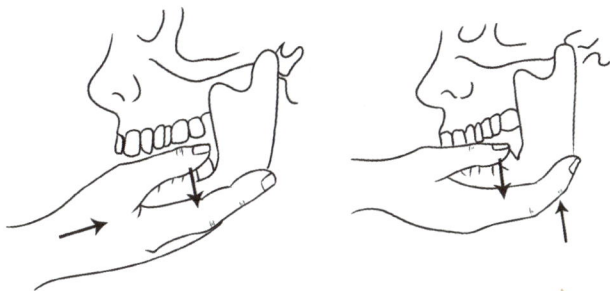

图 6-13 端提捺正

5. 足蹬膝顶 包括手牵足蹬法、膝顶法，其作用原理是利用足蹬与膝顶形成杠杆的支点，在维持拔伸牵引的情况下利用杠杆的作用力将脱位的关节复位。优点是在减少助手的情况下，加大牵引力量。但对于老年骨质疏松的患者在使用时应该谨慎，避免医源性骨折的发生。

（1）**手牵足蹬法** 适用于肩、髋关节前脱位。如整复右肩关节前脱位时，患者仰卧，术者立于患侧，双手握住患肢腕部，将患肢伸直并外展，术者脱去右脚的鞋子，以足底蹬于患者右腋下（左侧脱位用左足，右侧脱位用右足），手牵足蹬，缓慢用力持续牵引，并在牵引下使患肢外旋、内收，同时足底用力蹬顶肱骨头，使之复位（图 6-14①）。

（2）**膝顶法** 适用于肘关节脱位。如整复肘关节后脱位时，患者取坐位，术者站在患侧，用两手分别握住患肢上臂和腕部，将一足蹬踩于患者的坐椅上，膝关节屈曲置于患肢肘部前方，用力向下顶压，握上臂之手固定，握腕之手用力沿前臂方向牵拉，并将肘屈曲，使关节复位（图 6-14②）。

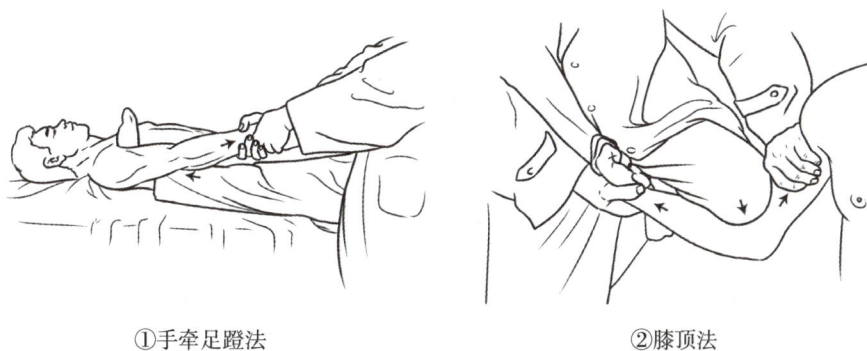

①手牵足蹬法　　　　　　　②膝顶法

图 6-14 足蹬膝顶

6. 杠杆支撑 即利用木棍、椅背或立柱等作为支点，以增大复位的杠杆支撑作用力，以加大牵引力量和活动范围，多用于难以整复的肩关节脱位或陈旧性脱位等。如整复陈旧性关节脱位，利用杠杆支撑法可以使外展角度、关节各方向活动度加大，使关节粘连松解，解除肌肉韧带的痉挛。整复肩关节脱位时，可用一长木棍，支点部位用棉垫裹好，置于患肢腋窝，两助手上抬，术者用双手握住腕部，在外展 20°～30°位置向下缓缓牵引，解除关节周围肌肉与韧带的痉挛，使肱骨头摆脱关节盂的阻挡使其复位（图 6-15）。本法因支点与牵引力量较大，活动范围亦大，

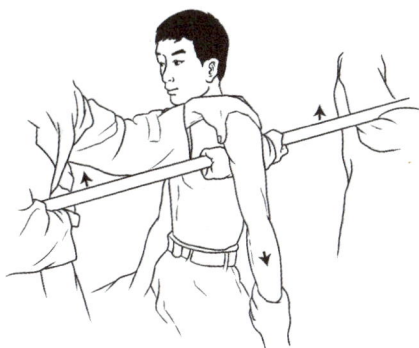

图 6-15 杠杆支撑

如有骨质疏松和其他并发症应慎用，并注意勿损伤神经血管。

总之，手法整复关节脱位的作用原理，一是利用手法解除周围软组织的紧张与痉挛，使脱位的骨端关节解除影响复位的阻挡物；二是利用杠杆的支撑作用，以术者的手足或器具等采用屈伸回旋、端提捺正等手法使脱位的关节得以复位。

四、理筋手法

理筋手法由推拿按摩、整脊等手法组成。早在《黄帝内经》中对理筋手法就有"跷法"和"按之则热气至，热气至则痛止矣"的记载。经历代医家的不断传承与发展，理筋手法内容丰富，流派较多，且各具特色。

（一）理筋手法的功效

理筋手法是治疗筋伤的主要手段之一，手法作用也是多方面的，其主要功效有以下几点。

1. 活血散瘀，消肿止痛 肢体受到外力所伤，致使损伤处出现不同程度的血管破裂出血，组织液渗出，离经之血积聚而成血肿，壅塞气血循行通道，导致气滞血瘀，经脉阻塞，不通则痛。理筋手法能解除血管、筋肉的痉挛，增进血液循环和淋巴回流，使气血通畅，加速局部瘀血的吸收，为此达到活血散瘀、消肿止痛的目的，有利于组织损伤的修复。

2. 舒筋活络，解除痉挛 当肢体遭受损伤，人体的肌肉、筋络功能将受到不同程度的影响，轻则痉挛萎缩，重则功能丧失。理筋手法可以直接作用于患处，能起到舒展和放松肌肉筋络的效应，使患部脉络通畅，疼痛减轻，从而能解除由于损伤所引起的反射性痉挛，恢复肢体功能活动。

3. 理顺筋络，整复错位 跌仆闪挫造成的"筋出槽、骨错缝"，可以通过理筋手法理顺扭曲的筋络，整复错缝，恢复关节的正常活动。临床上常用于肌肉、肌腱、韧带、筋膜、脊柱及关节错位，如腰椎小关节滑膜嵌顿、腰椎间盘突出、骶髂关节错缝等。总之，理筋手法对软组织与脊柱疾患、滑脱、关节错缝等具有理顺、整复、归位的作用。

4. 松解粘连，通利关节 急性损伤后期或慢性筋伤，局部出血，长久不消，血肿机化，局部组织间粘连、纤维化和瘢痕化，致使肢体关节功能活动障碍。理筋手法能活血化瘀、松解粘连、滑利关节，可使紧张僵硬的组织恢复正常。

5. 通经活络，祛风散寒 肢体损伤日久或慢性劳损，往往正气虚弱，风寒湿邪易乘虚侵袭肢体，以致经络不通，气血不和，进而出现肢体麻木、疼痛等症状，医者运用理筋手法刺激穴位"得气"或反复强刺激手法治疗，可以温通经络、祛风散寒、调和气血，从而调整机体内阴阳平衡失调，恢复肢体的功能。

（二）理筋手法的分类及操作

理筋手法按部位、作用及操作的不同，分为舒筋通络法和活络关节法两大类。

1. 舒筋通络法 舒筋通络法是术者利用一定的手法作用于肌肉较为丰厚的部位，从而达到疏通气血、舒筋活络、消肿止痛的目的。

（1）按法 用指端、指腹、手掌、肘尖等部位在体表某一部位逐渐用力向下按压的一种手法（图6-16），本法可分为指按法、掌按法和肘按法，常与摩法、揉法等结合运用，组成"按摩"或"按

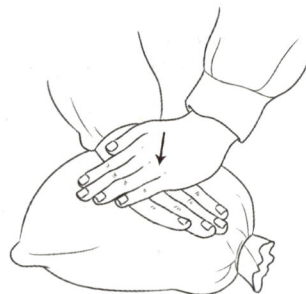

图6-16 按法

揉"复合手法。

动作要领：本法刺激量较大，适宜于组织丰厚、病变部位较深之处，用力大小、时间应适度。

①指按法：医者以拇、食、中指的指腹或以食、中指屈曲之指间关节突出部按压于相应部位，垂直向下施压，直至局部出现酸、胀等得气的感觉，然后再持续数秒后放松，即所谓"按而留之"，可用于全身各部位，尤以经络、穴位常用。

②掌按法：医者上肢伸直，腕关节背伸，以掌根、鱼际、全掌或双掌重叠紧贴施术部位，以肩关节为支点，利用身体的重量，通过上臂、前臂、腕关节传至掌部，垂直向下按压，压紧片刻后可稍加重一下。适用于背腰部、下肢后侧及胸部等面积较大而又较为平坦的部位。按压力要由轻到重，稳而持续，使作用充分透达到组织深部，用力大小以患者能耐受为度。

③肘按法：医者肘关节屈曲，以肘关节的肘尖部着力于施术部位上，用身体的重量，由轻而重地垂直向下持续按压，以局部有酸、胀等得气的感觉为宜，得气后持续数秒再放松，并可配合揉动或弹拨，按压的力度等同掌按法。

功用：疏通筋脉，开通闭塞，活血止痛，调整小关节。

适应证：适用于颈部、肩部、腰背部、臀部、下肢等全身各部位，治疗腰痛、颈椎病、肩周炎、肢体酸痛麻木等病证。

（2）摩法　用手指或手掌附着在患者体表的一定部位，做环形而有节奏的抚摩（图6-17），称为摩法。因本手法操作轻柔，故常作为理筋开始阶段，使患者逐渐适应的手法，或作为结束阶段的手法，分为指摩法、掌摩法两种。

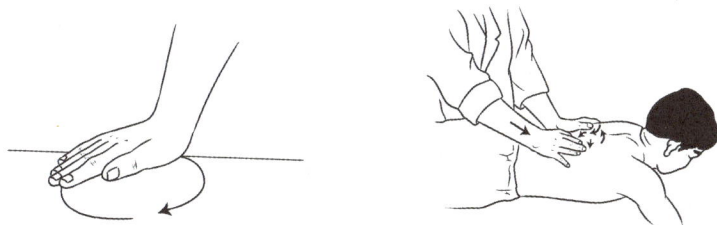

图 6-17　摩法

动作要领：动作要缓和协调，宜轻不宜重，速度宜缓不宜急，力量要适度，要做到皮动肉不动，即"轻不离皮，重不着骨"。

①指摩法：将食、中、无名指与小指并拢，指掌自然伸直，腕关节略屈，以四指面附着于治疗部位，做环形而有节律地抚摩。

②掌摩法：手掌自然伸直，腕关节略背伸，将手掌平置于治疗部位上，使手掌随腕关节连同前臂做环旋摩动。

功用：活血消肿，舒筋散瘀，温经通络，缓急止痛，健脾和胃，消食导滞。

适应证：适用于胸、腹、背、腰部，常用于治疗胁肋胀痛、胸胁迸伤等病证。

（3）揉法（附：拨络法）　用拇指或手掌在皮肤上做轻轻回旋揉动的一种手法，分为掌揉法、鱼际揉法、指揉法、前臂揉法和肘揉法等。

动作要领：用指腹、大鱼际或掌根部吸附在体表的一定部位或穴位上，带动皮肤、皮下组织一起，做轻柔和缓的回旋动作（图6-18）。本法作用面大，刺激和缓舒适，操作时腕关节放松，前臂有推旋动作，往返移动时应在吸定的基础上，带动皮下组织一起滑动，切忌在体表形成摩擦动作。

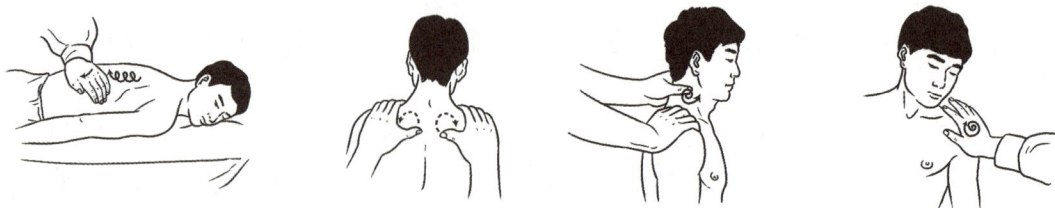

图 6-18　揉法

功用：放松肌肉，缓解症状，活血祛瘀，消肿止痛。

适应证：适用于肢体各部位损伤、慢性劳损、风湿痹痛等。

附：拨络法　用拇指加大劲力与筋络循行方向垂直拨动，或拇指不动，其他四指取与肌束、肌腱、韧带的垂直方向，单向或反复揉拨（图 6-19），起到类似拨动琴弦一样的拨动筋络的作用。手法力量与频率快慢，可根据伤情而定。

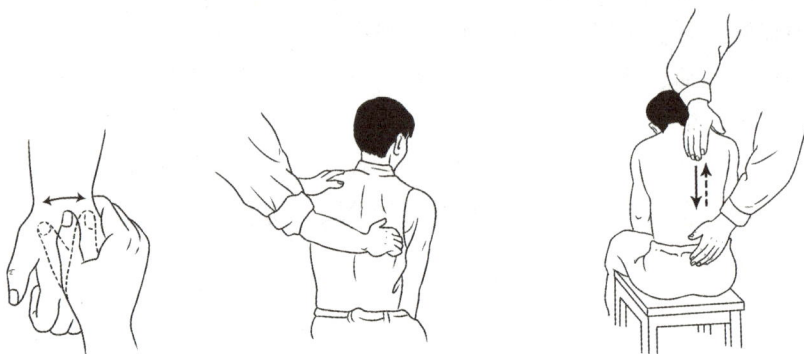

图 6-19　拨络法　　　　　　　　　　　图 6-20　擦法

（4）擦法　用手掌、大小鱼际、掌根或手指在皮肤上摩擦的一种手法（图 6-20），擦法包括掌擦法、鱼际擦法和小鱼际擦法。

动作要领：用上臂带动手掌，着力部分要紧贴体表，力量均匀，压力适中，动作要灵巧，连续不断，使皮肤有红热舒适感。施行手法时要用润滑剂，防止擦伤皮肤。本法多用在理筋结束阶段。

功用：活血散瘀，消肿止痛，温经散寒，松解粘连，软化瘢痕。

适应证：适用颈、肩、胸背、腰骶部和四肢部以及肌肉丰厚部位的慢性劳损和风湿痹痛等。

（5）滚法

动作要领：用手的小鱼际尺侧缘及 3、4、5 掌指关节的背侧，按于体表，沉肩、屈肘约 120°，手呈半握拳状，手腕放松，利用腕力和前臂的前后旋转，反复滚动，顺其肌肉走行方向自上而下或自左而右按部位顺序操作（图 6-21），压力要均匀，动作要协调而有节律。

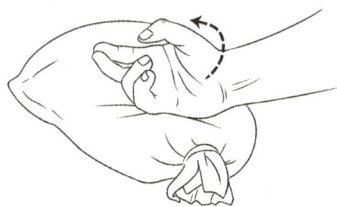

图 6-21　滚法

功用：调和营卫，舒筋通络，祛风散寒，解痉止痛，消除肌肉疲劳。

适应证：适用于陈伤及慢性劳损，颈肩、腰背、四肢等肌肉丰厚部位的筋骨酸痛、麻木不仁、肢体瘫痪等。

（6）**击法**　用掌根、小鱼际、指尖、指间关节、拳背或桑枝棒等器具击打治疗部位，临床上可分为拳击法、掌击法、侧击法、指尖击法和棒击法等（图6-22）。

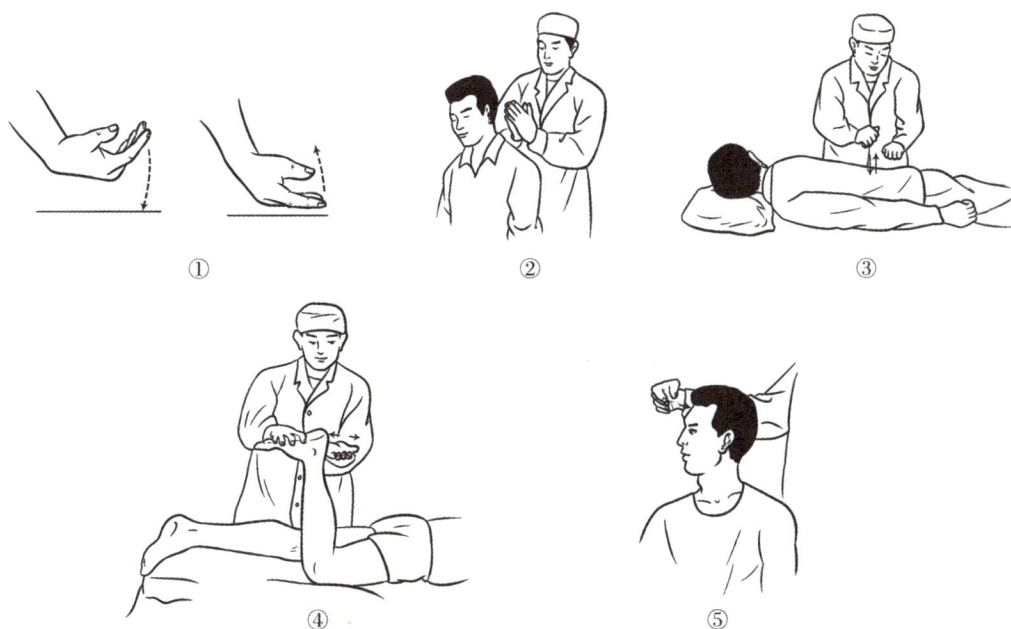

①　　　　　②　　　　　③

④　　　　　⑤

图 6-22　击法

动作要领：击打时用力轻巧而有反弹感，触及治疗部位后即迅速弹起，一击即起，不要停顿或拖拉，避免产生阵痛感，动作要有节奏，快慢和力量要适中，腕关节活动范围不宜过大，以免手掌接触皮肤时用力不均。

功用：疏通气血，舒筋通络，消除疲劳酸胀，祛风散寒。

适应证：适用于头、颈、肩、腰椎疾患引起的肢体酸痛麻木、风湿痹痛、疲劳酸痛等病证，对陈旧性损伤兼有风寒湿证者也有较好的疗效。

（7）**拿法**（附：捻法）　以拇指与其他四指相对捏住某一部位或穴位提拿揉捏肌肉、韧带等软组织的一种手法（图6-23）。在临床上拿法有很多变化，可与捏、揉法结合在一起，使其兼有揉捏两种作用。

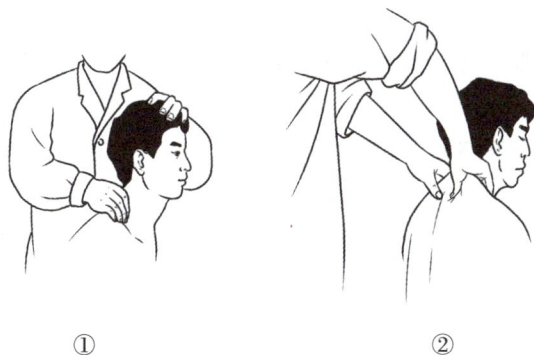

①　　　　　　　　　　②

图 6-23　拿法

动作要领：腕要放松，用指面着力，逐渐用力内收，并作连续不断地揉捏动作，用力由轻到重，再由重到轻，不可突然用力。操作时腕部放松，指腹用力，提拿方向应与肌腹垂直，用力要由轻至重再由重至轻，不可突然用力。

功用：缓解肌肉痉挛，松解粘连，活血消肿，祛瘀止痛。

适应证：适用于颈肩、四肢等部位，治疗颈肩痛、四肢关节及肌肉痛等。

附：捻法　拿捏手指等小关节变揉捏为对称地稍用力灵活捻动的手法，称为捻法（图6-24）。操作时捻动要快，移动要慢，动作要有连贯性，不能呆滞、僵硬。捻法具有理筋通络的作用，适用于指间关节扭挫伤、类风湿关节炎、腱鞘炎等病证。

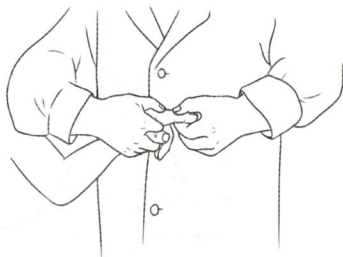

图 6-24　捻法

（8）**点法（点压法）**　以手指着力于某一穴位逐渐用力下压的一种手法（图6-25）。点法具有着力点小、刺激强、操作省力的特点，本法具有类似针刺的效应，故也称为"指针"。

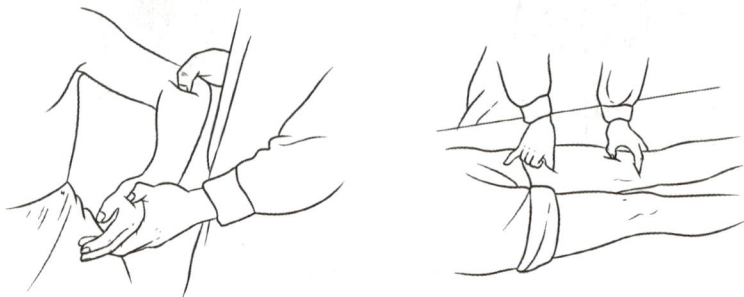

图 6-25　点法

动作要领：医者在运用点法时，应将自身的气力运到指上，以增强指力，着力部位吸定，要由轻到重、平稳持续地施力，不要暴力、突然发力，要使刺激力量充分传到机体组织深部。无论何种点法，手指都应用力保持一定姿势，避免在点的过程中出现手指过伸或过屈造成损伤的情况。对儿童、年老体弱、久病虚衰的患者用点法时用力宜轻。

功用：疏通经络，宣通气血，调和脏腑，平衡阴阳。

适应证：适用于胸腹部内伤、腰背部劳损、截瘫、神经损伤及损伤疾患伴有内证者。

（9）**搓法**　医者用双手掌面相对放置患部两侧，相对用力做方向相反的快速搓揉动作，同时做上下或前后往返移动的手法，称为搓法（图6-26），临床分为掌搓法和指搓法。

动作要领：双手用力要对称，搓动要快，移动要慢，动作要轻快、协调、连贯。

功用：调和气血，舒筋活络，放松肌肉。

适应证：适用于四肢、肩、肘、膝关节，也可用于头部、腰背、胁肋部的筋伤。

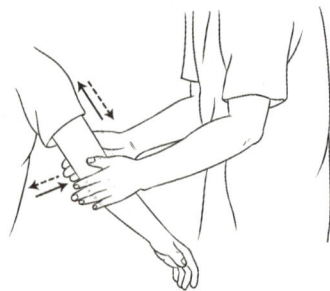

图 6-26　搓法

（10）**抖法**　医者用双手握住患者的上肢或下肢的远端，稍微用力做连续的小幅度的上下快速抖动，使关节有松动感，称为抖法（图6-27）。本法为辅助治疗手段，常配合按摩与搓法，运用于理筋手法的结束阶段。

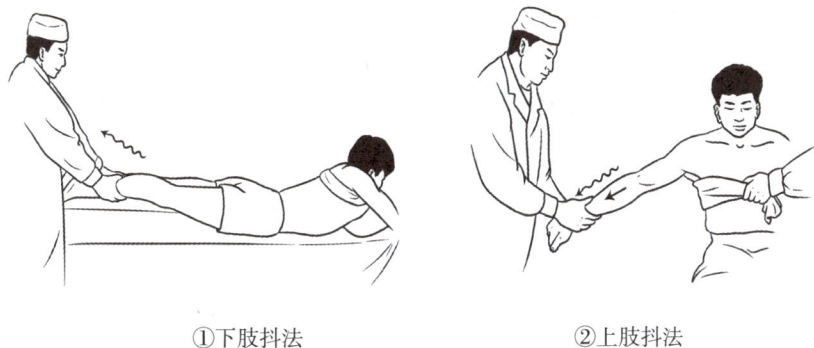

①下肢抖法 ②上肢抖法

图 6-27 抖法

动作要领：在进行抖法操作时，被抖动的肢体要自然伸直，并使肌肉处于最佳松弛状态；抖动的力量要由远端传向近端，抖四肢时幅度要小，频率要快，速度要快，抖腰力量要大；在抖动过程中，要始终有牵引的力量。

功用：疏经通络，滑利关节，松解粘连，并能减轻施行重手法的反应，增加患肢的舒适感。

适应证：适用于肩周炎、颈椎病、髋部伤筋、腰椎间盘突出症等病证。

（11）推法 用指、掌或其他部位着力做前后、上下、左右的直线或弧线推进的一种手法（图 6-28），临床将推法分为指推法、掌推法和肘推法三种。

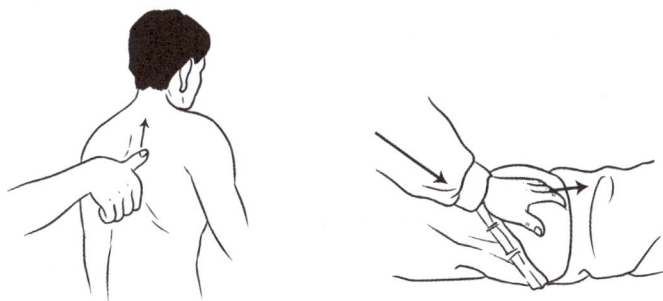

图 6-28 推法

动作要领：医者在运用推法时，着力部要紧贴体表，压力平稳适中，做到轻而不浮，重而不滞；要单方向直线推进，速度宜缓慢、均匀；应按经络走行、气血运行以及肌纤维的方向推动。

功用：疏经通络，消瘀散结，活血止痛，缓解痉挛。

适应证：适用于腰背部、上肢和下肢部位，治疗腰腿痛、风湿痹痛等病证。

（12）捋法 以手掌着力于肢体，做上下往返运动的一种手法（图 6-29）。从肢体远端推向近端称为捋法，反之称为顺法，两法往往同时运用，适用于上肢、下肢。

动作要领：操作时手掌要施以一定压力，推动力量要和缓。注意要沿着肢体肌腱、骨缝或脊柱两侧上下（或前后）来回推动。手法用力均匀，仅有向心和离心方向的区别。

功用：理筋通络，解痉止痛。

适应证：适用于腰背部、上肢和下肢部位，治疗颈椎病、腰椎间盘突出症等病证引起的肢体麻木等。

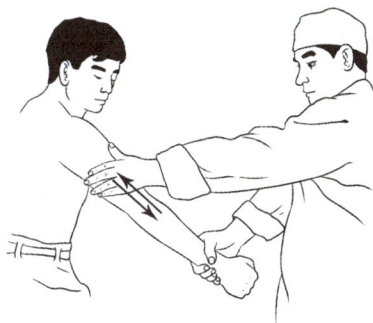

图 6-29 捋法

（13）**震法** 以震动力作用于损伤部位，使该部位产生震颤感而治疗疾病的一种手法。

动作要领：操作时手臂不要有主动运动，不能故意摆动或颤动，也不要向治疗部位施加压力。操作时手臂与前臂肌肉放松，动作要轻快、柔和、持续，不可时断时续。

功用：调理气机，镇静安神，宽胸理气。

适应证：适用于腹部，多用于治疗脘腹疼痛、月经不调等病证。

（14）**弹法** 用拇指和食指指腹相对提捏肌肉或肌腱再迅速放开使其弹回的一种手法（图6-30）。

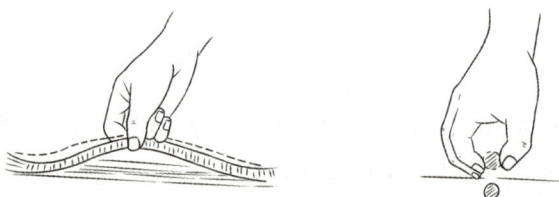

图 6-30 弹法

动作要领：用力要由轻到重，不要在皮肤表面摩擦移动。

功用：舒筋活血，解痉止痛，消瘀散结，松解粘连。

适应证：适用于全身各部位，可治疗肩周炎等病证。

（15）**归法** 以双手掌或双侧拇、食指施力于患处，对称用力向中间挤合的一种手法。

动作要领：以患者能耐受为主，不可粗暴用力。一手的拇指和食指或两手拇指的指腹或指端置于施术部位的皮肤，然后对称性地用力向中央挤按。

功用：消散筋结，舒筋止痛。

适应证：适用于肩、腕等关节。

（16）**散法** 是以掌根部着力于体表，腕部做快速的左右摆动推进动作的一种手法。

动作要领：操作时掌根紧贴皮肤，以手腕快速抖动完成动作，不可在表皮上搓擦，时轻时重交替进行。

功用：散瘀消肿，解痉止痛。

适应证：适用于跌打损伤等软组织疾病。

2. 活络关节法 活络关节法是术者用一个或多个手法，作用于脊柱或四肢关节处，从而达到活络通利的作用，一般在施行舒筋手法的基础上再应用本法。适用于脊柱疾患、关节功能障碍或伤后关节间微有错落不合缝者。通过活络关节手法，逐步使脊柱与肢体功能恢复正常。

（1）**屈伸法** 本法针对有屈伸功能活动障碍的关节，做被动屈曲或伸展活动的一种手法。

动作要领：术者一手握肢体的远端，一手固定关节部，然后缓慢、均匀、持续有力地做被动屈伸或外展、内收活动（图6-31），在屈伸关节时，要稍微结合拔伸或按压力。在特殊情况下可做过度的屈曲或收展手法来分离粘连，不可使用暴力或蛮劲，以避免加重肌肉的损伤，甚至骨折、脱位的发生，用力须恰到好处，刚柔相济。

功用：松解粘连，滑利关节，解除软组织痉挛或关节软组织嵌顿。

适应证：适用于肩、肘、髋、膝、踝等关节损伤后所致关节功能障碍。对各种损伤后的关节屈伸、收展活动障碍，筋络挛缩，韧带及肌腱粘连，关节强直均有松解作用。

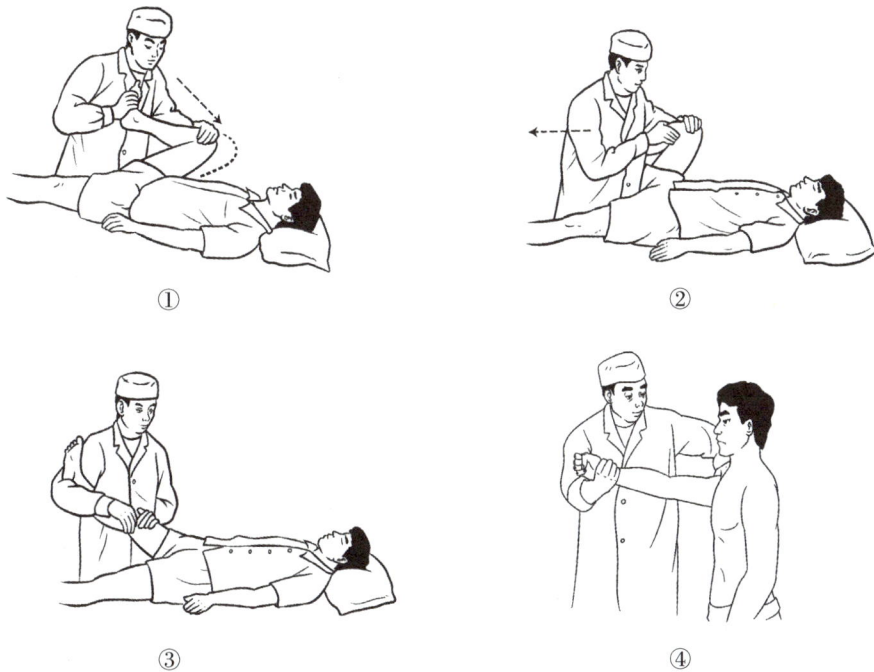

①②③下肢屈伸法　④上肢屈伸法

图 6-31　屈伸关节法

（2）旋转摇晃法　旋转是向相反方向用力，被动旋转身体，而摇晃法是以关节为轴，在牵引力作用下被动环转摇动关节。本法是针对脊柱疾患或关节旋转功能障碍，做被动旋转摇晃活动的一种手法，临床常与屈伸法配合使用。临床上分为四肢旋转摇晃法（如肩、踝关节等）、颈部旋转法、腰部旋转法。

动作要领：操作时，根据不同关节选择恰当的体位。术者一手握住关节的近端，另一手握肢体的远端，做来回旋转及摇晃动作。要按关节功能活动的范围，掌握旋转及摇晃的幅度。动作要稳妥，幅度由小到大，速度不宜过快，摇动幅度不要超越关节的生理活动范围，以不引起剧痛为原则。对于关节功能障碍者，速度宜缓慢，一定要在牵引力下操作，诊断不明的脊柱外伤或有脊髓受损体征者禁用，老年人伴有严重骨质增生或骨质疏松者慎用。

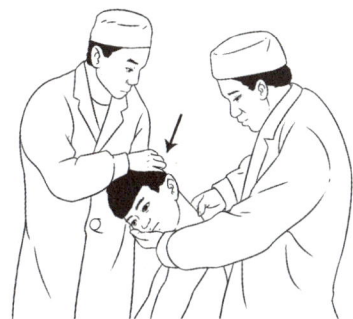

图 6-32　颈部旋转法

①颈部旋转法：属于整脊手法。操作时术者一手托住下颌，另一手按扶头后；或一手托住下颌，另一手按住颈椎患部棘突上，做旋转动作（图 6-32），可听到"格"的响声。

②腰部旋转法：又称斜扳法，属于整脊手法。患者俯卧位，操作时一手扳肩，一手扶臀，向相反方向用力，使腰部产生旋转（图 6-33）。本法也可采取坐位和侧卧位。

功用：舒筋通络，松解粘连，消瘀散结。

适应证：适用于四肢关节僵硬粘连、颈椎病、腰椎间盘突出症及关节滑脱错缝等。

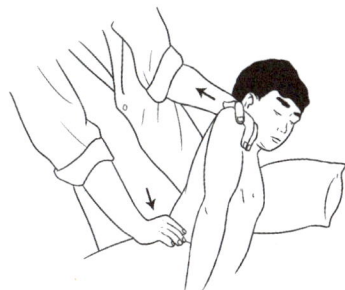

图 6-33　腰部旋转法

（3）**腰部背伸法**　亦属于整脊手法。本法含有拔伸与背伸两种作用力，分立位、卧位两式。

动作要领：立位法，术者略屈膝，背部紧贴患者背部，使其骶部抵住患者腰部，患者与医者双肘屈曲反扣，将患者背起，使其双足离地，同时以臀部着力晃动牵引患者腰部，臀部的上下晃动要和两膝的屈伸协调（图6-34）。

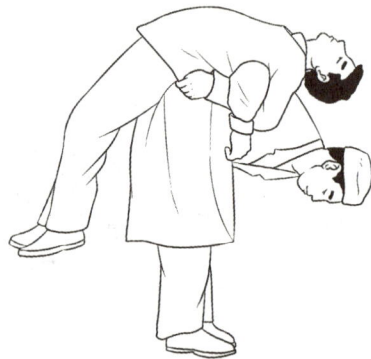

图6-34　腰部背伸法

卧位法，又名扳腿法或推腰扳腿法。俯卧、侧卧均可，术者一手扳腿，一手推按于腰部，迅速向后拉腿而达到腰部过伸的目的（图6-35）。

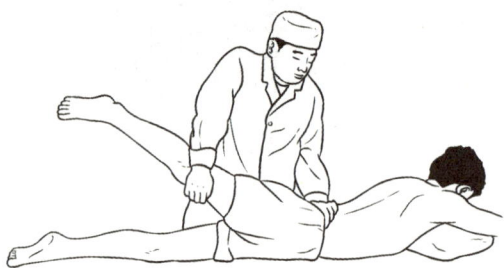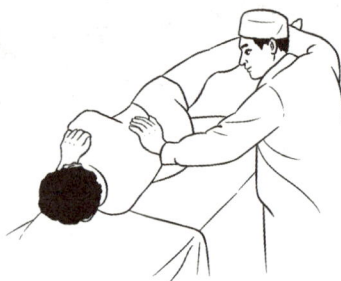

①俯卧扳腿法　　　　　　　　②侧卧扳腿法

图6-35　扳腿手法

功用：松解粘连，矫正错位，舒筋通络，解痉止痛。

适应证：用于急性腰扭伤、腰椎小关节功能紊乱、腰椎间盘突出症以及稳定性腰椎压缩骨折。本法可使腰椎错缝的小关节复位，有助于腰椎间盘突出症状缓解，还可使腰椎压缩性骨折的椎体楔形变得以改善。

（4）**拔伸牵引法**　本法是由术者和助手分别握住患肢远端和近端，对抗用力牵引的一种手法。

动作要领：手法开始时，先按肢体原来体位顺势用力牵引，然后再沿肢体纵轴对抗牵引，用力要轻重得宜，持续稳准（图6-36）。

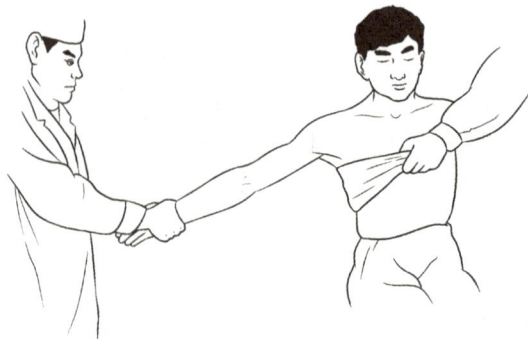

图6-36　拔伸牵引法

功用：舒筋通络，松弛肌肉，牵伸挛缩。

适应证：适用于肢体关节扭伤、关节挛缩及小关节错位等，能使痉挛、缩短、僵硬的筋脉松弛，或使挛缩的关节囊松解。

（5）踩跷法

动作要领：患者取俯卧位，在胸部及大腿部需垫软枕，以防损伤。术者双手扶住横木梁，双足踏于患部，进行踩踏，并嘱患者做深呼吸配合，随着弹跳的起落，张口一呼一吸，切忌屏气（图6-37）。在治疗过程中要根据患者的体质和病情，控制踩踏的力量及弹跳的幅度，同时嘱患者踩踏时呼气，跳起时吸气。本法忌用于体质虚弱及脊椎骨质病变者。

功用：通络止痛，放松肌肉，松解粘连。

适应证：适用于顽固性腰痛，如腰椎间盘突出症等。

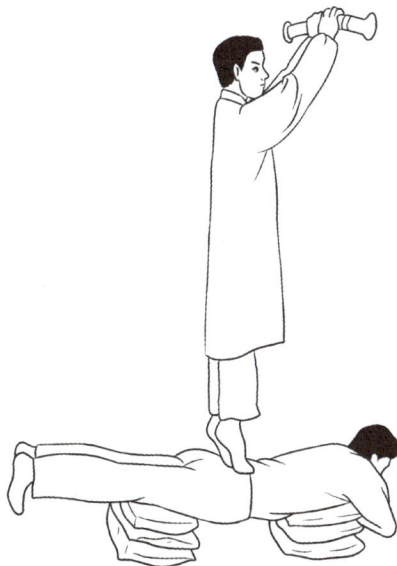

图 6-37 踩跷法

第二节 固定疗法

为了维持损伤整复后的良好位置，防止骨折、脱位再移位，保证损伤组织正常愈合，在复位后必须予以固定。固定是治疗损伤的一项重要措施，目前常用的固定方法有外固定与内固定两大类。良好的固定方法应遵循以下标准：①对被固定肢体周围的软组织无损伤，保持损伤处正常血运，不影响损伤组织正常愈合。②能有效地固定骨折，消除不利于骨折愈合的旋转、剪切和成角外力，使骨折端相对稳定，为骨折愈合创造有利的条件。③对伤肢关节约束小，有利于早期功能活动。④对骨折整复后的残留移位有矫正作用。

一、外固定

外固定是指损伤后用于体外的一种固定方法，目前常用的外固定方法有：夹板、石膏、牵引、支具及外固定器固定等。

（一）夹板固定

骨折复位后选用不同的材料，如柳木板、竹板、杉树皮、纸板等，根据肢体的形态加以塑形，制成适用于各部位的夹板，并用系带扎缚，以固定垫配合保持复位后的位置，这种固定方法称为夹板固定。夹板固定通过扎带对夹板的约束力，固定垫对骨折端防止成角移位或侧方移位的效应力，并充分利用肢体肌肉的收缩活动时所产生的内在动力，克服移位因素，使骨折断端复位后保持稳定。

1. 夹板固定的作用机理

（1）扎带、夹板、固定垫的外部作用力 扎带捆扎的压力是局部外固定力的来源，这种作用力通过夹板、固定垫和软组织传导到骨折段或骨折端，以对抗骨折发生再移位。如三垫固定的挤压杠杆力可防止骨折发生成角移位，两垫固定的挤压剪切力可防止骨折发生侧方移位。总之，用扎带、夹板、固定垫可防止骨折发生侧方、成角移位，合并持续骨牵引能防止骨折端发生短缩移位。

（2）肌肉收缩的内在动力　一方面骨折经整复后肌肉纵向收缩活动，使两骨折端产生纵向挤压力，加强骨折端紧密接触，增加稳定性。另一方面，由于肌肉收缩时体积膨大，肢体的周径随之增大，肢体的膨胀力可对固定垫、夹板产生一定的挤压作用力；与此同时，骨折端亦承受了由夹板、固定垫产生的同样大小的反作用力，从而也加强了骨折断端的稳定性，并起到了矫正骨折端残余移位的作用。当肌肉舒展放松时，肢体周径恢复原状，夹板也恢复到原来的松紧度。因此，按照骨折不同类型和移位情况，在相应的位置放置恰当固定垫，并保持扎带适当的松紧度，可把肌肉收缩不利因素转化为对骨折愈合的有利因素。但肌肉收缩活动必须在医护人员的指导下进行，否则可能会引起骨折再移位。为此，必须根据骨折类型、部位、病程的不同阶段和患者不同年龄等进行不同方式的练功活动。

（3）伤肢置于与移位倾向相反的位置　肢体骨折后的移位可由暴力作用的方向、肌肉牵拉和远端肢体的重力等因素引起。即使骨折复位后，这种移位倾向仍然存在，因此应将肢体置于逆损伤机制方向的位置，防止骨折再移位。

2. 夹板固定的适应证与禁忌证

（1）适应证　①四肢闭合性骨折（包括关节内及近关节骨折经手法整复成功者）。股骨干骨折，因肌肉发达收缩力大，须配合持续牵引。②四肢开放性骨折，创面小或经处理一期闭合伤口者。③陈旧性四肢骨折可运用手法整复者。④各种骨折的现场临时固定。

（2）禁忌证　①较严重的开放性骨折，如有创面的感染性骨折，断端有软组织嵌入的骨折。②难以整复的关节内骨折。③难以固定的骨折，如髌骨、股骨颈、骨盆骨折等。④肿胀严重伴有张力性水疱者。⑤骨折合并有血管、神经损伤者。

3. 夹板的材料与制作要求　夹板的材料应具备以下性能。

（1）可塑性　制作夹板材料能根据肢体各部的形态塑形，以适应肢体生理弧度的要求。

（2）韧性　具有足够的支持力而不变形，不折断。

（3）弹性　能适应肌肉收缩和舒张时所产生的肢体内部的压力变化，发挥其持续固定复位作用。

（4）吸附性和通透性　以利肢体表面散热，不致发生皮炎和毛囊炎。

（5）质地宜轻　过重则增加肢体的重量，增加骨折端的剪切力，影响肢体练功活动。

（6）能被 X 线穿透　有利于及时检查。

常用的夹板材料有：杉树皮、柳木板、竹板、厚纸板、胶合板、金属铝板、塑料板等。木板、竹板应按损伤的部位和类型，制成长宽形状适宜的夹板，并将四角边缘刨光打圆。需要塑形者，用热水浸泡后再用火烘烤，以弯成各种所需的形状，内粘毡垫，外套袜套（图6-38）。

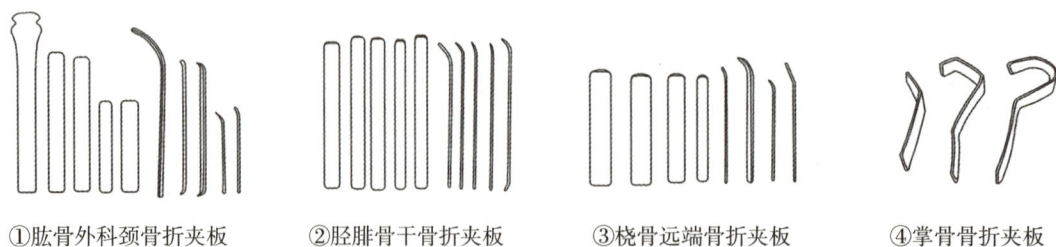

①肱骨外科颈骨折夹板　　②胫腓骨干骨折夹板　　③桡骨远端骨折夹板　　④掌骨骨折夹板

图 6-38　塑形配套夹板

夹板长度应视骨折的部位不同而异，分不超关节固定和超关节固定两种。前者适用于骨干骨折，夹板的长度等于或接近骨折段肢体的长度，以不妨碍关节活动为度；后者适用于关节内或近关节处骨折，其夹板通常超出关节处 2～3cm，以能捆住扎带为度。夹板固定一般为 4～5 块，总宽度相当于所需要固定肢体周径的 4/5 或 5/6 左右，每块夹板间要有一定的间隙。夹板不宜过厚或过薄，一般来说，竹板为 1.5～2.5mm，木板为 3～4mm，如夹板加长时，其厚度也应相应增加。纸板以市售工业用纸板为佳，厚度 1～2mm，可根据肢体的部位和形态剪裁，两板间距约一指宽，在夹板内面衬以 0.5cm 厚毡垫或棉花为宜。

4. 固定垫 又称压垫，一般安放在夹板与皮肤之间。利用固定垫所产生的压力或杠杆力，作用于骨折部，以维持骨折断端在复位后的良好位置。固定垫必须质地柔软，并具一定的韧性和弹性，能维持一定的形态，有一定的支持力，能吸水，可散热，对皮肤无刺激，可选用毛头纸、棉花、棉毡等材料制作。固定垫的形态、厚薄、大小应根据骨折的部位、类型、移位情况而定，其形状必须与肢体外形相吻合，以维持压力平衡。固定垫安放的位置必须准确，否则会起相反作用，使骨折端发生再移位。

（1）固定垫的种类 常用的固定垫有以下几种（图 6-39）。

①平垫：适用于肢体平坦部位，多用于骨干骨折。呈方形或长方形，其宽度可稍宽于该侧夹板，以扩大与肢体的接触面，其长度根据部位而定，一般 4～8cm；其厚度根据局部软组织厚薄而定，为 1.5～4cm。

②塔形垫：适用于肢体关节凹陷处，如肘、踝关节。需做成中间厚，两边薄，状如塔形的固定垫。

③梯形垫：一边厚，一边薄，形似阶梯状。多用于肢体有斜坡处，如肘后、踝关节等。

④高低垫：一边厚一边薄的固定垫。用于锁骨骨折或复位后固定不稳的尺桡骨骨折。

⑤抱骨垫：呈半月状，适用于髌骨及尺骨鹰嘴骨折。最好用绒毡剪成。

⑥葫芦垫：厚薄一致，两头大、中间小，形如葫芦状。适用于桡骨头骨折或脱位。

⑦横垫：长条形薄厚一致的固定垫，长 6～7cm，宽 1.5～2 cm，厚约 0.3 cm。适用于桡骨下端骨折。

⑧合骨垫：呈中间薄、两边厚的固定垫。适用于下尺桡关节分离的情况。

⑨分骨垫：用一根铅丝为中心，外用棉花或纱布卷成（不宜过紧），其直径为 1～1.5cm，长 6～8cm。适用于尺桡骨骨折、掌骨骨折、跖骨骨折等。

⑩大头垫：用棉花或棉毡包扎于夹板的一头，呈蘑菇状。适用于肱骨外科颈骨折。

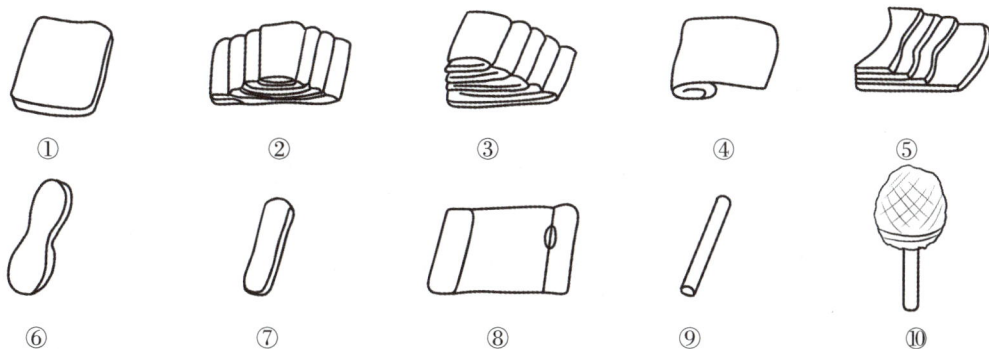

图 6-39 固定垫

（2）固定垫的使用方法 使用固定垫时，应根据骨折的类型、移位情况，在适当的位置放置固定垫。常用的固定垫放置法有：一垫固定法、二垫固定法及三垫固定法。

①一垫固定法：用于压迫骨折部位，多用于肱骨内上髁、外髁骨折，桡骨头骨折及脱位等。

②二垫固定法：用于有侧方移位的骨折。骨折复位后，将两垫分别置于两骨端原有移位的一侧，以骨折线为界，两垫不能超过骨折端，以防止骨折再发生侧方移位（图6-40①）。

③三垫固定法：用于有成角畸形的骨折。骨折复位后，一垫置于骨折成角突出部位，另两垫分别置于靠近骨干两端的对侧。三垫形成杠杆力，防止或矫正成角移位（图6-40②）。

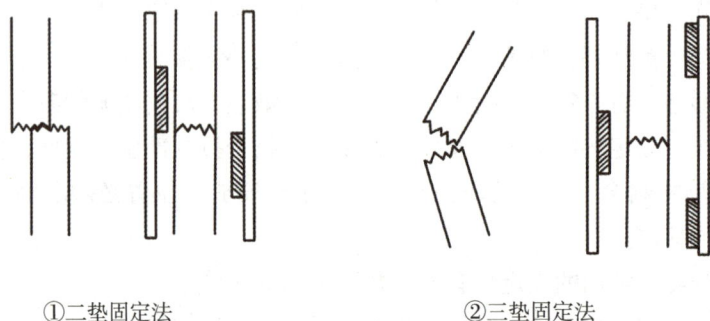

①二垫固定法　　　　　　　②三垫固定法

图6-40　固定垫放置法

5. 扎带　扎带的约束力是夹板外固定力的来源，扎带的松紧度要适宜。过松则固定力不够，过紧则引起肢体肿胀，压伤皮肤，重则发生肢体缺血坏死。临床常用宽1～2cm布带，将夹板安置妥后，依次捆扎中间、远端、近端，缠绕两周后打活结于夹板的前侧或外侧，便于调节松紧。捆扎后要求能提起扎带在夹板上下移动1cm，即扎带的拉力为800g左右，此松紧度较为适宜。

6. 夹板固定的操作步骤　各部位及不同类型骨折，其固定方法亦不一样。现以长骨干骨折局部小夹板固定为例，说明其操作步骤。

根据骨折的部位、类型及患者肢体情况，选择合适的夹板（经过塑形后），并将所需用的固定器材均准备齐全，整复完毕后，在助手维持牵引下，如需外敷药者要将药膏摊平敷好，再将所需的固定垫安放于适当的位置，用胶布贴牢。将棉垫或棉纸包裹于伤处，勿使其有皱褶，将夹板置于外层，排列均匀，板间距以1～1.5cm为宜。板的两端勿超过棉垫，骨折线最好位于夹板中央，由助手扶持板，术者依次捆扎系带，两端扎带距板端1～1.5cm为宜，防止滑脱。固定完毕后，如需附长板加固者，可置于小夹板的外层，以绷带包缠，如需持续牵引者，按牵引方法处理。

7. 夹板固定后注意事项

（1）抬高患肢，以利肿胀消退。

（2）密切观察伤肢的血运情况。特别是固定后3～4天内更应注意观察肢端动脉的搏动情况以及皮肤颜色、温度、感觉及肿胀程度。如发现肢端肿胀、疼痛、温度下降、颜色紫暗、麻木、伸屈活动障碍并伴剧痛者，应将扎带放松，若1小时后仍不见好转，则应打开扎带、夹板重新包扎。切勿认为是骨折引起的疼痛，否则有发生缺血坏死的危险。

（3）应保护好骨突部位和神经，防止压迫性溃疡发生及神经损害。注意询问骨骼突出处有无灼痛感，如患者持续疼痛，则应解除夹板进行检查。肱骨中下段的桡神经及腓骨颈处的腓总神经，均可因放置固定垫而损伤，固定时应注意保护。

（4）注意经常调节扎带的松紧度。扎带的松紧度很重要，太松起不到固定作用，太紧则影响血液循环。一般在4日内，因复位产生继发性损伤，发生局部损伤性炎症反应，使得夹板固定后静脉回流受阻，组织间隙内压有上升的趋势。可适当放松扎带，之后组织间隙内压会下降，血循环改善，扎带松弛时应及时调整扎带的松紧度，保持 1cm 的正常移动度。

（5）定期进行 X 线检查，了解骨折是否发生再移位，特别是在 2 周以内要经常检查，如有移位及时处理，若超过 2 周再移位整复较困难。

（6）指导患者进行合理的功能锻炼，并将固定后的注意事项及练功方法向患者及家属交代清楚，取得患者的合作。

8. 解除夹板固定的日期　夹板固定时间的长短，应根据骨折临床愈合的具体情况而定。达到骨折临床愈合标准，即可解除夹板固定。

（二）石膏固定

通常情况下夹板外固定治疗闭合性骨折比石膏固定优点多，但是对于个别部位及类型的骨折，石膏固定仍有其优势，如固定牢靠，可塑性强，尤其是在矫形外科术后，为了肢体与关节在特需位置上牢靠固定，石膏仍是首选外固定方式。

医用石膏系脱水硫酸钙（$Ca_2SO_4 \cdot H_2O$），是由天然结晶石膏（$Ca_2SO_4 \cdot 2H_2O$）煅制而成。将天然石膏捣碎，碾成细末，加热至 $100 \sim 200℃$，使其失去水分，即成白色粉状，变为熟石膏。使用时石膏粉吸水后又变成结晶石膏而凝固，凝固的时间随温度和石膏的纯度而异，在 $40 \sim 42℃$ 温水中，$10 \sim 20$ 分钟即凝固，石膏中加少许盐可缩短凝固时间。石膏凝固后体积膨胀 1/500，故使用石膏管型不宜太紧。石膏干燥一般需要 $24 \sim 72$ 小时。

1. 石膏绷带的用法　使用时将石膏绷带卷平放在 $30 \sim 40℃$ 温水桶内，待气泡出净后取出，以手握其两端，挤去多余水分即可使用。石膏在水中不可浸泡过久，或从水中取出后放置时间过长。因耽搁时间过长，石膏会很快硬固，如勉强使用，各层石膏绷带将不能互相凝固成为一个整体，从而影响固定效果。

2. 石膏绷带内的衬垫　为保护骨隆突部的皮肤，使其他软组织不因受压致伤，包扎石膏前必须先放好衬垫。常用的衬垫有棉纸、棉垫、棉花等。根据衬垫多少，可分为有衬垫石膏和无衬垫石膏，有衬垫石膏衬垫较多，即将整个肢体先用棉花或棉纸自上而下全部包好，然后外面包石膏绷带。有衬垫石膏，患者较为舒适，但固定效果略差，多用于手术后固定。无衬垫石膏，也需在骨突处放置衬垫（图 6-41），其他部位不放。无衬垫石膏固定效果较好，石膏绷带直接与皮肤接触，十分贴合，但骨折后因肢体肿胀，容易影响血液循环或压伤皮肤。

3. 石膏固定操作步骤

（1）包扎前准备

①人员安排：小型石膏 $1 \sim 2$ 人；大型石膏，如髋人字石膏，不得少于 3 人。

②患者准备：向患者交代石膏固定的注意事项，清洗伤肢。有伤口者先换药，胸腹部石膏固定者，患者不宜空腹或过饱。

③石膏及工具准备：根据石膏固定的大小与范围，需要准备相应规格与数量的石膏绷带卷和相应的工具。

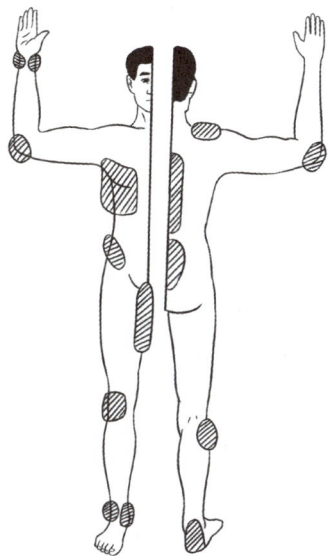

图 6-41　需要放衬垫的部位

（2）操作步骤

①体位：将患肢置于功能位（或特殊要求体位）。若患者无法持久维持这一体位，则需相应的器具，如牵引架、石膏床等，或有专人扶持。

②保护骨隆突部位：放上棉花或棉纸。

③制作石膏条：在包扎石膏绷带时，先做石膏条，放在肢体一定的部位，加强石膏绷带某些部分的强度。其方法是在桌面上或平板上，按所需要的长度和宽度，往返折叠6～8层（图6-42），每层石膏绷带间必须抹平，切勿形成皱褶。也可不用石膏条，在包扎过程中，可在石膏容易折断处或需加强部，按肢体的纵轴方向，往返折叠数层，以加强石膏的坚固性。

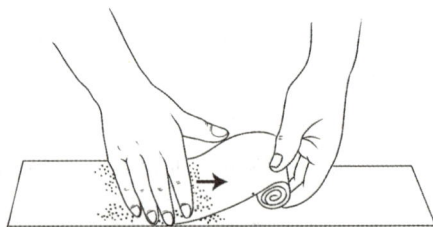

图6-42　制作石膏条

④石膏托的应用：将石膏托置于需要固定的部位，于关节处为避免石膏皱褶，可将其横向剪开1/2或1/3（图6-43），呈重叠状，而后迅速用手掌将石膏托抹平，使其紧贴皮肤。对单纯石膏托固定者，按体形加以塑形。此时，内层先用石膏绷带包扎，外层则用干纱布绷带包扎。包扎时一般先在肢体近端缠绕两层，然后再一圈压一圈地依序达肢体的远端（图6-44）。于关节弯曲处勿包扎过紧，必要时应横向将绷带剪开适当宽度，以防边缘处的条索状绷带造成压迫。对需双石膏托固定者，依前法再做一石膏托，置于前者相对的部位。纱布绷带缠绕二者之外。

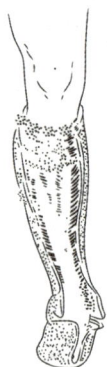

图6-43　关节处石膏条横向剪开示意图

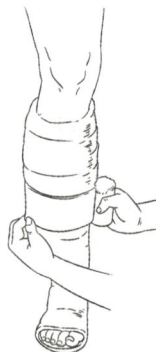

图6-44　石膏绷带环状缠绕示意图

⑤包扎石膏的基本方法：环绕包扎时，一般由肢体的近端向远端缠绕，且以滚动方式进行，切不可拉紧绷带，以免造成肢体血液循环障碍。在缠绕的过程中，必须保持石膏绷带的平整，切勿形成皱褶，尤其在第1、2层更应注意。由于肢体的上下粗细不等，当需在向上或向下移动绷带时，提起绷带的松弛部并向肢体的后方折叠（图6-45），不可翻转绷带（图6-46）。操作要迅速、敏捷、准确，两手互相配合，即一手缠绕石膏绷带，另一手朝相反方向抹平（图6-47）。使每层石膏紧密贴合，勿留空隙。石膏的上下边缘及关节处要适当加厚，以增强其固定作用。整个石膏的厚度，以不致折裂为原则，一般应为8～12层。最后将石膏绷带表面抹光，并按肢体的外形或骨折复位的要求加以塑形。因石膏易于成形，必须在成形前数分钟内完成，否则不仅达不到治疗目的，反而易损坏石膏。对超过固定范围部分和影响关节活动的部分（不需固定关节）应加以修削。边缘处如石膏嵌压过紧，可将内层石膏托起，并适当切开。对髋人字石膏，蛙式石膏，应在会阴部留有较大空隙。最后用色笔在石膏显著位置标记诊断及日期，有创面者应将创面的位置标明，以备开窗。

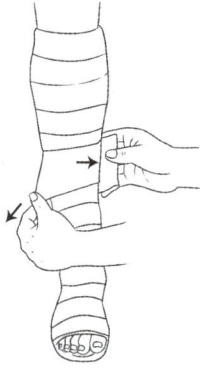

图 6-45 将石膏绷带松弛部向后折叠   图 6-46 错误的包扎方法   图 6-47 边包扎边用手抹平

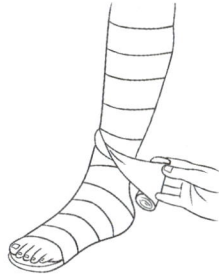

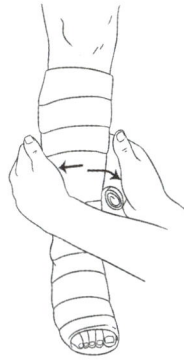

4. 石膏固定体位 肢体关节必须固定在能发挥最大功能的位置（即使关节在这种位置强直），此位置称为关节功能位。关节功能位是相对的，在选择时应考虑患者年龄、性别、职业，该关节主要功能以及其关节活动情况等。以髋关节为例，若患者是缝纫工，坐位时间较长，髋关节功能位就要多屈曲一些；如患者职业以站立体位为主，则髋关节应适当伸直。各关节功能位及固定范围均以中立位 0°法计（表 6-1）。

表 6-1 关节功能位及固定范围

关节	功能位置	固定范围
肩关节	上臂外展 45°～60°，前屈 30°，外旋 15°，肘关节屈肘 30°，拇指尖对准鼻尖为准	肩人字石膏，包括胸、肩、上臂、肘及前臂。女性托起乳房，以防受压
肘关节	屈曲 90°，前臂中立位 如果固定双侧，一侧为 110°，一侧为 70°	自腋部起下至手掌远侧横纹
腕关节	腕背伸 20°～30°。手半握拳，拇指对掌位	肘下至手掌远侧横纹
手指关节	掌指关节屈曲 60°，指间关节屈曲 30°～45°	前臂至手指
髋关节	屈曲 15°～20°，外展 10°～15°，外旋 5°～10° 两侧固定者，一侧全伸，一侧稍屈曲，小儿一侧全伸	从乳头至足趾，必要时包括对侧髋关节，下至膝关节
膝关节	屈膝 10°～15°，小儿全伸	大腿根部至足趾
踝关节	足中立位，无内外翻	小腿至足趾
脊柱	尽量按正常生理弧度。两髋稍屈曲，并适当外展，膝关节稍屈曲	T_4 以上包括头颈部，L_4 以下包括两侧大腿

5. 石膏固定后注意事项

（1）石膏定型后，可用电吹风、红外线照射等方法烘干。

（2）在石膏未干以前搬动患者，注意勿使石膏折断或变形，常用手托起石膏，忌用手指捏压，回病房后必须用软枕垫好。

（3）抬高患肢，手指或足趾要露在石膏外面，注意有无受压症状，随时观察指（趾）血运、皮肤颜色、温度、肿胀、感觉及运动情况。如果有变化，立即将管型石膏纵形切开。待病情好转后，再用浸湿的纱布绷带自上而下包缠，使绷带与石膏粘在一起，如此石膏干固后不减其固定力。固定后肢体有肿胀，可沿剖开缝隙将纱布绷带剪开，将剖缝扩大，在剖缝中填塞棉花并用纱布绷带包扎。

（4）手术后及有伤口患者，如发现石膏被血或脓液浸透，应及时处理。

（5）注意冷暖，寒冷季节注意外露肢体保温；炎热季节，对包扎大型石膏者，要注意通风，防止中暑。

（6）注意保持石膏清洁，勿使尿、便等浸湿污染。翻身或改变体位时，应保护石膏原形，避免折裂变形。

（7）如因肿胀消退或肌肉萎缩致使石膏松动者，应立即更换石膏。

（8）患者未下床前，须帮助其翻身，并指导患者做石膏内的肌肉收缩活动，情况允许时，鼓励下床活动。

（9）注意畸形矫正。骨折或因畸形做截骨术的患者，X线复查发现骨折或截骨处对位尚好，但有成角畸形时，可在成角畸形部位的凹面横行切断石膏的2/3周径，以石膏凸面为支点，将肢体的远侧段向凸面方向反折，即可纠正成角畸形。然后用木块或石膏绷带条填塞石膏裂隙中，再以石膏绷带固定（图6-48）。

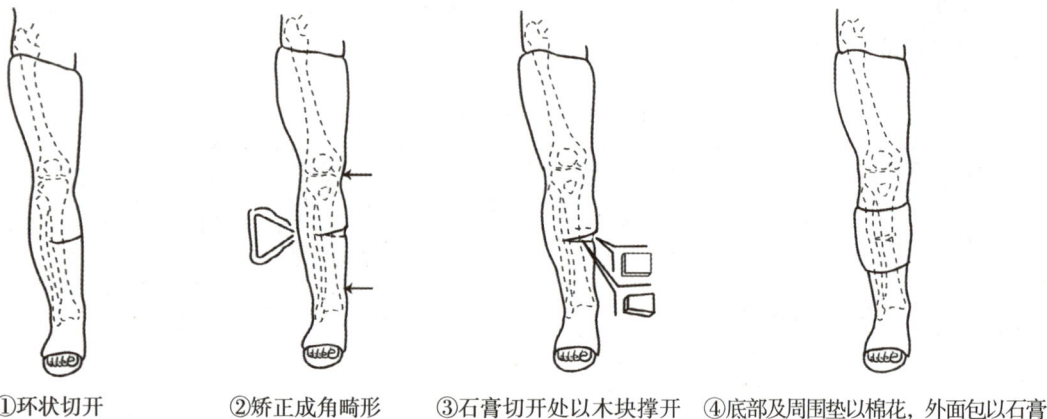

①环状切开　②矫正成角畸形　③石膏切开处以木块撑开　④底部及周围垫以棉花，外面包以石膏

图6-48　石膏楔形切开示意图

6. 石膏的开窗、剖开、楔形切开和拆除　切开石膏工具有石膏剪、石膏刀、石膏锯、撑开器、电锯等（图6-49）。

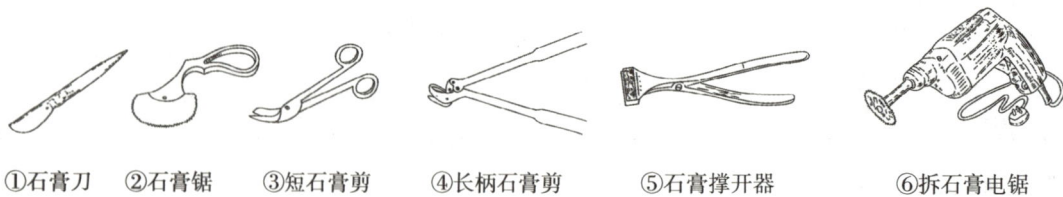

①石膏刀　②石膏锯　③短石膏剪　④长柄石膏剪　⑤石膏撑开器　⑥拆石膏电锯

图6-49　拆石膏工具

（1）开窗　有下列情况者需行开窗。

①行手术者需要检查切口和拆除缝线。

②石膏固定后，局部尤其是骨隆突处有持续性疼痛者。

③骨髓炎手术后或有感染伤口，需要长期换药者。

需要对石膏开窗者，即在石膏固定完毕后（未干固之前）按创面大小、部位，在石膏上做一个四边形（或其他形），全层切开，待石膏稍干固后（一般术后第二天），将石膏块取出，换药后放归原处，外面再用绷带包扎。如果需要紧急开窗者，可用石膏电锯等，按预先画好的标志全层切开，直至衬垫为止，将石膏块取出，进行处理。完毕后须用棉花塞入石膏窗内，将石膏块安放回原位，并用绷带包扎。以免由于该处压力降低致使组织膨出，而在创缘部造成压迫性溃疡。

（2）石膏剖开 用于以下两种情况。

①针对性石膏剖开：肢体急性损伤的早期，估计在石膏管型固定后，肿胀可能继续加重，而造成血液循环障碍者，可选择不影响骨折对位且石膏较薄处，将石膏全层剖开。但必须注意不要损坏石膏管型，在剖开裂隙处填入棉纸，外用绷带包扎（图6-50）。

②急诊石膏剖开：如果在石膏管型固定过程中，发现肢体末端有明显肿胀、紫绀、疼痛等血循环障碍者，应立即在石膏管型的侧方做纵形全层剖开，并用撑开器扩大石膏缝隙，抬高患肢，密切观察血液循环情况。如果上述症状消失，再用绷带包扎或更换石膏。

（3）楔形切开 在石膏管型一定部位做周径60%～80%环形切开，用以矫正成角畸形。

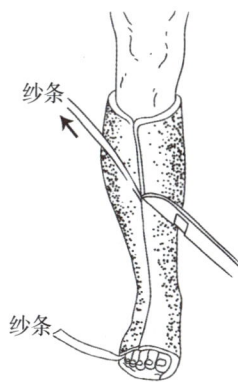

纱条

纱条

图6-50 石膏剖开

（4）拆除石膏 肢体经足够时间固定，并经X线复查有足够骨痂形成，则拆除石膏。骨伤科医生必须先学会拆除石膏，一旦遇到因固定过紧，发生血循环障碍时，能迅速处理。

7. 医用高分子石膏夹板 又称"高分子夹板"，由多层经聚氨酯、聚酯浸透的高分子纤维构成，临床上多应用成品。其具有硬化快、强度高、透气性好、不怕水等特点，是传统石膏绷带的升级产品，适用范围、注意事项等基本等同传统石膏。

（1）优点 ①硬化快：3～5分钟开始硬化，15～20分钟后硬度可承重。②强度高：强度是医用脱水硫酸钙石膏的20倍，固定牢固。③轻便美观：重量轻，患者负重小，有利于局部血液循环及患者功能锻炼与护理，促进局部骨折愈合。④使用方便：操作和塑形及拆除更方便。⑤透气性好：透气率高，利于皮肤呼吸、排汗。⑥舒适性好：高分子夹板固化后收缩小，不会引起皮肤发紧、发痒、发臭、发热烧灼的不适感。⑦穿透性强：具有良好的X线穿透性，无需拆除夹板即可清晰观察骨折端复位及愈合情况。⑧防水性好：不怕二次浸水，可佩戴沐浴，后用电吹风机吹干。⑨环保性强：可完全燃烧，符合医用环保要求。⑩规格多：有7.5cm×30cm、7.5cm×90cm、10cm×40cm、10cm×75cm、12.5cm×75cm、12.5cm×115cm、15cm×75cm、15cm×115cm等多种型号选择，应用方便。

（2）适用范围 适用范围同传统石膏，用于固定骨折、脱位，支持与固定扭伤的韧带和肌肉组织。

（3）使用方法 ①根据需要固定的部位选择相应尺寸及型号的夹板。②根据需要固定的部位可适当修剪夹板的形状，放入常温水中完全浸泡5～8秒并挤压2～3次，夹板固化时间与水温有直接关系，水温低固化时间长，水温高固化时间短。③取出后挤去多余水分，并擦净夹板表面的水滴。④把夹板覆盖在需要固定的部位，外用纱布绷带或弹性绷带螺旋式缠绕固定，松紧适宜。⑤可根据需要对夹板进行塑形。⑥操作时间一般控制在5分钟内，否则影响塑形效果，完全硬化前，患肢禁止随意活动。⑦硬化后不适部位可用石膏剪修整。

（4）注意事项 使用注意事项同传统石膏，存放时注意包装袋不要损坏、漏气，以免高分子夹板变硬失效。

（三）支具固定

支具固定是一种置于身体外部的支撑装置，旨在限制关节的某方向活动，辅助手术治疗或直接用于非手术治疗的一种外固定方法。可以用来稳定关节、维持复位、防治畸形、支撑肢体、辅助肢体完成功能活动及缓解局部症状等。

医用外固定支具是按人体骨骼特征设计，由高分子泡沫板、塑料板、功能布套、塑料支架、尼龙粘扣、线带和铆钉等材料制成，其固定、脱卸方便。支具按使用材料不同分为高分子型医用外固定支具、塑料型医用外固定支具等。有外伤或轻度过敏时，不可直接使用支具，应在患处衬垫纱布或医用棉纸。

1. 支具的分类

（1）按功能分类

①固定支具：固定患肢，稳定骨折移位，维持复位，限制肢体局部活动等。

②功能支具：协助肢体运动，缓解局部症状等。

③活动支具：可限制肢体在限定范围内活动，以减少过度活动或不必要活动导致的损伤。

（2）按加工特点分类

①固定支具：适用于大多数患者，如护腕、护踝、护膝、腰围、颈托等。

②可调支具：部分功能可根据患者需求调整，如上肢外展架、可调膝关节支具等。

2. 支具的临床应用范围

（1）不完全骨折、无移位的稳定骨折。使用支具可以起到固定作用，同时由于舒适、轻便、美观等优于石膏固定，更易于被患者接受。

（2）肌腱、韧带、软组织损伤修复后。如踝部韧带损伤、手部肌腱断裂术后、膝关节前后交叉韧带术后等使用支具，可减轻肌腱或韧带的张力。

（3）矫正畸形。如先天性脊柱侧凸、发育性髋关节脱位、膝内（外）翻、肘外翻等畸形，使用支具进行矫正，具有调节方便、佩戴舒适等优点。

（4）辅助肢体完成正常功能，如利用助行器、功能鞋、矫形鞋垫等完成正常行走功能。

（四）牵引疗法

牵引疗法是通过牵引装置，利用悬垂重量为牵引力，身体重量为反牵引力，达到缓解肌肉紧张，整复骨折、脱位，预防和矫正软组织挛缩，以及对某些疾病术前组织松解和术后制动的一种治疗方法，多用于四肢和脊柱损伤。我国历代医家经常使用牵引治疗骨折，如《世医得效方·正骨兼金镞科》对脊柱骨折采用软绳从脚吊起牵引复位，《普济方·折伤门》对颈椎骨折脱位，主张用手巾兜缚颏下牵引整复。

牵引疗法包括皮肤牵引、骨牵引和布托牵引。临床根据患者的年龄、体质、骨折的部位和类型，肌肉发达的程度和软组织损伤情况的不同分别选用。牵引重量根据短缩移位程度和患者体质而定，随时调整，牵引重量不宜太过或不及。牵引力太过，易使骨折断端发生分离，造成骨折迟缓愈合或不愈合；牵引力不足，则达不到复位固定的目的。

1. 牵引用具   骨科临床常用的牵引用具，不宜过于复杂，要简而易行，便于掌握，常用牵引用具有以下几种。

（1）牵引床架   为工厂成品。在床头和床脚上装制床架，固定牢靠，其两架之顶部以横杠连接。患者可以双手牵拉，借以功能锻炼和使用便器。床板中心留一个圆洞，便于放置便盆，且能调整患者的体位，以适应牵引的需要。牵引床为组合式，便于拆换和调整（图 6-51）。

（2）牵引支架

①勃朗 - 毕洛支架（图 6-52）：多用于下肢、骨盆骨折以及其他损伤时牵引与固定，较为舒适、安全和方便。另外还有改良式，如将支架远端延长，并装有滑轮装置等（图 6-53）。

②托马氏架（图 6-54）：该架结构简单、轻便，但由于属于固定牵引方式，即依靠上端的皮环抵于坐骨结节作为反牵引力，易压伤皮肤引起并发症，使用时应加以注意。

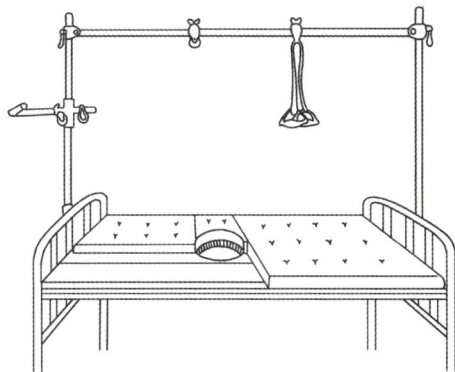

图 6-51　牵引床架

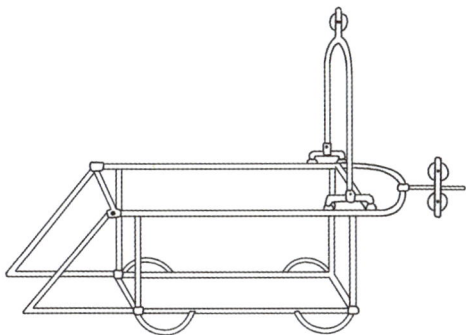

图 6-52　勃朗 - 毕洛支架

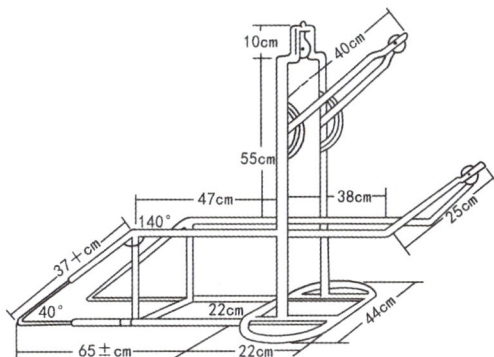

图 6-53　勃朗架（改良式）

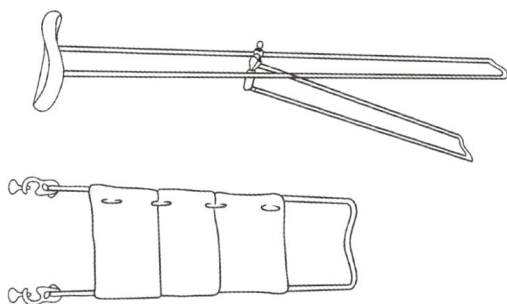

图 6-54　托马氏架和小腿附架

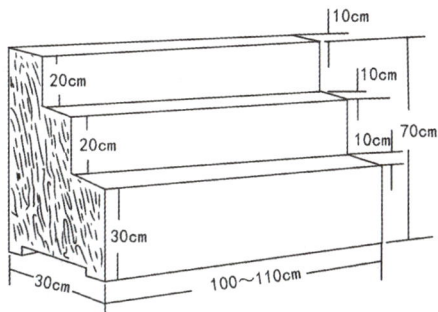

图 6-55　三级梯外形

（3）牵引附件　主要有以下几种。

①三级梯：外形与大小如图所示（图 6-55），主要用于使床脚抬高的情况，其目的是利用患者自身重量来达到对抗牵引的作用，从而有利于骨折端的复位与稳定。当牵引重量超过体重 1/7 时，一般将床脚抬高 50cm；牵引重量为体重 1/8 ～ 1/14 时，床脚抬高 30cm；如维持重量时，则床脚抬高不超过 10cm。

②三高度床脚垫：为三种不同高度的木制床脚垫，其长、宽、高分别为 50cm、30cm、20cm（图 6-56），两个为一套，可根据牵引重量不同选择相应高度。各面的中央部均有一凹槽，以便床脚嵌入，不易滑出。

③靠背架：呈合页状，两侧有撑脚，以选择不同的高度，并可完全合拢，呈平板状（图6-57）。

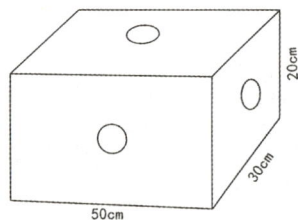

图6-56 三高度床脚垫

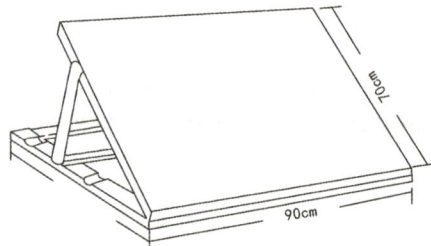

图6-57 靠背架

④足蹬箱：置于健侧足底，以便患者练功时，防止身体下滑。

⑤牵引工具：包括滑轮、牵引绳、牵引砣（重量有500g、1000g、2500g等）、绷带、扩张板、大别针、夹子、胶布、头部牵引带、颅骨牵引钳、各种大小牵引弓、骨盆吊带等。

2. 皮肤牵引 凡牵引力通过对皮肤的牵拉而使作用力最终达到患处，并使其复位、固定与休息的技术，称为皮肤牵引。此法对患肢基本无损伤，痛苦少，无穿针感染之危险。但由于皮肤本身所承受力量有限，同时胶布对皮肤粘着不持久，故其适应范围有一定的局限性。

（1）适应证与禁忌证

①适应证：骨折需要持续牵引疗法，但又不需要强力牵引或不适于骨牵引、布托牵引的病例，如小儿股骨干骨折有移位者，老年股骨转子间骨折，肱骨髁上骨折因肿胀严重或有水疱不能即刻复位者，及小儿轻度关节挛缩症等。

②禁忌证：对胶布有过敏史；皮肤有损伤或炎症者；肢体有血循环障碍者，如静脉曲张、慢性溃疡、血管硬化及栓塞等；骨折移位需要较大牵引力方能矫正者。

（2）牵引前准备

①准备好所需用的牵引架及附属装置。

②宽胶布，一般用圆筒装医用宽胶布，根据需要酌情截取。

③绷带，成人用宽10cm的绷带，小儿用宽5cm或8cm的绷带。

④扩张板，根据部位不同分为6cm×6cm、7cm×7cm，8cm×8cm、10cm×10cm四种，其厚度为1cm，在扩张板中央钻0.5cm直径的圆孔，供牵引绳穿入。

⑤安息香酸酊，具有保护皮肤与增加胶布粘性的作用。

⑥纱布或棉纸，用以保护骨突部。

⑦牵引绳，常用棉麻线绳或尼龙绳。

⑧患者皮肤准备，除紧急情况外，一般对患肢先以肥皂水擦拭，除去油污，再以清水洗净，剃毛，之后在贴胶布处涂安息香酸酊。

（3）牵引方法

①按肢体粗细和长度，将胶布剪成相应宽度（一般与扩张板宽度相一致），并撕成长条，其长度应根据骨折平面而定，即骨折线以下肢体长度与扩张板长度两倍之和。

②将扩张板粘于胶布中央，但应稍偏内侧2～3cm，并在扩张板中央孔处将胶布钻孔，穿入牵引绳，于板之内侧面打结，防止牵引绳滑脱。

③术者将胶布两端按三等分或两等分撕成叉状，其长度为一侧胶布全长的1/3～1/2。

④在助手协助下，骨突处放置纱布，术者先持胶布较长的一端平整地贴于大腿或小腿外侧，

并使扩张板与足底保持两横指的距离，然后将胶布的另一端贴于内侧，注意两端长度相一致，以保证扩张板处于水平位置。

⑤用绷带缠绕，将胶布平整地固定于肢体上（图6-58），勿过紧以防影响血液循环。

⑥将肢体置于牵引架上，根据骨折对位要求调整滑车的位置及牵引方向。

⑦小腿下方应垫枕头，以抬高小腿，切勿悬空。

⑧牵引重量根据骨折类型、移位程度及肌肉发达情况而定，小儿宜轻，成人宜重，但不能超过5kg。

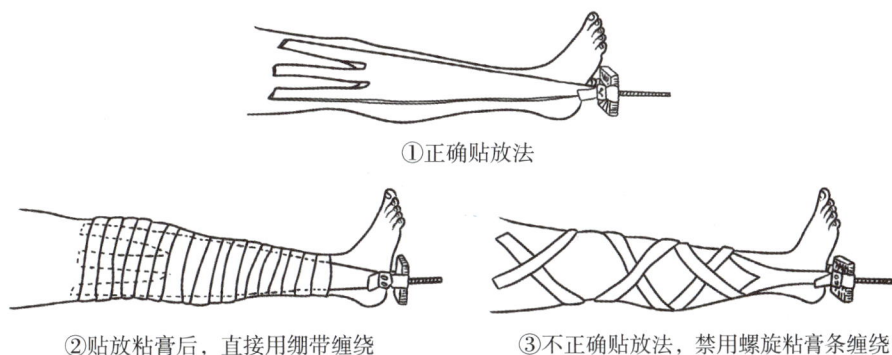

①正确贴放法

②贴放粘膏后，直接用绷带缠绕　　③不正确贴放法，禁用螺旋粘膏条缠绕

图6-58　贴放粘膏法

（4）注意事项　须及时注意检查牵引重量是否合适，太轻不起作用，过重胶布易滑脱或引起皮肤水疱；注意有无皮炎发生，特别是小儿皮肤柔嫩，对胶布反应较大，若有不良反应，应及时停止牵引；注意胶布和绷带是否脱落，滑脱者应及时更换，特别注意检查患肢血运及足趾（手指）活动情况。

3. 骨牵引　又称为直接牵引，系利用钢针或牵引钳穿过骨质，使牵引力直接通过骨骼而抵达损伤部位，并起到复位与固定的作用。其优点：可以承受较大的牵引重量，可以有效地克服肌肉痉挛；牵引后便于检查患肢；牵引力可以调整，不致引起皮肤发生水疱、压迫性坏死或循环障碍；配合夹板固定，保持骨折端不移位的情况下，可以加强患肢功能锻炼，防止关节僵直、肌肉萎缩，以促进骨折愈合。其缺点：钢针直接通过皮肤穿入骨质，如果消毒不严格或护理不当，易招致针眼处感染；穿针部位不当易损伤关节囊或神经血管；儿童采用骨牵引容易损伤骨骺。

（1）适应证　①成人肌力较强部位的骨折；②不稳定性骨折、开放性骨折；③骨盆骨折、髋臼骨折及髋关节中心性脱位；④学龄儿童股骨不稳定性骨折；⑤颈椎骨折与脱位；⑥皮肤牵引无法实施的短小管状骨骨折，如掌骨、指（趾）骨骨折；⑦手术前准备，如人工股骨头置换术等；⑧关节挛缩畸形者；⑨其他需要牵引治疗而又不适于皮肤牵引者。

（2）禁忌证　①牵引处有炎症或开放创伤污染严重者；②牵引局部骨骼有病变及严重骨质疏松者；③牵引局部需要切开复位者。

（3）骨牵引前的准备

①骨牵引器械包：其内容包括手术巾，消毒钳，巾钳，大、中、小3种斯氏针各1～2根，粗、中、细克氏针各2根，手摇骨钻，钢锤，纱布等。高压消毒后备用。

②牵引弓：主要有马蹄形牵引弓、张力牵引弓及颅骨牵引弓等。马蹄形牵引弓主要适用斯氏针牵引，张力牵引弓适用于克氏针牵引，颅骨牵引弓用于颈椎骨折与脱位（图6-59）。

①斯氏针、克氏针　②手钻　③牵引弓　④克氏针手摇钻

⑤马蹄式牵引弓　⑥颅骨牵引弓　⑦冰钳式牵引弓　⑧锤子

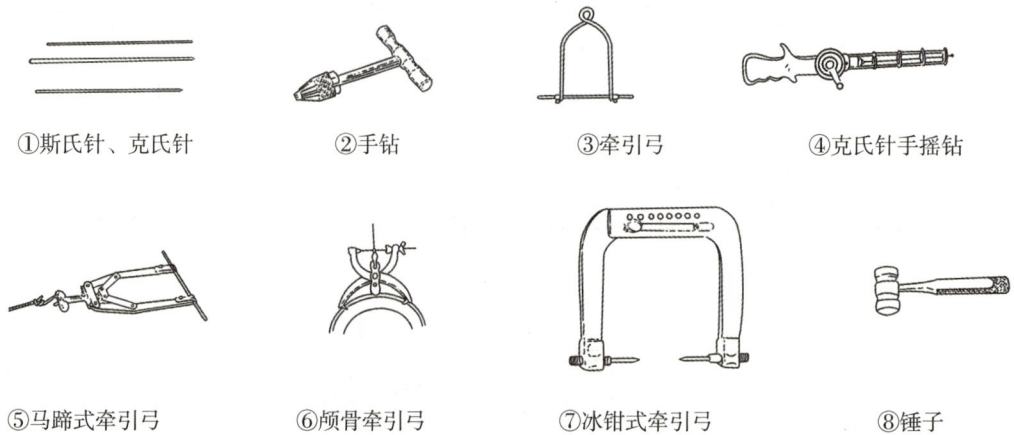

图 6-59　骨牵引器械图

③局部麻醉用品：备好 10～20mL 空针，0.5%～1% 普鲁卡因 10～20mL。

④皮肤消毒剂：一般用 2% 碘酊及 75% 酒精。

⑤其他：2% 龙胆紫及棉棒等。

⑥患者准备：患肢皮肤准备，将患肢置于勃朗架上，或置于适当位置。

（4）肢体各部位骨牵引

①颅骨牵引

a.适应证：颈椎骨折脱位。

b.操作方法：患者仰卧，头下枕 1 个沙袋，剃光头发，用肥皂及清水洗净，擦干，用龙胆紫在头顶正中画 1 条前后矢状线，头顶分为左右两半，再以两侧外耳孔为标记，经头顶画 1 条额状线，两线在头顶相交为中点。张开颅骨牵引弓两臂，使两臂的钉齿落于距中点两侧等距离的额状线上，该处即为颅骨钻孔部位（图 6-60）；另一方法是由两侧眉弓外缘向颅顶画两条平行的矢状线，两线与上述额状线相交的左右两点，为钻孔的位置。以龙胆紫标记，常规消毒，铺无菌巾，局部麻醉后，用尖刀在两点处各做 1 个长约 1cm 的横切口，深达骨膜，止血，然后用带安全隔板的钻头在颅骨表面斜向内侧约 45° 角钻入（图 6-61）。以手摇钻钻穿颅骨外板（成人约 4mm，儿童为 3mm），注意防止穿过颅骨内板伤及脑组织，然后将牵引弓两钉齿插入骨孔内，拧紧牵引弓螺丝钮，使其牵引弓钉齿固定牢固，缝合切口并用酒精纱布覆盖伤口，牵引弓系牵引绳并通过滑车（图 6-62），抬高床头进行牵引。牵引重量一般第 1、2 颈椎用 4kg，以后每往下一个椎体增加 1kg。复位后其维持牵引重量一般为 3～4kg。为了防止牵引弓滑脱，于牵引后第 1、2 天内，每天将牵引弓的螺丝加紧一扣。

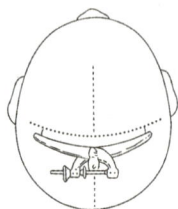

图 6-60　颅骨钻孔部位测定　　图 6-61　钻透颅骨外板

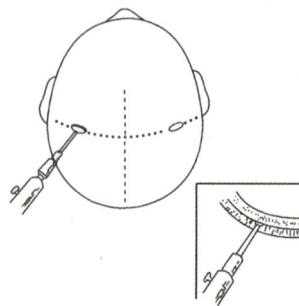

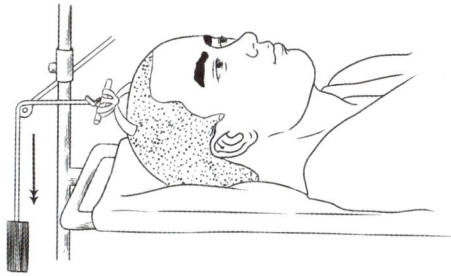

图 6-62　颅骨牵引

②尺骨鹰嘴牵引

a. 适应证：适用于难以复位或肿胀严重的肱骨髁上骨折和髁间骨折，粉碎型肱骨下端骨折，移位严重的肱骨干大斜形骨折或开放性骨折。

b. 操作方法：患者仰卧位，屈肘 90°，前臂中立位，常规皮肤消毒、铺巾，在尺骨鹰嘴下 2cm，尺骨嵴旁开一横指处，即为穿针部位，龙胆紫标记，局麻后，将克氏针自内向外刺入直达骨骼，注意避开尺神经，然后转动手摇钻，将克氏针垂直钻入并穿出对侧皮肤，使外露克氏针两侧相等，以酒精纱布覆盖针眼处，安装牵引弓进行牵引（图 6-63）。儿童患者可用大号巾钳代替克氏针直接牵引。牵引重量一般为 2 ～ 4kg。

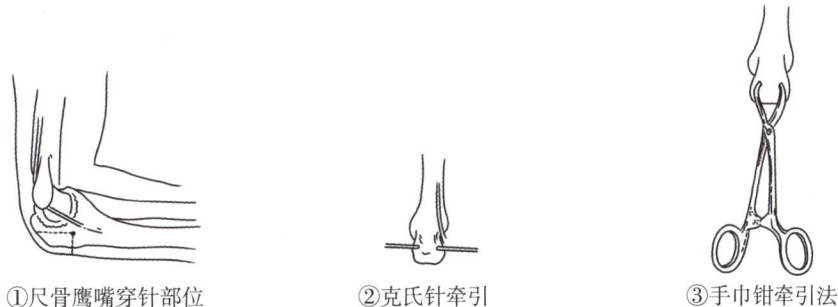

①尺骨鹰嘴穿针部位　　　②克氏针牵引　　　③手巾钳牵引法

图 6-63　尺骨鹰嘴的骨牵引

③拇指及其他四指牵引

a. 适应证：多用于第一掌骨及其他掌骨或近节指骨不稳定性骨折，通过手法复位与夹板固定，骨折仍不稳定者，应改为骨牵引。

b. 操作方法：常规皮肤消毒铺巾后，在臂丛麻醉或局部麻醉下，将一细克氏针穿过拇指末节指骨，先以手法整复，用石膏管型将前臂、手腕和拇指腕掌关节固定于功能位。然后用"U"形粗铁丝圈固定于拇指石膏管型的两侧，待石膏干固后，以小型牵引弓（钢丝制成）拉住克氏针，用橡皮圈的一端系于牵引弓上，一端套在"U"形铁丝顶端之凹陷处进行牵引（图 6-64）。如果牵引力不足，可拉紧或更换粗的橡皮圈。

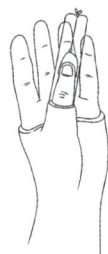

图 6-64　拇指牵引法

c. 其他四指牵引法：按拇指操作方法穿出细克氏针，安放好牵引弓，棉垫保护手腕及前臂，再将"T"形铝制夹板用石膏绷带固定于前臂腕部掌侧，保持腕关节、掌指关节功能位，在前臂石膏管型的掌侧放 1 个铁丝钩，石膏凝固后，将铝板弯成适当形状，将伤指放上，再用橡皮圈连接牵引弓及铁丝钩进行牵引（图 6-65）。为了减少摩擦力，可在橡皮圈与石膏之间放 1 个撑木。

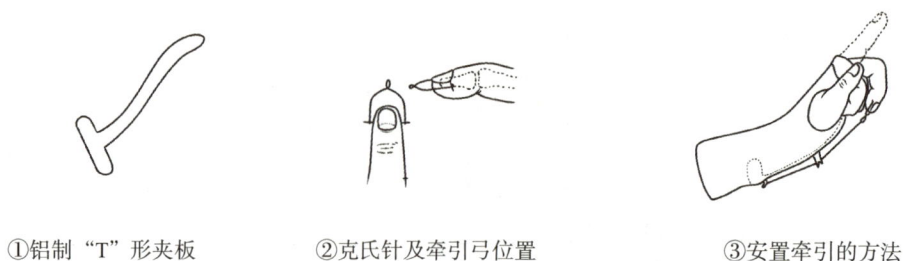

①铝制"T"形夹板　　　②克氏针及牵引弓位置　　　③安置牵引的方法

图 6-65　手指牵引法

④股骨下端牵引

a.适应证：股骨干骨折、股骨转子间骨折、髋关节脱位、骶髂关节脱位、骨盆骨折向上移位、髋关节手术前需要松解粘连者。

b.操作方法：患者仰卧位，伤肢置于牵引架上，使膝关节屈曲 40°，常规消毒铺巾，局部麻醉后，在内收肌结节上 2cm 处标记穿针部位，此点适在股骨下端前后之中点。操作时向上拉紧皮肤，以克氏针穿入皮肤，直达骨质，掌握骨钻进针方向，徐徐转动手摇钻，当穿过对侧骨皮质时，同样向上拉紧皮肤，以手指压迫针眼处周围皮肤，穿出钢针，使两侧钢针相等，酒精纱布覆盖针孔，安装牵引弓，进行牵引（图 6-66）。穿针时一定要从内向外进针，以免损伤神经血管。穿针的方向应与股骨纵轴成直角，否则钢针两侧负重不平衡，易造成骨折断端成角畸形。牵引重量一般为体重 1/6～1/8，维持量为 3～5kg。

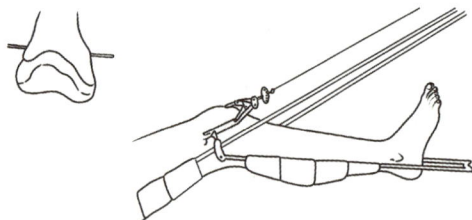

图 6-66　股骨髁上牵引示意图

⑤胫骨结节牵引

a.适应证：适用于股骨干骨折、伸直型股骨髁上骨折等。

b.操作方法：将患肢置于牵引架上。穿针的部位在胫骨结节向后 1.25cm 处，在此点平面稍远侧部位即为进针点，标记后消毒铺巾，局部浸润麻醉后，由外侧向内侧进针，以免伤及腓总神经，钢针穿出皮肤后，使两针距相等，酒精纱布保护针孔，安置牵引弓进行牵引（图 6-67）。如用骨圆针作牵引时，必须用手摇钻穿针，禁用锤击，以免骨质劈裂。牵引重量为 7～8kg，维持量 3～5kg。

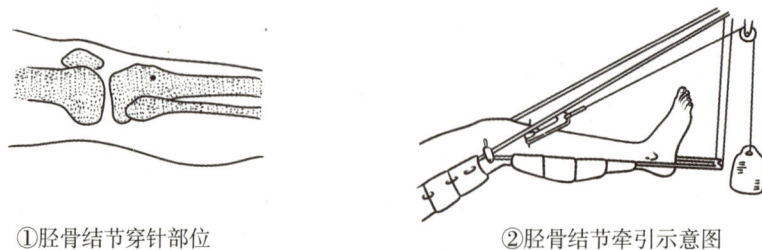

①胫骨结节穿针部位　　　　　②胫骨结节牵引示意图

图 6-67　胫骨结节骨牵引

⑥跟骨牵引

a.适应证：胫骨髁部骨折、胫腓骨不稳定性骨折、踝部粉碎性骨折、跟骨骨折向后上移位、膝关节屈曲挛缩畸形等。

b.操作方法：将伤肢置于牵引架上，小腿远端垫1个沙袋使足跟抬高，助手一手握住前足，一手握住小腿下段，维持踝关节中立位。内踝尖与足跟后下缘连线的中点为穿针部位；或者内踝顶点下3cm处，再向后画3cm长的垂线，其顶点即是穿针处。以龙胆紫标记，常规消毒铺巾，局部麻醉后，以手摇钻将骨圆针自内侧钻入，直达骨质。注意穿针的方向，胫腓骨骨折时，针与踝关节面呈15°，即进针处低，出针处高，以利于恢复胫骨的正常生理弧度。在此角度上旋转手摇钻，骨圆针缓慢贯通骨质，并穿出皮肤外，酒精纱布覆盖针孔，安装牵引弓，进行牵引（图6-68）。跟骨牵引，成人最好用骨圆针，骨圆针较克氏针稳妥，不易拉豁骨质，牵引重量为3～5kg。

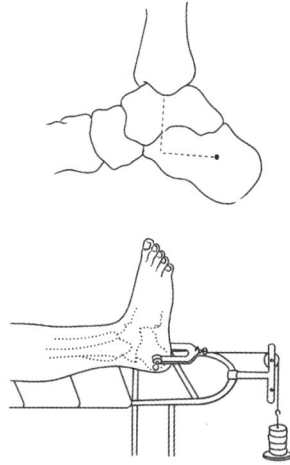

图6-68　跟骨牵引示意图

⑦肋骨牵引

a.适应证：多根多段肋骨骨折造成浮动胸壁，出现反常呼吸时，可采用肋骨牵引。

b.操作方法：患者仰卧位，常规消毒铺巾，选择浮动胸壁中央的1根肋骨。局部浸润麻醉后，用无菌巾钳将肋骨夹住，钳子一端系于牵引绳，进行滑动牵引（图6-69）。牵引重量为2～3kg。

（5）骨牵引注意事项

①牵引装置安置完毕后，将牵引针两端多余部分剪去，并套上小瓶，以避免针尖的损害。

②注意牵引针两侧有无阻挡，如有阻挡应及时调整，以免减低牵引力。

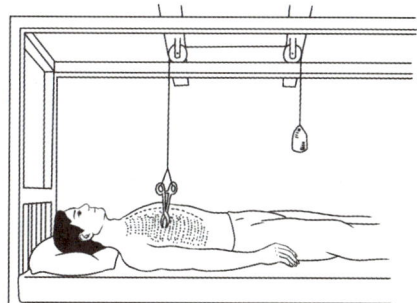

图6-69　肋骨骨折牵引固定

③经常检查针眼处有无感染，为防止感染，隔日向针孔处滴2～3滴75%酒精。如感染明显又无法控制，应将其拔出，并根据病情采用他法。

④注意牵引针有无滑动或将皮肤拉豁。此种情况多见于克氏针，出现此情况应及时调整牵引弓或重新更换。

⑤注意肢体有无压迫性溃疡。

⑥鼓励患者及时进行肌肉运动和指（趾）功能锻炼。

⑦每天测量肢体长度并与健侧比较。在牵引最初数日，及时进行X线透视或摄片，以便及时了解骨折对位情况，如对位不良，相应调节牵引方向或重量。牵引重量应一次加到适当最大量，以矫正骨折短缩移位。如系关节挛缩可逐渐增加重量，但应注意肢体运动情况及有无血液循环障碍。

4.布托牵引　系利用厚布或皮革按局部体形制成各种兜托，托住患部，再用牵引绳通过滑轮连接兜托和重量进行牵引。常用的有以下几种。

（1）颌枕带牵引

①适应证：适用于无截瘫的颈椎骨折脱位、颈椎间盘突出症及颈椎病等。

②操作方法：目前使用的颌枕带一般为工厂加工成品，分为大、中、小号。也可自制，用两条布带按适当角度缝在一起，长端托住下颌，短端牵拉枕后，两带之间再以横带固定，以防牵引带滑脱，布带两端以金属横梁撑开提起，并系牵引绳通过滑轮连接重量砝码，进行牵引（图6-70），牵引重量为3～5kg。此法简便易行，便于更换，不需特别装置。但牵引重量不宜过大，否则影响张口进食，压迫产生溃疡，甚至滑脱至下颌部压迫颈部血管及气管引起缺血窒息，临床应当注意。

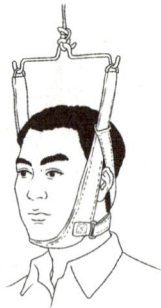

图6-70　颌枕带牵引

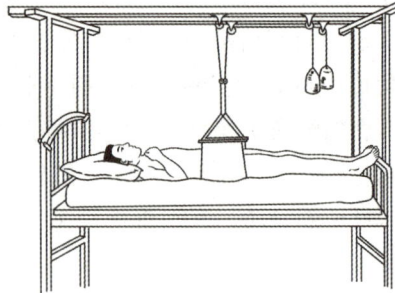

图6-71　骨盆悬吊牵引

（2）骨盆悬吊牵引

①适应证：耻骨联合分离、骨盆环骨折分离、髂骨翼骨折向外移位、骶髂关节分离等。

②操作方法：布兜以长方形厚布制成，其两端各穿1根木棍。患者仰卧位，用布兜托住骨盆，以牵引绳分别系住横棍之两端，通过滑轮进行牵引（图6-71）。牵引重量以能使臀部稍离开床面即可。一侧牵引重量为3～5kg。

（3）骨盆牵引带牵引

①适应证：腰椎间盘突出症，腰椎小关节功能紊乱。

②操作方法：用两条牵引带，1条骨盆带固定骨盆，1条固定胸部，并系缚在床头上，再以两根牵引绳分别系于骨盆牵引带两侧扣眼，通过床尾滑轮进行牵引（图6-72）。一侧牵引重量为5～15kg。

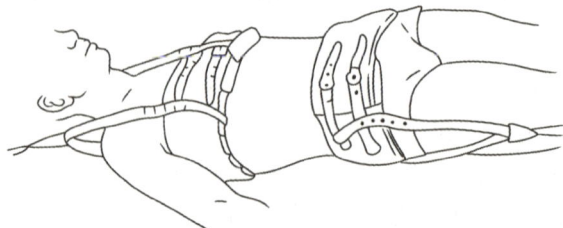

图6-72　骨盆牵引带牵引

（五）外固定器固定

应用骨圆针或螺纹针经皮穿入或穿过骨折远近两端骨干的骨皮质，外用固定器使骨折复位并固定，称为外固定器固定（图 6-73）。

1. 外固定器作用原理及功能 外固定器除了具有固定作用外，还有复位、牵引等多种作用。

（1）纵向牵引作用 调节外固定器两侧的螺旋杠杆可以加大两钢针间的间距，纵向牵开骨折断端，对抗肌肉收缩的张力，纠正短缩移位。这种纵向牵引力直接作用在骨折的远近两端，比仅靠一侧穿针的骨牵引力量大。

（2）横向推拉或挤压作用 当螺纹钉穿入骨折上下端后，便可以提下推上或推内拉外，以矫正骨折的侧方移位。有的复位固定器上还设计了挤压杠杆，通过调节螺旋杠杆上的螺纹，挤压骨折断端使其牢固固定，防止骨折断端发生侧方移位。

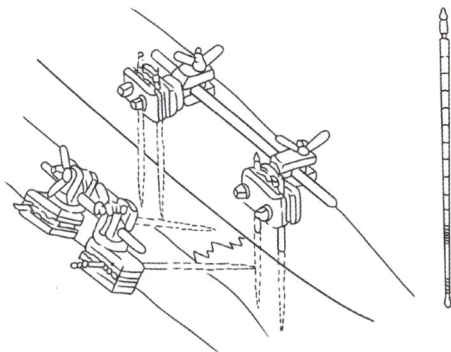

图 6-73 Hoffmann 外固定器

（3）纵向嵌插与加压作用 调节外固定器两侧的螺旋杠杆缩小间距，可使骨折断端紧密靠拢，增加断端稳定性，有利于骨折愈合。

（4）单侧收缩的矫形作用 双边形的外固定器，可使其一侧的螺旋杠杆收缩，另一侧扩大或固定不动，以矫正成角畸形。

2. 外固定器的优点

（1）直接作用 调节作用力直接作用于骨折端。

（2）调节方便 对骨折复位、加压、纠正成角等调节操作简单。

（3）具有多种功能 不仅具有固定作用，还有复位、牵引、延长、缩短、加压、推按、提拉等多种功能。

（4）适应证广 除了应用于骨折的复位固定外，还可用于肢体延长、矫正畸形、关节融合等。

（5）便于观察和处理伤口 对于开放性骨折等复杂外伤不宜一期手术者，可给予外固定器临时固定，防止继发性损伤并便于观察和处理伤口。

（6）不影响肢体血液循环 外固定器不像夹板、石膏对肢体有束缚作用，不影响肢体血液循环。

（7）促进骨折愈合 外固定器对骨折端血运破坏少并有加压作用，可促进骨折愈合。

（8）有利于早期功能锻炼 采用外固定器固定不必卧床牵引及担心骨折再移位，可早期进行功能锻炼。

3. 外固定器的类型

（1）单边架 在骨折的一侧上下端各穿 1 组钢针，穿过两层骨皮质，但不穿越对侧的软组织。

（2）双边架 钢针穿过对侧软组织，肢体两侧外露钢针，通过连接杆加以固定。

（3）三角形架 将穿针设在两个或多个平面上，以增加其稳定性。

（4）半圆形架 外固定器呈半圆形，安装在肢体一侧。

（5）环形架 外固定器呈环形，把肢体完全环绕。

（6）梯形架 外固定器呈梯形，多用于骨盆骨折。

（7）平衡固定牵引架 由 1 枚 3～4mm 骨圆针穿过股骨髁上，在大腿根部套 1 个固定圈，内外侧连接伸缩杆，用于治疗股骨干骨折。

4. 外固定器的适应证

（1）四肢严重的开放性骨折伴广泛的软组织损伤，需行血管、神经、皮肤修复者，如小腿开放性骨折等；或需维持肢体的长度，控制骨感染的二期植骨者。

（2）各种不稳定性新鲜骨折，如股骨、胫骨、髌骨、肱骨、尺桡骨等骨折。

（3）软组织损伤、肿胀严重的骨折。

（4）多发性骨折以及骨折后需要多次搬动的患者。

（5）长管骨骨折畸形愈合、延迟愈合或不愈合，手术后亦可使用外固定器。

（6）关节融合术、畸形矫正术均可用外固定器加压固定。

（7）下肢短缩需要延长者。

5. 操作方法　各种固定器因结构不同，故其操作方法亦各异。现以平衡固定牵引架及单侧多功能外固定支架治疗股骨干骨折为例说明其操作方法。

（1）平衡固定牵引架

①构造：由 3 部分组成。a. 支撑套：由 1～2mm 厚铝合金板制成类似斜喇叭口状之圆圈，分前后两叶，同时可合拢以螺丝固定，内外侧设有固定栓，备安装牵引杆用，上缘包绕海绵，以防压伤大腿部皮肤，内侧有鸭嘴形凹陷，嵌入耻骨联合处，加上大转子、坐骨结节 3 点支撑和夹板与皮肤摩擦阻力，有力地防止支撑套的旋转，达到牵引治疗股骨干骨折的目的。b. 牵引杆：以尼龙棒或合金铝制成。其中两条长 10～12cm、直径 1cm 的全长螺丝合金铝棒，铝棒中部套 1 个长 18～20cm 的两端带有反正螺丝的伸缩调节合金铝管，以此来调节牵引杆的长短，即调节牵引力的大小（图 6-74）。c. 骨圆针：以直径 3～4mm 的骨圆针为宜，常用斯氏针。

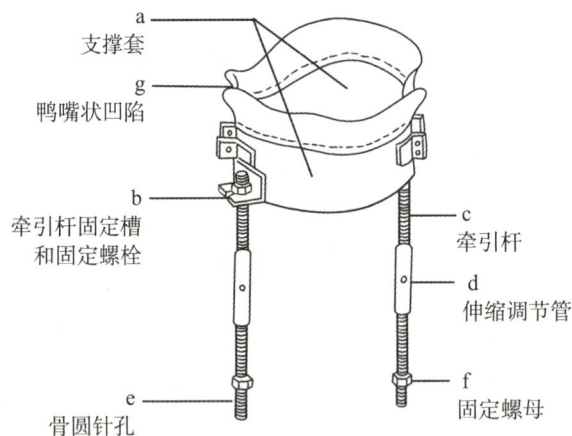

图 6-74　平衡固定牵引架结构

②操作方法：在股神经和坐骨神经阻滞麻醉下，股骨下端常规皮肤消毒、铺巾，于股骨髁上穿 1 根骨圆针，横贯骨干，两侧外露针相等，该针的方向须与骨的横切面平行，并在股骨的轴线上以纱布覆盖针孔处。先以手法进行牵引复位，复位满意后，根据骨折移位情况，将固定垫放于适当的位置，小夹板外固定。将支撑套安装在大腿的根部，将两条牵引杆的上端安插在固定栓内，并拧紧上下螺母。支撑杆的远端固定在骨圆针上，拧紧螺母，调节中间的伸缩管，使牵引力恰好维持在骨折断端良好的对位上（图 6-75）。牵引力一般为 4～6kg。

③注意事项：术后抬高患肢，注意血液循环，主动进行足背伸运动及股四头肌舒缩锻炼；每日检查支撑套、牵引杆及夹板的松紧度；及时进行 X 线检查，如骨折端向内成角或移位，可将

外侧牵引杆延长，内侧牵引杆缩短。出现前后成角或移位，可均衡延长两侧牵引杆，并以压垫来矫正；保护针孔以防感染；一般牵引固定 7～8 天后即可扶双拐下地行走。

（2）单侧多功能外固定支架

①构造：a.定位器、外套管、内套管、外固定模具等整套穿针器具。b.外固定支架：包括两端夹块，能做 360°旋转的万向关节、延长调节装置等。c.固定针：直径为 3～4mm。

②操作方法：在硬膜外麻醉下，患者仰卧床上，患肢外展 20°～30°，呈中立位。患侧大腿常规消毒铺巾，自股骨大转子顶点至股骨外髁画 1 条连线，在 X 线机下确定骨折位置并做好标记，在所画的连线上于骨折端的两侧各穿上两根固定针。第一个穿刺点距断端 4～5cm 处，将定位器连同外套管（既保护肌肉又可作为导向管）经切口达骨骼，拔除定位器后用锤轻叩

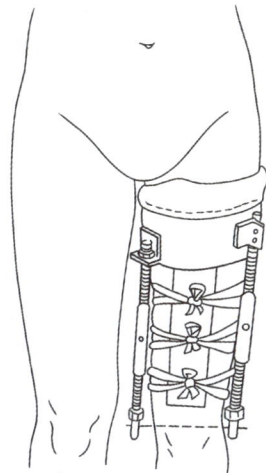

图 6-75 平衡固定牵引架应用的外形

外套管使之固定在骨表面，将内套管插入外套管内，维持套管的正确位置，经内套管用带有定位限制器的电钻钻孔，当钻头钻破一侧皮质进入髓腔内时停止钻头转动，将钻头推至对侧骨质，根据皮质的厚度确定定位限制器的位置并固定于钻头上，继续推进钻头钻孔至对侧骨质，这样不易损伤软组织，退出钻头，测出固定针进入的深度，外套管仍置原位并维持之，拔出内套管插入固定针旋入，一般以穿出对侧皮质两个螺纹为准。安装外固定器模具，根据模具的孔道在皮肤上做标记，依上法打入第二根固定针。在模具的适当位置穿入第 3、4 根固定针，这四根针以相平行为准。取下外固定器的模具，拔除 4 根固定针的外套管，将外固定器两端夹块的锁钮放松，两端的万向关节能进行 360°旋转，延长器能自由伸缩，变换长度。将固定针置入两端夹块的孔道内旋紧锁钮使之牢固夹紧，注意外固定器放置于离皮肤 1cm 处。X 线机透视下，在牵引患肢的同时用手法或用复位钳夹紧外固定器两端的夹块，操纵骨段矫正各种移位，整复骨折直至对线对位满意后，立即将两侧万向关节的锁钮及延长调节装置的锁钮旋紧，手术完成。切口处敷酒精纱布保护，术毕即被动伸屈膝关节，以利术后膝关节的功能锻炼（图 6-76）。

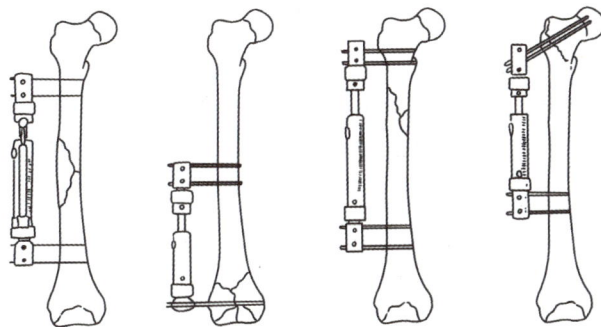

图 6-76 单边多功能外固定支架

③注意事项：外固定器固定术后适当给予抗生素，防止感染发生。开放性骨折要按常规治疗方法进行。针眼的护理是极其重要的，术后第二天需更换敷料，清洁皮肤，用 75% 酒精滴于针眼处，每天两次。下肢术后均在腘窝处垫薄枕使膝关节屈曲 20°～30°，鼓励患者术后行股四头肌的主动舒缩锻炼，并且主动和被动地活动骨折远近端的关节，防止肌肉萎缩和关节僵硬。在医生的指导下，下肢骨折者手术后 1 周左右扶双拐行走，并且随时用 X 线检查了解骨折端有无移

位，如发生移位，随时调节外固定器予以矫正。定期摄片，检查对线对位、骨痂生长和骨折愈合情况。

6. 外固定器的拆除 当 X 线片显示骨折线模糊、有骨痂时，可将延长调节器的锁钮放松并鼓励病员逐渐用患肢负重，扶单拐而后无拐行走；当有临床愈合征象、X 线片显示连续性骨痂时可拆除外固定器，旋出固定针，针眼用酒精纱布及敷料覆盖，一般 1 周左右愈合。常见部位新鲜骨折外固定器拆除时间如下（表 6–2）。

表 6–2　常见部位新鲜骨折外固定器拆除时间

部位	拆除时间
股骨颈骨折	10～14 周
股骨转子间骨折	9～12 周
股骨干骨折	8～12 周
胫腓骨骨折	8～10 周
尺桡骨骨折	6-8 周
骨盆骨折	6～8 周
颈椎骨折	12 周

二、内固定

内固定是在骨折复位后，用金属内固定物维持骨折复位的一种方法。临床有两种置入方法：一种是切开后置入固定物；二是闭合复位，在 X 线透视下小切口将内固定物经皮插入以固定骨折。

（一）适应证

1. 复位后外固定难以保持骨折端复位者，应行内固定：①撕脱性骨折（如尺骨鹰嘴骨折、髌骨骨折等）；②有移位的关节内骨折（如肱骨外髁翻转骨折、胫骨髁骨折）；③多发骨折和多段骨折，可预防严重并发症，并便于患者早期活动。

2. 内固定可以促进骨折愈合者。某些血液供应较差的骨折，闭合复位与外固定不能稳定和维持复位后的位置，宜采用内固定，以利于血管长入骨折端，如用加压螺丝钉内固定治疗股骨颈骨折。

3. 血管、神经复合损伤者。①骨折合并主要神经、血管损伤，须探查神经、血管进行修复，同时内固定骨折，如肱骨髁上骨折合并肱动脉损伤；②骨折端有神经、血管等软组织嵌入，手法复位失败者，如肱骨下 1/3 骨折合并桡神经损伤。

4. 骨折畸形愈合或骨折不愈合致功能障碍者。

5. 开放性骨折，在 6～8 小时之内需要清创，如伤口污染较轻，清创又彻底，可直接采用内固定。

（二）内固定的缺点

1. 切开复位内固定，必然切断部分血管及软组织，剥离骨膜，影响骨折部的血液供应，导致骨折迟缓愈合或不愈合。

2. 手术中可能损伤肌腱、神经、血管等，术后又可能引起上述组织粘连。

3. 术后发生感染。骨折处周围软组织因暴力作用已有严重的损伤，手术增加创伤和出血，致使局部抵抗力下降，如无菌技术不严格，易发生感染，影响骨折愈合。

4. 内固定物因材质问题与机体发生排异，或内固定物之间发生电解作用，产生无菌性炎症；或内固定出现松动、断裂，造成骨折迟缓愈合和不愈合。

5. 技术条件要求较高，内固定材料和手术器械要求较严，如选择不当，可在手术过程中产生困难，或影响固定效果。

6. 手术创伤和出血，甚至发生意外。

7. 骨折愈合后，有些内固定物还须手术取出，造成了二次创伤和痛苦。

因此在临床上应严格掌握内固定的适应证，切忌滥用。

（三）内固定物的材料要求

用于体内的内固定物必须能与人体组织相容，能抗酸抗碱，而且不起电解作用，必须是无磁性，在相当长的时间内有一定的机械强度，不老化，不因长时间使用而发生疲劳性折断等。常用的不锈钢材料有镍钼不锈钢、钴合金钢、钛合金钢、钴铬钼合金钢等，以后两种材料较好。但必须设计合理，制作精细，否则会发生弯曲折断，产生骨折再移位，甚至发生延迟愈合或不愈合的情况。

在选择内固定材料时还须注意：同一部位使用的接骨板和螺丝钉，必须由同一种成分的合金钢制成，否则会发生电位差而形成电解腐蚀；内固定物光洁度要求很高，如表面粗糙或有损坏，也可形成微电池，而起电解腐蚀作用；内固定物不宜临时折弯将其变形，否则将损坏钢材内部结构，发生应力微电池，在钢材内部起电解腐蚀作用。因此手术者必须知道内固定物原材料的性能，用过的钢板、螺丝钉等不能再使用。手术过程中要保护好内固定物，不要损伤表面的光洁度和内部结构等。

（四）内固定的手术准备

1. 除开放性或合并神经、血管损伤的骨折外，一般不需紧急手术，可等2～3天再进行手术。在此时间内，一方面可使局部创伤、体力和精神各方面都有所恢复；另一方面可进行闭合复位或牵引等措施，同时做好术前备皮工作。

2. 如为开放性骨折，术前应用抗生素，并常规注射破伤风抗毒素1500单位和多价气性坏疽抗毒血清10 000单位。估计术中会出血较多时，应提前准备自体血液回收器，并适量备血。

3. 对不愈合的骨折，手术需要同时植骨者，应准备供骨区的皮肤。畸形愈合需行截骨矫正者，术前应根据X线片测量好部位及截骨角度。

4. 根据手术部位的不同，所采用的内固定术式也不同，需准备相应的内固定器材。常用的有不锈钢丝、钢板、螺丝钉、克氏针、斯氏针及各种类型髓内针等，还须准备手术所用的特殊器械，如电钻、螺丝刀、固定器、持钉器、持骨器、骨撬等（图6-77）。

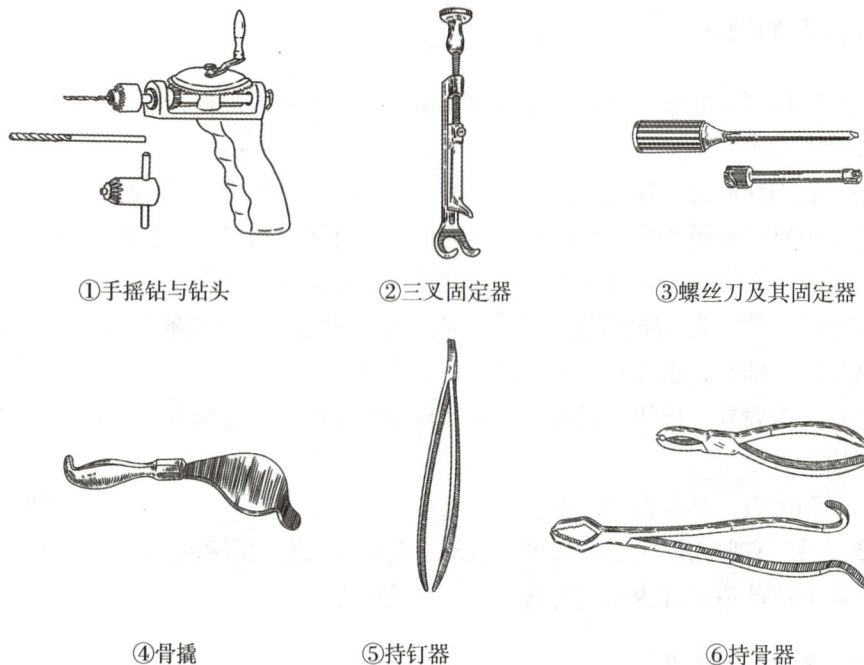

①手摇钻与钻头　　　　②三叉固定器　　　　③螺丝刀及其固定器

④骨撬　　　　⑤持钉器　　　　⑥持骨器

图 6-77　内固定器械

（五）内固定的种类

1. 不锈钢丝内固定　临床多用于髌骨骨折、尺骨鹰嘴骨折、胫骨髁间突骨折、短小骨的斜形骨折、长管骨粉碎骨折等，有较大骨片分离而又无其他固定方法者，均可采用不锈钢丝内固定（图 6-78）。

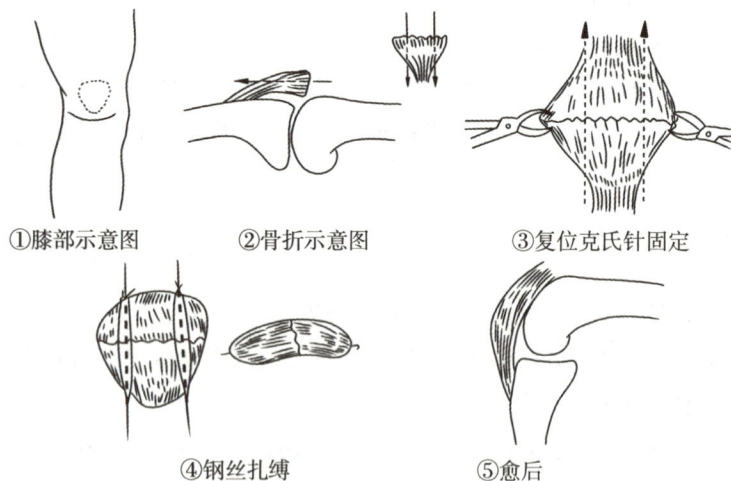

①膝部示意图　　　　②骨折示意图　　　　③复位克氏针固定

④钢丝扎缚　　　　⑤愈后

图 6-78　克氏针＋钢丝固定髌骨骨折

2. 螺丝钉内固定　一般多与钢板同时应用，在下列情况可单独应用。

①肢体粉碎性骨折有骨折片时，在采用其他内固定器材的同时，也可用螺丝钉将骨片固定于骨折段上。

②在骨骼突出部位发生撕脱或断裂骨折，如内踝骨折，肱骨内、外髁骨折等可以用空心加压螺丝钉进行内固定（图 6-79）。

3. 接骨板螺丝钉内固定　根据不同解剖部位采用贴合紧密的接骨板，适用于大部分肢体长骨及骨盆骨折。也有特制型接骨板以固定掌骨、指骨、跖骨骨折，还有制成特殊形状的，如跟骨接骨板固定跟骨骨折。

接骨板的种类包括：①普通接骨板：其目的是将骨折固定，主要用于长骨骨干横断或短斜型骨折；②加压接骨板：这种接骨板是利用特制螺丝钉帽下的斜面和接骨板钉孔的"错配"关系而设计的加压钢板，接骨板的孔有波浪形斜槽，拧上螺丝钉时，能使断端自动压缩，维持高压（图6-80）。锁定接骨板：在钢板的螺孔上有锁定螺纹设计，与锁定螺钉的顶帽螺纹结合，可防止螺钉固定松动及骨质切割的发生。锁定接骨板多采用不锈钢合金或钛基合金制成，手术后可不用外固定。

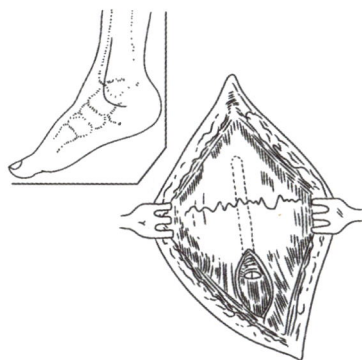

图6-79　螺丝钉固定内踝骨折

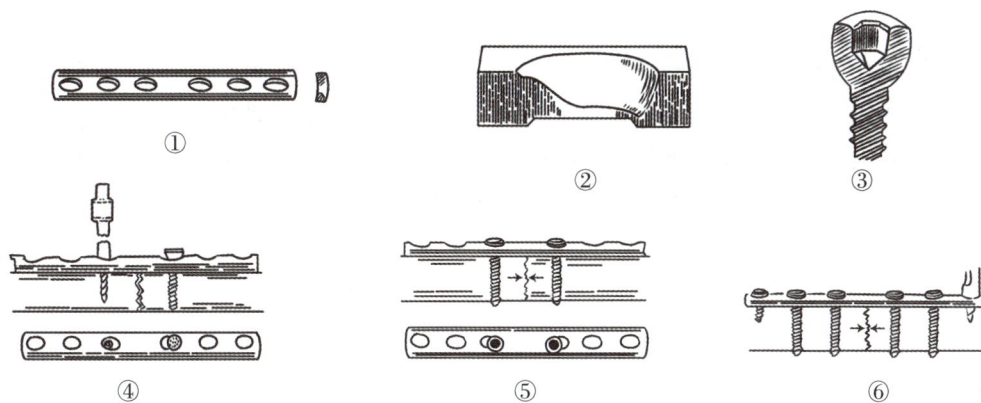

①全板面貌　②螺槽剖面图　③螺丝钉头剖面图　④～⑥操作过程

图6-80　加压接骨板应用原理

4. 髓内针内固定　是用金属长针在髓腔内固定管状骨骨折的一种方法。

（1）适应证　①肱骨、桡尺骨、股骨、胫骨、腓骨等四肢长骨干骨折；②锁骨骨折；③掌、跖、指骨多发骨折；④长管状骨骨折畸形愈合，进行截骨术的同时，可行髓内针固定；⑤长管状骨骨肿瘤，行瘤段切除后，需要异体骨移植者，有时采用髓内针固定。

（2）禁忌证　①长管状骨的干骺端涉及关节面骨折；②有污染伤口的开放性骨折及骨髓炎感染风险的骨折；③儿童及青少年骨骺骨折，或固定可能影响骨骼发育的骨折。

（3）髓内针的种类　髓内针根据固定方式可分为普通髓内针与交锁髓内针两种。髓内针为不锈钢或钛等合金制成，必须具备足够的机械强度，维持骨折复位，在长期固定下，不弯曲，不折断。以针的横断面而言，有实心髓内钉和空心髓内针。一般为直针，适应于长骨骨干（图6-81）；也有预先制成特定形状，并有一定的弹性，以方便进针及适应人体骨干的生理弯曲。克氏针等骨圆针也可作为髓内针应用。克氏针不能控制骨折旋转移位，固定不够，但对于短小的长骨如掌指骨折等，仍然可以采用克氏针内固定或临时固定。交锁髓内针，标准带孔髓内针通过横行和（或）斜行贯穿拧入螺丝钉以控制近端和远端的主要骨折段（图6-82）。

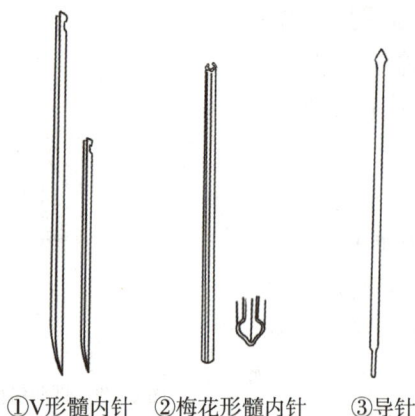

①V形髓内针　②梅花形髓内针　③导针

图 6-81　普通髓内针

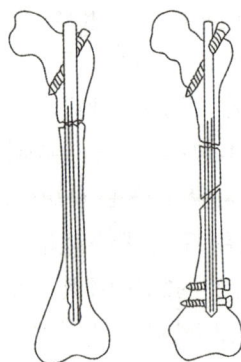

图 6-82　交锁髓内针

第三节　药物疗法

药物疗法是在对损伤做出正确诊断以后，运用中医药学理论选择方药，内、外应用，治疗骨伤科疾病的一种重要方法。人体是一个统一的整体，其正常生命活动依赖于气血、脏腑、筋骨、经络等维持。若机体遭受损伤，则其正常活动必然受到影响，产生功能紊乱，出现病理改变和一系列的临床病证。因此，治疗损伤与骨病，必须从机体的整体观念出发，贯彻内外兼治（局部与整体兼顾）的治疗原则，才能取得良好的效果。

一、内治法

骨伤科内治法和中医各科一样，以八纲、脏腑、经络、卫气营血、三焦辨证施治作为治疗原则。根据损伤的虚实、久暂、轻重、缓急以及伤患者的具体情况，选用先攻后补、攻补兼施、消补并用或先补后攻等不同治法进行治疗。

根据"损伤专从血论""恶血必归于肝""肝主筋、肾主骨"以及"客者除之、劳者温之、结者散之、留者攻之，燥者濡之"等骨伤科内治法基本理论，临床应用可以归纳为下、消、清、开、和、续、补、舒等内治方法。

骨伤科常用内治法根据疾病分类不同，可分为损伤内治法和骨病内治法两大类。

（一）损伤内治法

1. 损伤三期辨证治法　人体一旦遭受损伤，则经脉受损，气机失调，血不循经，溢于脉外，离经之血瘀滞于肌肤腠理，血瘀气滞，"不通则痛"，无论气滞还是血瘀，均能引起疼痛，因此必须疏通内部气血。唐容川《血证论》、钱秀昌《伤科补要》均以"损伤之症，专从血论"为损伤辨证施治的基础。根据损伤的发展过程，一般分初、中、后 3 期。初期，一般在伤后 1～2 周内，由于气滞血瘀，需消肿止痛，以活血化瘀为主，即采用"下法"或"消法"；若瘀血积久不消，郁而化热，或邪毒入侵，或迫血妄行，可用"清法"；气闭昏厥或瘀血攻心，则用"开法"。中期在损伤后 3～6 周期间，虽损伤症状改善，肿胀瘀阻渐趋消退，疼痛逐步减轻，但瘀阻去而未尽，疼痛减而未止，应以和营生新、接骨续筋为主，故以"和""续"两法为基础。后期为损伤 7 周以后，瘀肿已消，但筋骨尚未坚实，功能尚未恢复，应以坚骨壮筋，补养气血、肝肾、脾胃为主；而肌筋拘挛，风寒湿痹，关节屈伸不利者则予以温经散寒、舒筋活络，故后期多施

"补""舒"两法。三期分治方法是以调和疏通气血、生新续损、强筋壮骨为主要目的，临证时必须结合患者体质及损伤情况辨证施治。

（1）初期治法 《圣济总录·折伤门》中说："人之一身，血荣气卫，循环无穷。或筋肉骨节，误致伤折，则血气瘀滞疼痛。仓猝之间，失于调理，所伤不得完，所折不得续。"说明跌仆损伤之后，必须经脉通畅，气血调和，方能愈合。清·陈士铎在《百病辨证录》中说："血不活者瘀不去，瘀不去则骨不能接也。"所以骨伤在治疗上必须兼顾活血化瘀与理气止痛，调阴与和阳并重。早期常用治法有攻下逐瘀法、行气消瘀法、清热凉血法、开窍活血法等。

①攻下逐瘀法：适用于损伤早期蓄瘀，大便不通，腹胀拒按，苔黄，脉洪大而数的患者。临床多应用于胸、腰、腹部损伤蓄瘀而致的阳明腑实证，常用方剂有大成汤、桃核承气汤、鸡鸣散加减等。

攻下逐瘀法属峻下法，常用苦寒泻下药以攻逐瘀血，通泄大便，排除积滞。药效峻猛，容易耗伤正气，对年老体弱、气血虚衰、有宿疾或亡血者，妇女妊娠、经期及产后失血过多者，应当禁用或慎用，而宜采用润下通便或攻补兼施的方法。

②行气消瘀法：为骨伤科损伤内治法中最常用的一种治疗方法。适用于损伤后有气滞血瘀，局部肿痛，无实热里证，或有某种禁忌而不能猛攻急下者。常用的方剂有以消瘀活血为主的桃红四物汤、活血四物汤、复元活血汤或活血止痛汤；以行气为主的柴胡疏肝散、复元通气散、金铃子散；以活血祛瘀、行气止痛并重的血府逐瘀汤、活血疏肝汤、膈下逐瘀汤、顺气活血汤等。临证可根据损伤的不同，治则可重于活血化瘀，也可重于行气止痛，或活血行气并重。

行气消瘀法属于消法，具有消散和祛瘀的作用。常用于年老体弱者，若体格健壮需要逐瘀攻下者，可与攻下药配合。

③清热凉血法：本法包括清热解毒与凉血止血两法。适用于跌仆损伤后热毒蕴结于内，引起血液错经妄行，或创伤感染，邪毒侵袭，火毒内攻等证。常用的清热解毒方剂有五味消毒饮、龙胆泻肝汤、普济消毒饮；凉血止血方剂有四生丸、小蓟饮子、十灰散、丹栀逍遥散、犀角地黄汤等。

清热凉血法属清法，药性寒凉，须量人虚实而用，凡身体壮实之人患实热之证用清热凉血法。若身体素虚，脏腑虚寒，饮食素少，肠胃虚滑，或妇女分娩后有热证者，均慎用。《疡科选粹》曰："盖血见寒则凝。"应用本法应防止寒凉太过的情况。

④开窍活血法：本法是用辛香开窍、活血化瘀、镇心安神的药物，治疗跌仆损伤后气血逆乱、气滞血瘀、瘀血攻心、神昏窍闭等危重症的一种救急方法。适用于头部损伤或跌打重症神志昏迷者。神志昏迷可分为闭证和脱证两种，闭证是实证，治宜开窍活血、镇心安神；脱证是虚证，是伤后元阳衰微、浮阳外脱的表现，治宜固脱，忌用开窍。头部损伤等重证，若在晕厥期，主要表现为不省人事，常用方剂有黎洞丸、夺命丹、三黄宝蜡丸、苏合香丸、苏气汤等。复苏期表现为眩晕嗜睡、胸闷恶心，则须息风宁神佐以化瘀祛浊，方用羚角钩藤汤，息风可加石决明、天麻、蔓荆子；宁神可加菖蒲、远志；化瘀可加郁金、三七；去浊可加茅根、木通；降逆可加法半夏、生姜等。恢复期表现为心神不宁、眩晕头痛，宜养心安神、平肝息风，用镇肝息风汤合吴茱萸汤加减。若热毒蕴结筋骨而致神昏谵语、高热抽搐者，宜用紫雪丹合清营凉血之剂。开窍药辛香走窜，易引起流产、早产，孕妇慎用。

（2）中期治法 损伤诸症经过初期治疗，肿胀消退，疼痛减轻，但瘀肿虽消而未尽，断骨虽连而未坚，故损伤中期宜和营生新、接骨续筋。其治法以和法为基础，即活血化瘀的同时加补益气血药物，如当归、熟地黄、黄芪、何首乌等，或强壮筋骨药物，如续断、补骨脂、骨碎补、煅狗骨、鹿角胶、煅自然铜等；同时结合内伤气血、外伤筋骨的特点，具体分为和营止痛法、接骨续筋法，从而达到祛瘀生新、接骨续筋的目的。

①和营止痛法：属和法，适用于损伤后，虽经消、下等法治疗，但气滞瘀凝、肿痛尚未尽除，而继续运用攻下之法又恐伤正气者。常用方剂有和营止痛汤、橘术四物汤、定痛和血汤、七厘散等。

②接骨续筋法：属续法，适用于损伤中期骨位已正，筋已理顺，筋骨已有连接但未坚实，瘀肿已化或渐趋消散，或尚有瘀血未去者。瘀血不去则新血不生，新血不生则骨不能合、筋不能续，所以使用接骨续筋药，佐活血祛瘀之药，以活血化瘀、接骨续筋。常用的方剂有接骨丹、接骨紫金丹等。

（3）后期治法　"久伤多虚"，损伤日久，正气必虚，因此损伤后期调治脏腑经络功能，补益气血，加速损伤的恢复极为重要。根据《素问》"虚则补之""损者益之"的治则，补法可以分为补气养血、补养脾胃、补益肝肾等。此外，由于损伤日久，瘀血凝结，肌筋粘连挛缩，复感风寒湿邪，关节酸痛，屈伸不利颇为多见，故后期治疗除补养法外，舒筋活络法也较为常用。

①补气养血法：本法是使用补气养血药物，使气血旺盛以濡养筋骨的治疗方法。凡外伤筋骨、内伤气血以及长期卧床等，出现气血亏损、筋骨痿弱等证候，如创口经久不愈，损伤肿胀时久不消等，均可应用本法。补气养血法是以气血互根为原则，临床应用本法时常需区别气虚、血虚或气血两虚，从而采用补气为主、补血为主或气血双补的治疗方法。损伤气虚为主，用四君子汤；损伤血虚为主，用四物汤；气血双补用八珍汤或十全大补汤。气虚者，如元气虚常投以扶阳药补肾中阳气，方选参附汤；中气虚方用术附汤；卫气虚用芪附汤；脾胃气虚可选用参苓白术散；中气下陷用补中益气汤。若气血虚损，创口日久不愈，脓液未尽，补益气血需与清热解毒法并用，以扶助正气，托毒外出，可在补养气血的基础上合用五味消毒饮、透脓散。对损伤大出血而引起的血脱者，补益气血法要尽早使用，以防气随血脱，方选当归补血汤，重用黄芪。

使用补养气血法应注意，补血药多滋腻，素体脾胃虚弱者易引起纳呆、便溏，补血方内宜兼用健脾和胃之药。阴虚内热肝阳上亢者，忌用偏于辛温的补血药。此外，若跌仆损伤而瘀血未尽，体虚不任攻伐者，于补虚之中仍需酌用祛瘀药，以防留邪损正，积瘀为患。

②补益肝肾法：本法又称强壮筋骨法。凡骨折、脱位、筋伤的后期，年老体虚，筋骨痿弱，肢体关节屈伸不利，骨折迟缓愈合，骨质疏松等肝肾亏虚者，均可使用本法加强肝肾功能，加速骨折愈合，增强机体抗病能力，以利损伤的修复。

临床应用本法时，应注意肝肾之间的相互联系及肾的阴阳偏盛。肝为肾之子，《难经》云："虚则补其母。"故肝虚者也应注意补肾，养肝常兼补肾阴，以滋水涵木。如肝虚肾阴不足，或损伤久不康复，常以补血养肝为主，滋肾为辅，常用的方剂有壮筋养血汤、生血补髓汤；肾阴虚用六味地黄丸、四物汤合左归丸；肾阳虚用金匮肾气丸、四物汤合右归丸；筋骨痿软、疲乏衰弱者用健步虎潜丸、壮筋续骨丹等；阴虚火旺可用知柏地黄汤加味或大补阴丸，滋阴降火。在补益肝肾法中参以补气养血药，可增强养肝益肾的功效，加速损伤筋骨的康复。

③补养脾胃法：本法适用于损伤后期，耗伤正气，气血亏损，脏腑功能失调，或长期卧床缺少活动，而导致脾胃气虚，运化失职，症见饮食不消，四肢疲乏无力，肌肉萎缩。因胃主受纳，脾主运化，补益脾胃可促进气血生化，充养四肢百骸，本法即通过助生化之源而加速损伤筋骨的修复，为损伤后期常用的调理方法。常用方剂有补中益气汤、参苓白术散、归脾汤、健脾养胃汤等。

④舒筋活络法：属舒法，适用于损伤后期，此时气血运行不畅，瘀血未尽，腠理空虚，若复

感外邪，则会使风寒湿邪入络，故此法可治疗遇气候变化则局部症状加重的陈伤旧疾。本法主要使用活血药与祛风通络药，以宣通气血，祛风除湿，舒筋通络。如陈伤旧患寒湿入络者用小活络丹、大活络丹、麻桂温经汤；肢节痹痛者，用蠲痹汤、舒筋活血汤；腰痹痛者，用独活寄生汤、三痹汤。祛风寒湿药，药性多辛燥，易损伤阴血，故阴虚者慎用，或配合养血滋阴药同用。

以上治法，在临床上应用时都有一定的规律，例如治疗骨折，在施行手法复位、夹缚固定等方法的同时内服药物，初期以消瘀活血、理气止痛为主，中期以接骨续筋为主，后期以补气养血、强筋壮骨为主。如骨折气血损伤较轻，瘀肿、疼痛不严重者，往往在初期就用接骨续筋法，配合活血化瘀之药。扭挫伤筋的治疗初期，宜消瘀活血、利水退肿，中期则用舒筋活络法，适当结合强壮筋骨法。开放性损伤的治疗，在使用止血法之后，亦应根据证候运用上述各法。如失血过多者，开始即用补气摄血法急固其气，防止虚脱，血止之后应用"补而行之"的治疗原则。创伤吐血可用清热凉血止血法，创伤感染可结合使用清热解毒等治法。对上述的分期治疗原则，必须灵活变通，对特殊病例尤须仔细辨证，正确施治，不可拘泥规则或机械分期。

内治药物的剂型，分为汤剂、丸剂、散剂、药酒四种。近代改良剂型，如片剂、口服液、颗粒剂应用也普遍。一般仓猝受伤者，多选用丹剂、丸剂、散剂，如夺命丹、玉真散、三黄宝蜡丸等；如受伤而气闭昏厥者，急用芳香开窍之品，如苏合香丸或三七粉、琥珀、麝香、沉香粉同鸡蛋清调服（或鼻饲）抢救，此类药物骨伤科门诊平时可以配妥，随时选用；治疗严重内伤或外伤出现全身症状者，以及某些损伤的初期，一般服汤剂或汤丸剂兼用；宿伤而兼风寒湿者，多选用药酒。此外，患者无出血，损伤处无红肿热痛者，一般可用少许酒（黄酒、白酒均可）加入汤剂煎服，以助药力，或用温酒冲服丸散。

2.按损伤部位辨证治法　损伤虽同属瘀血，但由于损伤的部位不同，治疗的方药也有所不同。

（1）三焦辨证治法　《活法机要·坠损》提出："治登高坠下，重物撞打，箭镞刀伤，心腹胸中停积郁血不散，以上、中、下三焦分之，别其部位，上部犀角地黄汤，中部桃仁承气汤，下部抵当汤之类下之，亦可以小便、酒同煎治之。"临床应用可根据损伤部位选方用药：头面部用通窍活血汤、清上瘀血汤，四肢损伤用桃红四物汤，胸胁部损伤可用复元活血汤，腹部损伤可用膈下逐瘀汤，腰及小腹部损伤可用少腹逐瘀汤、大成汤、桃核承气汤，全身多处损伤可用血府逐瘀汤加味。

（2）主方加部位引经药　在损伤三期辨证的基础上，根据损伤的部位不同加入引经药，使药力作用于损伤部位，加强治疗效果。如上肢损伤（骨折、伤筋）加桑枝、桂枝、羌活、防风；下肢损伤加牛膝、木瓜、独活、千年健、防己、泽泻；头部损伤如伤在颠顶加藁本、细辛，两侧太阳穴伤加白芷，后枕部损伤加羌活；肩部损伤加姜黄；胸部损伤加柴胡、郁金、制香附、苏子；两胁肋部损伤加青皮、陈皮、延胡索；腰部损伤加杜仲、补骨脂、川断、狗脊或枸杞子、桑寄生、山茱萸等；腹部损伤加炒枳壳、槟榔、川朴、木香；小腹部损伤加小茴香、乌药等。

《跌损妙方·用药歌》曰："归尾兼生地，槟榔赤芍宜。四味堪为主，加减任迁移。乳香并没药，骨碎以补之。头上加羌活，防风白芷随。胸中加枳壳，枳实又云皮。腕（脘）下用桔梗，菖蒲厚朴治。背上用乌药，灵仙妙可施。两手要续断，五加连桂枝。两胁柴胡进，胆草紫荆医。大茴与故纸，杜仲入腰支。小茴与木香，肚痛不须疑。大便若阻隔，大黄枳实推。小便如闭塞，车前木通提。假使实见肿，泽兰效最奇。倘然伤一腿，牛膝木瓜知。全身有丹方，饮酒贵满厄。苎麻烧存性，桃仁何累累，红花少不得，血竭也难离。此方真是好，编成一首诗。庸流不肯传，无乃心有私。"该歌诀介绍跌打损伤主方及常用部位引经药，容易记诵，应用方便，广为流传。

（二）骨病内治法

骨病的发生可能与损伤有关，但其病理变化、临床表现与损伤并不相同，故其治疗有其特殊性。《素问·至真要大论》说："寒者热之，热者寒之，微者逆之，甚者从之，坚者削之，客者除之，劳者温之，结者散之，留者攻之，燥者濡之，急者缓之，散者收之，损者益之，逸者行之，惊者平之。"骨病的用药基本遵循上述原则，如骨痈疽多属热证，"热者寒之"，宜用清热解毒法；骨痨多属寒证，"寒者热之"，宜用温阳解毒法；痹证因风寒湿邪侵袭，"客者除之"，故以祛邪通络法为主；痿证主要表现为肌肉萎缩，"损者益之"，采用补益脾胃法；筋肉挛急者，肢体活动不利，"急者缓之"，宜用舒筋解痉法；骨关节退行性疾病多因慢性劳损引起，"劳者温之"，宜用温经通络法；骨软骨病者气血凝滞，"结者散之"，宜用行气活血法或祛痰散结法。

1. 解毒法

（1）清热解毒法　适用于骨痈疽，热毒蕴结于筋骨或内攻营血诸症。骨痈疽初起，邪在卫分，症见恶寒发热、头痛身痛、舌红苔薄黄、脉浮者，可用五味消毒饮；骨痈疽发展，邪在气分，症见大热、大渴、大汗、舌红苔黄、脉沉数有力者，可用黄连解毒汤；附骨痈初期，局部肿痛剧烈者，可用仙方活命饮合五神汤加减；邪入营分，症见高热烦渴、神昏谵语、隐隐斑疹、舌绛红而干、脉细数者，可用清营汤；热毒重者加黄连、黄柏、生山栀，有损伤史者加桃仁、红花；骨痈疽热毒内攻，邪入血分，症见皮肤瘀斑、高热烦躁、神昏谵语、口渴不多饮、舌绛，脉数者可用犀角地黄汤；热毒内陷或有走黄重急之征象，症见神昏谵语或昏沉不语者，当加用清心开窍之药，如安宫牛黄丸、紫雪丹等；阴虚内热的虚证，如骨病疮疡兼见骨蒸潮热、口干咽燥、虚烦不寐、舌光质红、脉象细数者，治以养阴清热之法。本法是用寒凉的药物使内蕴之热毒清泄，因血喜温而恶寒，寒则气血凝滞不行，故寒凉不宜太过。

（2）温阳解毒法　适用于阴寒内盛之骨痨或附骨疽。本法是用温阳通络的药物，使阴寒凝滞之邪得以驱散。流痰初起，患处漫肿酸痛，不红不热，形体恶寒，口不渴，小便清利，苔白，脉迟等内有虚寒现象者，可选用阳和汤加减。阳和汤以熟地黄大补气血为君，鹿角胶生精补髓、养血助阳、强壮筋骨为辅，麻黄、姜、桂宣通气血，使上述两药补而不滞，主治一切阴疽。

2. 散结法

（1）行气活血法　适用于气血凝滞之骨软骨病、骨肿瘤及其他骨病。本法应用行气、活血药物，消除骨病之肿痛证候。凡经络作痛、局部有瘀结者，可用血府逐瘀汤加减。

（2）祛痰散结法　适用于骨病见无名肿块，痰浊留滞于肌肉或经隧之内者。骨病的癥瘕积聚均为痰滞交阻、气血凝留所致。此外，外感六淫或内伤情志以及体质虚弱等，亦能使气机阻滞，液聚成痰。本法在临床运用时要针对不同病因，与下法、消法、和法等配合使用，才能达到化痰、消肿、软坚之目的，常用方剂有二陈汤、温胆汤、苓桂术甘汤等。

3. 通络法

（1）祛邪通络法　适用于风寒湿邪侵袭而引起的各种痹证。祛风、散寒、除湿及宣通经络为治疗痹证的基本原则，但由于各种痹证感邪偏盛及病理特点不同，辨证时还应灵活变通，常用方剂有蠲痹汤、独活寄生汤、三痹汤等。

（2）舒筋解痉法　适用于各种筋肉挛缩者。本法采用养血活血、疏肝理筋或镇肝解痉的药物治疗。损伤缺血所致者，宜用圣愈汤加木瓜、柴胡、山栀、麦冬、五味子；热病邪传厥阴，症见神昏、烦躁、手足痉挛者，用羚角钩藤汤；症见头痛、头晕、四肢抽搐者，用镇肝息风汤；脑髓病患引起筋肉挛缩或痿证者，用大活络丹。

4. 内托法 简称托法，是用补益气血的药物扶助正气，托毒外出，以免毒邪内陷的治法。此法适用于骨病疮疡中期毒盛正虚，不能托毒外泄，疮形平塌，根脚散漫，难溃难腐的疮疡虚证。如毒气盛而正气未衰者，可用透脓补托之药物，促其早日成脓溃破，以免脓毒旁窜或深陷而导致"走黄"。《外科精义·托里法》指出："脓未成者使脓早成，脓已溃者使新肉早生；血气虚者托里补之，阴阳不和者，托里调之。"因此，内托法又可分透脓和补托两法，透脓法适用于邪盛正气未虚，肿疡已成，尚未溃破或溃出不畅者，常用方剂为透脓散，但不宜用之过早，脓疡初起或未成脓时禁用；补托法适用于毒势方盛而正气已虚，不能托毒外出或溃后脓水稀少，坚肿不消，排脓不畅，神疲身热，面色少华，脉数无力者，常用方剂为托里消毒散、神功内托散等。

5. 补养法 是用补养药物，调和阴阳，滋养人体气血，增强脏腑功能，恢复其正气，帮助其生新，促使疮口早日愈合的方法。此法适用于溃疡后期，毒势已去，脓水清稀，疮口难敛，或因病灶清除等大手术后元气虚弱，气血亏损，神疲乏力者。凡气血虚弱者，宜补气养血；肝肾不足者，宜补益肝肾；脾胃虚弱者，宜补养脾胃。方药参见损伤三期辨证施治之后期各法。

骨病的治疗需审因辨证论治，如疮疡内治法初期宜用解毒法，中期宜用内托法，后期宜用补养法，但在病情复杂之时，往往数法合用。其他如兼有痰结者加用祛痰法；湿阻者加利湿药物；气血凝滞者佐以行气活血和营等法。除按病变过程，辨明其阴阳，选用基本方药外，尚有按部位加减之法，如上部加祛风药，中部佐以行气之品，下部加用利湿药物等用药方法。

二、外治法

损伤外治法是指对损伤局部进行治疗的方法，在伤科治疗中占有重要的地位。伤科外用药物是指应用于伤患局部的药物，早在《神农本草经》《五十二病方》等著作中就有记载。1931年出土的《居延汉简》记录了汉代军医以膏药为主治疗各种损伤，可见早在秦汉时期就采用敷贴药物治伤；唐代《仙授理伤续断秘方》介绍了洗、贴、糁、揩等外治法及方药治疗骨关节损伤；宋代《太平圣惠方》《圣济总录》已比较系统全面地介绍了外治的方药。

骨伤科在临床上一向重视外用药物的应用，中药外治法的原理是药物透过皮肤、经络直接发挥作用，使经脉舒畅，气血流通而达治病目的。清·吴师机《理瀹骈文》载"外治之理，即内治之理；外治之药，即内治之药；所异者法耳"，阐明了外治法的原理、用药原则与内治法相似，只是用药途径不同，外治法优点是药物置于体表患部，药力直达病所，取效迅速。临床上主要分为敷贴药、搽擦药、熏洗湿敷药和热熨药等。

（一）敷贴药

外用药应用最多的剂型是药膏、膏药和药粉三种。使用时将药物制剂直接敷贴在损伤局部，使药力发挥作用，可收到较好疗效，正如吴师机论其功用：一是拔，一是截，凡病所结聚之处，拔之则病自出，无深入内陷之患；病所经由之处，截之则邪自断，无妄行传变之虞。

1. 药膏（又称敷药或软膏）

（1）配制 将药碾成细末，然后选加饴糖、蜜、油、水、鲜草药汁、酒、醋或医用凡士林等，调匀如厚糊状，涂敷伤处。近代伤科各家的药膏用饴糖较多，主要是取其硬结后药物本身的作用和固定、保护伤处的作用。饴糖与药物的比例为3：1，也有用饴糖与米醋之比为8：2调拌的。对于有创面的创伤，都用药物与油类熬炼或拌匀制成的油膏，因其柔软，并有滋润创面的作用。

（2）种类

①消瘀退肿止痛类：适用于骨折、筋伤初期肿胀疼痛剧烈者，可选用定痛膏等外敷。

②温经通络类：适用于损伤日久，复感风寒湿外邪者。发作时肿痛加剧，可用温经通络药膏外敷；或在舒筋活络类药膏内酌加温散风寒、利湿的药物外敷。

③清热解毒类：适用于伤后感染邪毒，局部红、肿、热、痛者，可选用金黄膏、四黄膏。

④生肌拔毒长肉类：适用于局部红肿已消，但创口尚未愈合者，可选用象皮膏、生肌玉红膏等。

（3）使用注意事项

①药膏在临床应用时，摊在棉垫或 4～8 层的桑皮纸上，大小根据敷贴范围而定，摊妥后还可以在敷药上加叠 1 张极薄的棉纸，然后敷于患处。棉纸极薄，药力可渗透，不影响药物疗效的发挥，又可减少对皮肤的刺激，也便于换药。摊涂时敷料四周留边，以防药膏烊化沾污衣服。

②药膏的换药时间，根据伤情的变化、肿胀的消退程度及天气的冷热来决定，一般 2～4 天换 1 次，后期患者也可酌情延长，古人的经验是"春三、夏二、秋三、冬四"。凡用水、酒、鲜药汁调敷药时，需随调随用勤换。生肌拔毒类药物也应根据创面情况而勤换药，以免脓水浸淫皮肤。

③药膏一般随调随用。凡用饴糖调敷的药膏，室温高容易发酵，梅雨季节易发霉，故一般不主张一次调制太多，或将饴糖煮过后再调制。寒冬气温低时可酌加开水稀释，以便于调制拌匀。

④少数患者对敷药及膏药过敏而产生接触性皮炎、皮肤奇痒及有丘疹、水疱出现时，应注意及时停药，外擦龙胆紫液或六一散，严重者可同时给予抗过敏治疗，如蒲公英、黄芩、金银花、连翘、车前子、生薏苡仁、茯苓皮、甘草水煎服。

2. 膏药　古称为薄帖，是中医学外用药物中的一种特有剂型。南北朝时期的《肘后备急方》中就有膏药制法的记载，后世广泛地应用于内、外科的治疗上，骨伤科临床应用更为普遍。膏与药应分为二，古人称"熬者曰膏，撒者曰药"。《理瀹骈文》中说"有但用膏而不必药者，有竟用药而不必膏者，有膏与药兼用者""合之而两全""离之而各妙"，现习惯上统称为膏药。

（1）配制　是将药物碾成细末配以香油、黄丹或蜂蜡等基质炼制而成。

①熬膏药肉：将药物浸于植物油中，主要用香油（芝麻油）加热熬炼后，再加入铅丹（又称黄丹或东丹），其主要成分为 Pb_3O_4，也有用主要成分为 PbO 的密陀僧制膏的。经过"下丹收膏"，制成的一种富有黏性，烊化后能固定于伤处的成药，称为膏或膏药肉，膏药要求老嫩适度，达到"贴之即粘，揭之易落"的标准。膏药肉熬成后浸入水中数天，再藏于地窖阴暗处以"去火毒"，可减少对皮肤的刺激，防止诱发接触性皮炎。

②摊膏药：将已熬好经"去火毒"的膏药肉置于小锅中用文火加热烊化，然后将膏药摊在皮纸或布上备用，摊时应注意四面留边。

③掺药法：膏药内药料掺和方法有 3 种：第一种是熬膏药时将药料浸在油中，使有效成分溶于油中；第二种是将小部分具有挥发性又不耐高温的药物如乳香、没药、樟脑、冰片、丁香、肉桂等先研成细末，在摊膏药时将膏药肉在小锅中烊化后加入，搅拌均匀，使之融合于膏药中；第三种是将贵重的芳香开窍药物，或特殊需要增加的药物，临贴时加在膏药上。

（2）种类

①治损伤与风湿类：如万灵膏等。

②提腐拔毒生肌类：适用于创伤而有创面溃疡者的，有太乙膏、陀僧膏，一般常在创面另加药粉如九一丹等。

（3）使用注意事项

①膏药有较多的药物组成，适用多种疾患。一般较多应用于伤筋、骨折的后期，若新伤初期有明显肿胀者，不宜使用。

②对含有丹类药物的膏药，由于含 Pb_3O_4 或 PbO，X 线不能穿透，所以进行 X 线检查时应取下。

3. 药粉 即散剂，又称掺药。药粉的配制是将药物碾成极细的粉末，收贮瓶内备用。使用时将药粉直接掺于伤口处，或置于膏药上，将膏药烘热后贴患处。按功用可分 5 类。

（1）止血收口类 适用于一般创伤出血撒敷用，代表方有桃花散、花蕊石散、如圣金刀散等，其他如三七粉调成糊状涂覆患部，也有止血作用。近年来研制出来的不少止血粉，都具有收敛凝血的作用，一般创伤出血，掺上止血粉加压包扎即能止血。对较大的动脉、静脉损伤的出血需采取其他止血措施。

（2）祛腐拔毒类 适用于创面腐脓未尽，腐肉未去，窦道形成或肉芽过长的患者。常用的有九一丹、红升丹、白降丹，红升丹药性峻猛，系朱砂、雄黄、水银、火硝、白矾炼制成；白降丹专主腐蚀，只可暂用而不可久用，因其纯粹成分是 HgO，故需加赋形药使用。常用的九一丹即指熟石膏与红升丹之比 9∶1。

（3）温经散寒类 适用于损伤后期，气血凝滞疼痛或局部寒湿侵袭患者。常用的有桂麝散等，具有温经活血、散寒逐风的作用，故可作为一切阴证的消散掺药，其他如《疡科纲要》之四温丹等都可掺膏内敷贴。

（4）散血止痛类 适用于损伤后局部瘀血结聚肿痛者，常用的有四生散、消毒定痛散等，具有活血止痛的作用。四生散对皮肤刺激性较大，使用时要注意皮肤药疹的发生。

（5）取嚏通经类 适用于坠堕、不省人事、气塞不通者。常用的有通关散等，吹鼻中取嚏。《理瀹骈文·续增略言》指出："大凡上焦之病，以药研细末，嗤鼻取嚏发散为第一捷法。不独通关，急救用闻药也。连嚏数十次，则腠理自松，即解肌也。"

（二）搽擦药

搽擦法始见于《素问·血气形志》："经络不通，病生于不仁，治之以按摩醪药。"醪药是配合按摩而涂搽的药酒，搽擦药可直接涂搽于伤处，或在施行理筋手法时配合推擦等手法使用，或在热敷熏洗后进行自我按摩时涂搽。

1. 酒剂 又称为外用药酒或外用伤药水，是用药与白酒、醋浸制而成，一般酒醋之比为 8∶2，也有单用酒浸者。近年来还有用乙醇溶液浸泡加工炼制的酒剂。

2. 油膏与油剂 用香油把药物熬煎去渣后制成油剂，或加黄蜡或白蜡收膏炼制而成油膏。其具有温经通络、消散瘀血的作用。适用于关节筋络寒湿冷痛等证，也可配合手法及练功前后作局部搽擦。

（三）熏洗湿敷药

熏洗湿敷法的原理是利用热力使患处血管扩张，玄府洞开，药物经毛窍而入血脉、枢机之中，发挥改善血液循环、促进新陈代谢、疏导腠理、疏松筋脉、流通气血、温经通阳、活血化瘀、消肿止痛、强筋壮骨、接骨续损等作用，从而达到皮肤、肌肉挛者复舒，痿者复满，僵者复柔而愈病之目的。

1. 热敷熏洗 《仙授理伤续断秘方》中就有记述热敷熏洗的方法，古称"淋拓""淋渫""淋洗"或"淋浴"，是将药物置于锅或盆中加水煮沸后熏洗患处的一种方法。先用热气熏蒸患处，待水温稍减后用药水浸洗患处。冬季气温低，可在患处加盖棉垫，以保持热度持久，每日两次，每次15～30分钟，每贴药可反复熏洗数次。药水因蒸发而减少时，可酌加适量水再煮沸熏洗。具有疏松关节筋络、疏导腠理、流通气血、活血止痛的作用，适用于关节强直拘挛、酸痛麻木或损伤兼夹风湿者，多用于四肢关节的损伤，腰背部也可熏洗，常用的方药可分为新伤瘀血积聚熏洗方及陈伤风湿冷痛熏洗方两种。

（1）新伤瘀血积聚者　常用散瘀和伤汤、海桐皮汤等。

（2）陈伤风湿、冷痛、瘀血者　陈伤风湿痛及瘀血已初步消散者，用八仙逍遥汤，或艾叶、川椒、细辛、炙川草乌、桂枝、伸筋草、透骨草、威灵仙、茜草共研为细末包装，每袋500g，取适量开水冲泡，熏洗患处。热敷熏洗对关节损伤强直拘挛伴有创口感染不愈合者不宜使用。

2. 湿敷洗涤　古称"溻渍""洗伤"等，在《外科精义》中有"其在四肢者溻渍之，其在腰腹背者淋射之，其在下部者浴渍之"的记载，多用于创伤，使用方法是"以净帛或新棉蘸药水""渍其患处"。现临床上把药制成水溶液，供创伤伤口湿敷洗涤用，常用的有金银花煎水、野菊花煎水、2%～20%黄柏溶液以及蒲公英等鲜药煎汁等。

（四）热熨药

热熨法是一种热疗方法，热熨法早在黄帝内经即有记载，《素问·血气形志》记载"形苦志乐，病生于筋，治之以熨引""刺布衣者以火焠之，刺大人者以药熨之"。《史记·扁鹊仓公列传》中也提及五分之熨这种热熨之法，唐代孙思邈的《备急千金要方》以及明代李时珍的《本草纲目》中也有很多关于热熨法的描述。《普济方·折伤门》有"凡伤折者，有轻重浅深久新之异，治法亦有服食淋熨贴熁之殊"的记载。本法选用温经祛寒、行气活血止痛的药物，加热后用布包裹，热熨患处，借助其热力作用于局部，适用于不宜外洗的腰脊躯体之新伤、陈伤。

1. 熨药　俗称"腾药"，将药置于布袋中，扎好袋口放在蒸锅中蒸气加热后热熨患处，能舒筋活络，消瘀退肿，适用于各种风寒湿肿痛症，常用的有正骨熨药等。

2. 其他　如用粗盐、黄砂、米糠、麸皮、吴茱萸等炒热后装入布袋中热熨患处。民间还采用葱姜豉盐炒热，布包罨脐上治风寒。这些方法，简便有效，适用于各种风寒湿型筋骨痹痛、腹胀痛及尿潴留等症。

（五）药条

药条又称之为药捻子，是用于创伤感染和骨病形成窦道的一种外治方法，一般用桑皮纸或棉纸捻成细条状，粘上化腐拔毒的药粉，如红升丹、白降丹等制成。其作用是腐蚀瘘管壁，引流脓液或死骨，适用于深小伤口感染和附骨疽或骨痨形成瘘管者，供插入瘘管内使用。

（六）中药离子导入

中药离子导入是将药物中的主要有效成分提取出来制成液体状，并确定药物中的主要有效成分所带电荷的属性，然后将药物液体置于低压电源的相应电板，使其离子直接导入患部，达到治疗各种损伤疾病的目的。其原理是根据直流电场内同性电荷相斥，异性电荷相吸的原理，在电极与皮肤之间放置以药液浸湿的纱布或滤纸，通以直流电，药物离子即在同名电极的推斥下，经皮肤汗腺导管的开口进入机体；进入机体内的药物离子在局部皮肤浅层形成离子堆，使药物保持较高浓度和存留较长时间，并以不间断的方式向组织释放药物离子而发挥药物治疗作用。另一方面，直流离子导入仪具有中低频与人体相匹配的脉冲电流，刺激机体后，产生电力按摩，能促进血液循环，改善组织的适应性和耐受能力，从而使损伤组织得以修复，机体生理平衡得以恢复。临床应用可根据不同损伤病证和部位选择药物，常用于离子导入的药物有红花、当归、茜草、生川乌、生草乌、独活、威灵仙、艾叶、透骨草、细辛、伸筋草等。

第四节　手术疗法

骨伤科手术疗法历史悠久。《山海经·东山经》中记载了最早的外伤科手术器械——砭石，用于切开排脓。汉代名医华佗发明"麻沸散"，在麻醉下施行了死骨剔除术、剖腹术等手术，因其外科成就代表了汉代以前的最高水平，被历代医家尊称为外科鼻祖。晋代葛洪论述了开放性创口感染的"毒气"说，强调早期处理创口的重要性。隋代《诸病源候论》提出了清创疗法的 4 个要点：一要在创伤早期，二要消除异物，三要正确分层缝合，四要正确包扎。唐·蔺道人《仙授理伤续断秘方》认为无法手法复位的骨折可采取切开复位："凡损伤重者，大概要拔伸捺正，或取开捺正。""凡皮破骨出差爻，拔伸不入，搏捺相近，争一二分，用快刀割些捺入骨。"该书记载了开放性骨折的完整治疗方案，强调首先"煎水洗"进行清创，再"用快刀割些捺入骨"以切开复位；"凡骨破打断，或筋断有破处……用针线缝合其皮""凡夹缚用杉木皮数片，周回紧夹缚，留开皆一缝，夹缚必三度，缚必要紧"强调对大块骨折片复位后缝合固定，暂时不要屈伸，最后用"风流散"填塞创口，用"黑龙散"外敷创口周围。宋代麻醉技术得到了进一步提高，如睡圣散、草乌散的记载中，对用药量与麻醉深度间的关系，特别是个体耐量、受伤出血情况用药的差异等进行了总结。至此，手术疗法的发展已达到了一定的水平，极大丰富了骨伤科疾病的治疗方法。但是，由于中医学理论的发展不依赖于对人体解剖的研究，并且宋代以后的中医骨伤科医家更加注重整体观和辨证论治，对骨伤科疾病的治疗崇尚手法复位和中药内治，手术疗法进展缓慢。手术带来的疼痛、出血、感染和内植物排异反应等问题一直没有得到很好地解决，这些都阻碍了骨伤科手术的发展。但不可否认的是，古代医家对骨伤科手术疗法进行了有益的尝试和持续的研究，许多技术和方法都具有一定的科学性和实用性，至今仍为临床所沿用。

随着麻醉术、止血技术、抗感染技术和内固定材料等的进步，手术疗法在骨伤科开展日益增多，应用范围也越来越广，现已成为与手法复位、内外固定、内外用药和功能锻炼同等重要的骨伤科治疗方法。如今，从常见的骨折切开复位内固定，到人工关节置换、脊柱骨盆骨折内固定等各种复杂手术，均已成为骨伤科的常规治疗方法。另外，中医学的基本理论如整体观念、辨证论治等始终贯穿骨伤科手术疗法全过程，手术治疗的同时应用中药，内外兼治，再配合练功活动，能减少手术各种并发症的发生，有利于患者术后康复，这也是中医特色的具体体现。

然而必须注意的是，绝大多数闭合性骨折采用手法复位、夹板固定的方法，再配合功能锻炼都能取得良好的疗效。盲目施行内固定手术，可能给患者带来不必要的痛苦，如感染、骨折不愈合、关节僵直等。但某些骨伤疾患，如肿瘤、畸形等，只有手术治疗才能挽救生命或恢复健康，因此骨伤科手术适应证的选择至关重要。严格的无菌术、微创技术和围手术期处理是骨伤科手术成功的三个关键环节。

一、无菌原则

1. 手术环境　手术环境对于骨伤科无菌操作意义重大，手术环境的控制不是始于手术切口，终于切口缝合，而是一个全过程的控制。手术环境不但要求控制尘粒，更要控制细菌，手术室的无菌级别与手术室空间内悬浮菌的浓度有着直接关系。

2. 手术人员　所有手术人员必须严格执行无菌原则。术前常规刷手、穿戴无菌手术衣和无菌手套；术中手术人员站定位置后不可离开手术台，也不能随意走动；传递器械或物品时必须在手术人员的前面进行。手术人员的上肢必须在手术区内操作，不能离开手术区或低于术者腰部或抬高超过肩部水平，亦不能触及手术台边缘。在手术过程中，如需要更换位置时，同侧与同侧更换时一人应先退后一步，另一人原地不动，背对背转过身进行更换，以防止触及对方背部有菌区。手术参观人员（限制非手术人员进入，减少室内人员走动）必须与手术人员保持一定距离，不可靠近手术人员或站得过高，尽量减少在室内走动，以减少污染机会。

3. 手术操作　手术中术者要聚精会神，谨慎操作。不可朝向手术区咳嗽或打喷嚏，如有出汗应将头偏向一侧，由其他人员协助擦去，以免汗液坠落手术区内。手术操作要按步骤循序渐进，动作要轻柔，要注意防护切口暴露的肌肉、肌腱、神经、血管和骨骼等组织，以免被污染。手术过程中手术人员如非需要，应避免或减少接触切口内的各组织和手术器械的前段部分，对各种内固定器材、植入物或移植的骨、肌腱等组织取用时应注意包裹保护或用器械夹持，尽量减少术者直接接触。

4. 污染物的处理　垂落在手术台无菌区域外的器械或物品均视为被污染，应立即更换放弃，如不可替换则需要立即重新消毒。被非无菌物体接触的物品或器械均不能放回，应及时弃换。手术台上的布单或器械盘上的盘套如果被灭菌盐水或血液浸湿透，应另加铺无菌巾。手术过程如果发现手套破裂，应立即更换。术后医疗废物分类回收处理。

5. 切口的防护　在切开皮肤前应用酒精再次消毒切口皮肤或贴切口保护膜。缝合切口前，手术切口内应以生理盐水冲洗或脉冲冲洗，以清除游离的凝血块、肌肉或骨屑等。在冲洗时注意严防溢出的冲洗液回流或溅回切口内造成污染，然后再用酒精消毒切口皮缘皮肤。缝合后的切口用酒精再消毒一遍，最后用无菌纱布覆盖包扎。

二、微创技术

微创技术就是尽量把手术对机体带来的医源性创伤减少到最小的程度，用最小的创伤达到最佳的治疗效果，尽快恢复机体的功能，这完全符合中医骨伤科治疗损伤的传统理念。

1. 手术操作微创化　在手术过程中尽量减少不必要的操作和创伤。感染和过度手术操作损伤是导致一些血管、神经或肌腱手术后功能恢复差的主要原因。

（1）尽量减少不必要的动作　充分认识到术后每一个动作都可能使组织受到损伤，尽量避免不必要的操作，减少反复无目的无效的动作，减少会给组织造成很大创伤，增加创伤炎症反应和感染的机会，避免影响组织愈合。

（2）避免夹捏正常组织　除止血外，尽量避免用止血钳钳夹任何正常组织，也少用镊子捏持正常组织。

（3）操作手法细致轻巧　手术切口要整齐，手术暴露的层次清晰，对重要组织应多做锐性剥离，避免使用钝性的器械或直接粗暴撕裂组织，擦拭伤口要轻柔，减少反复擦拭。手术方式选择不当或粗暴操作会使较多组织受损，手术操作不熟练或手术时间过长都是造成术后感染的重要原因之一。

（4）妥善止血　使用止血钳止血时，不能过多夹持周围正常组织。使用缝线结扎血管时不要将血管周围组织过多的一起结扎。尽量少用电凝止血，止血要彻底，以防止术后出血、渗血或血肿形成。

（5）妥善保护组织　尽可能缩短手术时间，防止深部组织暴露时间过长，避免反复牵拉。肌腱、血管、神经等外露时用湿纱布覆盖。

（6）无张力缝合伤口　在有张力的情况下强行缝合伤口，会造成伤口局部血运不良、组织坏死，甚至创口开裂，影响创口愈合。

（7）手术器械精细　手术操作应选用大小合适的精细器械，防止器械选择不当造成对组织过多的捻挫、牵拉。

2. 手术中的微创意识　骨伤科微创技术除了要体现在操作微创化外，更应该体现在微创理念上，其核心问题是对骨折局部血运的保护。

微创首先应着眼于如何保护血运而非皮肤切口，不可误认为小切口手术简单易行。进行小切口内固定操作时，复位手法须熟练轻巧，再严格按照解剖避开骨折局部尚存的血供组织置入内固定物，若不顾及局部血运的保护，粗暴地强行纳入固定物，则完全背离了微创的原则。另外，有些手术必须在直视下有足够的操作空间才可以完成，单纯追求小切口勉强完成手术，反而违背微创本意。在骨折复位固定效果相近的情况下选择以创伤较小的固定方法进行治疗，更符合微创理念。

三、围术期处理原则

围术期是指从确定手术治疗时开始，到与本次手术有关的治疗基本结束为止的一段时间，包括手术前、手术中、手术后三个阶段。手术成败，不仅取决于手术操作本身，而且在很大程度上与术前准备、术中及术后处理环节密切相关。作为一名骨伤科医师，不仅要严格掌握手术适应证和熟练的手术操作，还要做好围术期相关问题的处理。

（一）术前准备

骨伤科手术就时限要求而言，可分为：①急症手术：病情急迫，手术争分夺秒，以挽救生命或肢体，例如骨折合并大血管损伤的止血术、断肢再植术和开放骨折的清创缝合术等；②限期手术：如恶性骨肿瘤等可延迟一定期限施行手术，但不宜延迟过久，应在尽可能短的时间内进行手术；③择期手术：如关节置换术等，可在充分的术前准备后选择合适时机进行手术。三类手术的术前准备虽基本相同，但因时限要求不同，术前准备也各有侧重。手术前的准备工作是整个手术治疗中的重要组成部分，充分做好术前准备不仅有助于手术的顺利进行，还能达到治疗的目的。

1. 全面掌握病情　术者必须全面地掌握患者病史、体格检查、影像学检查等病情资料，并将这些资料进行归纳和分析，得出明确诊断，评估患者健康状态，把握手术指征，这是保证患者安全和手术成功的首要条件。

2. 术前评估患者　术前综合评估患者，尤其是老年患者的心肺功能，以评估手术的耐受力及排除手术禁忌证。合并有内科疾病的患者，术前请相关科室会诊并给予相应的专科处理；严重营养不良的患者，予以适当营养支持，改善营养状况后再施行手术治疗。综合患者疾病程度、主要脏器功能状态及全身健康状态，可以将手术风险分级化，并决定是否多科室（如麻醉科、内科等）会诊及分期手术或延期手术。

3. 手术前讨论　凡是参加手术的人员都要从病史、体格检查和辅助检查所获得的资料中加以归纳、整理，并认真讨论、细致分析，进一步明确诊断及观察手术指征，以及注意是否存在禁忌证等。对术中可能发生的意外情况做充分的准备，并制订出可行的手术方案。

同一骨科手术常有不同的手术方法，要结合患者全身情况、局部病变情况和术者习惯进行选择，术者要反复熟悉手术的全过程，掌握每个环节，做好多种准备，以备应急。

4. 术前备血 贫血、低蛋白血症者，术前要予以纠正；施行中、大型手术者，术前做好血型鉴定和交叉配合试验，备好一定数量的血制品；Rh 阴性者，需提前向中心血站申请，或术前 48 小时准备自体血，或术中使用自体血液回收等。

5. 术前应用抗生素 术前采用多种措施提高患者体质，预防感染。不提倡任何手术前均常规使用抗生素来预防感染，特别是血供丰富的部位，如手部手术，一般软组织手术时间短，1～2 小时的无菌手术，均不需要预防性使用抗生素。但涉及感染病灶，或操作时间长，创伤大的手术如大关节开放手术，或开放性创伤创面已污染或广泛软组织损伤，或需置入人工制品的手术如人工关节置换，可考虑预防性应用抗生素。预防性抗生素给药方法：术前 0.5～2 小时内，或麻醉开始时首次给药；手术时间超过 3 小时或失血量大于 1500mL，术中可给予第 2 次。总预防用药时间一般不超过 48 小时。

6. 术前牵引 部分骨与关节畸形、陈旧性骨折、脱位等为了缓解骨与关节周围软组织挛缩，术前可进行骨牵引或皮肤牵引。

7. 器械准备 骨科手术所用的器械较多，各种人工关节、固定材料的种类和规格也有多种，术者的使用习惯亦有所差异，手术中为了便于操作，手术前 1～2 天术者应亲自选好器械，经严格灭菌后备用。

8. 术前谈话 术前医生应就病情、实施手术的必要性、可能取得的效果、手术的危险性、可能发生的并发症、术后恢复过程及预后告知患者，使患者能以积极的心态配合手术和术后治疗，取得患者家属（或监护人）的信任和同意。应履行书面知情同意手续，包括手术、麻醉的知情同意书、输血治疗同意书等，由患者本人或法律上有责任的亲属（或监护人）签署。

9. 术前备皮 手术前 1 天认真仔细地做好术区皮肤的准备，避免切口感染。皮肤的准备范围根据手术部位的不同而不同，四肢的皮肤准备一般要超过手术部位的上、下各一个关节，为手术中临时扩大手术范围做准备。

10. 术前训练 为了更好地配合手术，患者应在术前进行一些与术后康复有关的训练，如术前练习床上饮食及大小便等，又如颈椎前路的手术前，患者练习气管牵拉训练等。

11. 特殊术前准备

（1）根据骨伤科特殊手术需求，术前做好相应的绘图、测量等准备工作，如胸、腰椎畸形矫形等手术。

（2）骨科手术设备的准备，如 C 型臂 X 光机用于术中透视，显微手术、关节微创手术等所需显微镜、关节镜等特殊仪器的准备。

（3）对于术中准备应用导航的病例，术前必须按照导航系统的具体要求，进行必要的影像学准备。同时，还要熟悉导航系统的操作，减少手术时间。

（二）术中处理

1. 麻醉处理 控制性低血压可减少术中出血，尤其对于骨盆肿瘤、脊柱肿瘤切除等出血量较大的手术，收缩压可降至 80mmHg，但持续时间不宜过长，防止对肾脏造成损害。若使用骨水泥有可能导致血压波动与变化，应给予足够重视。

2. 输血 术中输血与否视出血情况而定，如出血量大则需输入同型红细胞或血浆等血制品。输血时需密切观察患者是否发生过敏、发热或溶血反应等情况。也可以采用术中自体血回输或术后自体血回输等方法以减少患者因失血导致的并发症。

3. 神经功能监测 脊柱畸形矫正手术和脊柱内固定植入手术为避免术中损伤神经，可以运用脊髓监护技术，其中体感诱发电位监护主要用于判断脊髓感觉传导通路的功能；而运动诱发电位监护的目的是判断运动传导通路的功能。

4. 计算机辅助系统的应用 术中导航技术，即计算机辅助矫形外科（CAOS）在骨科矫形和创伤修复方面的应用日益增多，在椎弓根螺钉的植入、骨盆截骨、髋关节假体植入、深部肿瘤定位等方面应用广泛，该技术使骨伤科医师可以更精确地开展许多传统定位手段无法完成的复杂手术。

5. 术中定位 术中定位技术在经皮置钉、穿刺、内镜等微创手术中，以及在能否准确到达病灶、骨折复位是否满意、内植物位置是否正确等方面发挥着重要作用。

6. 止血带的应用 在四肢手术时，术中应用止血带，可使出血减至最低限度，从而使手术野清晰，易于辨认各种组织。充气式气压止血带使用方法是：于消毒前，紧贴肢体近端皮肤扎好充气止血带，外缠绷带加强。手术开始时将患肢抬高超过心脏平面 2～3 分钟，然后用橡皮驱血带自指或趾端开始，向近心端紧紧缠绕肢体，至上止血带处，借以将该肢体内的血液驱至止血带平面以上。将气囊充气到所需压力，并记录止血带持续时间，防止因缺血时间过长导致意外损伤。一般情况下成人施行上肢手术时，气囊压力维持在 250～300mmHg，维持时限为 1 小时；下肢手术时，气囊压力维持在 350～400mmHg，维持时限不得超过 1.5 小时。如因手术时间较长超过要求时限，则应用湿纱布填塞于切口内，并以手对创面维持一定压力，尽量减少出血，然后放尽气囊内气体；10 分钟后，再充气至原有压力高度，开始第 2 个止血带时限。若手术时间很长，可连续应用此法，但最多不超过 4 小时。在手术完毕时，需将止血带完全松解，彻底止血后，方可缝合切口。手术完毕后，解除止血带。

（三）术后处理

术后处理是连接术前准备、术中与术后康复之间不可或缺的环节。术后处理得当，能使术后应激反应减轻到最低程度，有利于患者的康复。

1. 全身处理

（1）生命体征监测 手术结束后，主管医生应协助麻醉医生将患者亲自护送返回原病房，需要监护的患者送至重症监护病房，常规监测生命体征，包括体温、脉率、呼吸频率、血压及意识等，必要时还需进行心电监护、经皮血氧饱和度监测仪动态观察动脉血氧饱和度。若出现失血症状，应继续输血、输液，并尽快查明原因，进行相应处理，直至血压回升并保持相对稳定。

（2）观察麻醉反应 成人四肢手术多采用神经阻滞麻醉，儿童和脊柱手术多采用全身麻醉。手术结束后，全身麻醉者需在麻醉苏醒室进行苏醒，待意识清醒后方可返回病房，同时要继续注意观察患者的意识，如若逐渐出现意识不清、不能应答、呼吸困难等情况，但血压保持相对稳定，则考虑麻醉反应，急请麻醉医生协同处理。四肢手术则需密切观察患肢的感觉及活动的情况。

（3）缓解术后疼痛 麻醉作用消失后，手术切口受到刺激会出现疼痛。术后疼痛可引起呼吸、循环、胃肠道和骨骼肌功能变化，甚至引发并发症，有效的术后镇痛有助于改善预后。临床常采用针灸止痛、耳穴贴压止痛，也可使用吗啡、哌替啶和芬太尼等麻醉类镇痛药。临床应用时在达到有效镇痛的前提下，药物剂量宜小，用药间隔时间应逐渐延长，及早停药。硬膜外阻滞可留置导管数日，连接镇痛泵以缓解疼痛。

（4）术后饮食及营养 术前需禁饮食，以免对体内水、电解质及营养物质代谢产生影响，术后及时恢复饮食，有利于患者术后恢复。骨伤科手术对胃肠道功能影响较小，对患者饮食影响也较小。胸腰椎前路手术，对胃肠道功能有一定影响，需在肛门恢复排气后方可进食。此外术后进食与麻醉方式也有关，局部麻醉者可任意进食；全身麻醉者，需术后 6 小时，麻醉完全清醒后方能进食；椎管内麻醉者，一般 6 小时后可逐渐恢复饮食。进食时一般选择营养丰富且易消化的食物，先从流质开始，逐渐恢复至正常，还可以根据患者的不同症状采取补益脾胃或行气通便类方剂内服以促进恢复，对无法经口进食的患者，可采用肠外静脉方式补充营养。

（5）预防感染　抗生素的使用有严格的规范。手术时间短、创伤小及无内置物的手术，术后可不使用抗生素。如果手术创伤较大、时间较长或手术通过窦道等感染处时，需要选用有效的抗菌药物，同时可以采用诸如清热凉血的方剂进行预防感染或辅助抗感染。术后要密切观察手术局部及全身状况，定期复查血常规、C 反应蛋白、血沉等感染指标。

（6）预防静脉血栓栓塞　静脉血栓栓塞包括深静脉血栓和肺栓塞。大多数深静脉血栓并无临床症状，但可因血栓脱落引起肺栓塞，是导致骨伤科围手术期死亡的重要原因之一。创伤、骨折以及相应的手术容易导致血液呈高凝状态、血管壁损伤和循环瘀滞，以上因素均与深静脉血栓形成因素有关，尤其是严重创伤、脊柱、下肢骨折的患者深静脉血栓栓塞的发病率较高，临床应高度重视。术后应早期功能锻炼、尽早下床活动以及戒绝烟酒等，配合行气活血类方剂内服进行预防。对高风险患者还可选择给予利伐沙班、低分子肝素、华法林等药物，运用足底静脉泵，间歇充气加压等方法降低术后发生深静脉血栓的风险。

（7）预防脂肪栓塞　脂肪栓塞可发生于长骨骨折及骨盆骨折等创伤后 24 ～ 72 小时内，死亡率达到 10% ～ 15%，脂肪栓塞发生后临床表现为气急、心悸、精神状态变化和上肢瘀斑等。治疗措施包括：应用呼吸机持续正压给氧，使用类固醇类药物仅有一定的预防作用，尽早固定骨折才是预防措施关键所在，并可以考虑配合中医辨证论治进行防治。

2. 局部处理　对患者手术肢体局部的处理，在术前讨论时就要安排妥当，患者由手术室返回病房前将其病床整理好，如需牵引应将牵引架、砝码、牵引绳等器材准备齐全。

（1）抬高患肢　四肢手术后一般都需要抬高患肢，以利于静脉血液回流，加快消肿，促进切口愈合。抬高的基本原则是将患肢抬高至高于心脏水平处，且患肢远端处于最高位。

（2）密切观察肢端血运　观察肢端颜色、温度，触摸动脉搏动等判断肢端血运情况，若肢端出现肿胀、苍白、皮温下降、动脉搏动减弱或消失等情况，应考虑血液循环障碍，要及时查明原因并做相应处理，以免发生严重后果。

（3）观察伤口及换药　术后应密切观察切口处敷料，如渗血不多，可用棉垫、弹力绷带等加压包扎；如出血不止，且经补液、输血等处理后血压仍不稳定，则考虑较大血管损伤出血的情况，需再次手术探查并止血。术后因观察伤口情况等原因需要定期更换伤口的敷料，称为换药。敷料需保持干燥，以防止空气中细菌侵入，引起切口感染。一般无菌切口敷料干燥可 3 ～ 4 天更换一次。如切口出血或渗液较多，敷料湿透时需及时更换，以防切口感染。切口放置引流物时，一般根据引流情况将引流物在术后 24 ～ 48 小时后拔除，同时进行敷料更换。

（4）预防卧床并发症　长期卧床者易引起褥疮、泌尿系感染和坠积性肺炎等并发症，老年人尤其容易发生。术后需加强护理、保持患者床面干燥、定时翻身、局部按摩等方法预防褥疮，尽早拔除导尿管、鼓励患者多饮水等预防泌尿系感染，鼓励患者尽早下地活动、定时翻身拍背以及雾化吸入等方法预防坠积性肺炎。

（5）缝线拆除　切口愈合后应将缝线拆除，拆除的时间根据切口部位、局部血液供应及患者具体情况而定。

（6）功能锻炼　"动静结合"是骨伤科治疗疾病的重要原则。骨伤科手术后，在病情许可的情况下应尽早开始进行功能锻炼，预防废用性肌萎缩、关节挛缩及粘连，促进骨折愈合。

第五节　练功疗法

一、练功疗法基础

练功疗法又称功能锻炼，古称导引，是通过肢体运动防治疾病、增进健康的一种有效方法，数千年来一直为历代医家所推崇。练功疗法贯彻"动静结合"治疗原则，对骨伤病的预防及康复具有良好的疗效，它不仅是中医骨伤科的重要疗法之一，在世界医疗体育史上也占有重要地位。

"导引"一词最早见于《庄子·刻意》曰："吹呴呼吸，吐故纳新，熊经鸟伸，为寿而已矣。此导引之士，养形之人，彭祖寿考者之所好也。"张仲景《金匮要略》云："四肢才觉重滞，即导引吐纳、针灸、膏摩，勿令九窍闭塞。"1973年在湖南长沙马王堆出土的《却谷食气篇》《导引图》中绘有导引图40余幅，形象生动，栩栩如生，内容广泛，包括使用杖棒导引。汉代著名医家华佗根据仿生学原理创编的"五禽戏"对后世产生了深远影响。晋代葛洪所著《肘后救卒方》及《抱朴子》中论述了各种导引养生法，如"龙虎导引、熊经、龟咽、莺飞、蛇屈、鸟伸、天俯、地仰"等功法。隋唐时期，太医署设按摩博士及按摩师专事掌教导引之法。唐·蔺道人《仙授理伤续断秘方》曰："凡曲转，如手腕脚凹手指之类，要转动，用药贴，将绢片包之。"指出骨折治疗中伤肢应"时时运动"，进行功能锻炼，因为"盖曲则得伸，得伸则不得屈，或屈或伸，时时为之方可"。近代医家在不断总结前人经验的基础上，逐步充实提高，而将导引发展成为强身保健、防治疾病的方法，如五禽戏、八段锦、易筋经、少林拳、太极拳等。

（一）分类

1. 按照锻炼的部位分类

（1）局部锻炼　指导患者进行伤肢主动活动，恢复功能，防止组织粘连，关节僵硬，肌肉萎缩，如肩部受伤练习耸肩、上肢前后摆动、握拳等；下肢损伤练习股四头肌舒缩、膝踝屈伸锻炼等。

（2）全身锻炼　指导患者进行全身锻炼，可使气血运行，脏腑功能尽快恢复。全身功能锻炼既可防病治病，又能弥补方药之不及。

2. 按有无辅助器械分类

（1）有器械锻炼　采用器械进行锻炼的目的，主要是加强伤肢力量，弥补徒手不足，或利用其杠杆作用，或用健侧带动患侧。《医说》中介绍有器械锻炼方法，如用大竹管蹉滚及踏脚转轴锻炼下肢各关节功能。肩关节练功可用滑车拉绳，手指关节锻炼用搓转胡桃或小铁球等。

（2）无器械锻炼　无须任何器械，依靠自身机体做练功活动，这种方法锻炼方便，随时可用，简单有效，可选用的功法包括太极拳、易筋经、八段锦等。

（二）作用

采用练功疗法治疗骨关节以及软组织损伤，可提高疗效、减少后遗症，具有重要的临床意义。长期临床实践表明，练功疗法是治疗骨折、伤筋等疾病不可缺少的治疗手段。骨伤科各部位练功法，既可加强相应肢体关节的活动功能，又可促进全身气血运行，增强体力。练功疗法防治损伤作用包括以下几点。

1. 活血化瘀、消肿定痛 由于损伤后脉络瘀滞，经络不通而导致疼痛肿胀。局部锻炼与全身锻炼有通利血脉、活血化瘀的作用，通则不痛，可达到消肿定痛的目的。

2. 濡养肢节、滑润筋络 损伤后期及肌筋劳损，局部气血不充，筋失所养，酸麻重胀。同时患肢长期被固定或缺乏功能锻炼，将会导致关节粘连、僵硬强直。练功后气血通畅，化瘀生新，舒筋活络，筋络得到濡养，关节滑利，屈伸自如。

3. 接骨续筋、加速愈合 功能锻炼后既能活血化瘀，又能和营生新；既能改善经脉不得宣通之态，又有利于接骨续筋。在夹板固定保护下功能锻炼，既能保持骨折部位的稳定性，又可纠正残余的骨折移位，使骨折愈合与功能恢复齐头并进，缩短疗程。

4. 强筋健骨、防治萎缩 骨折或者严重筋伤可直接导致肢体功能丧失，出现废用性萎缩。因此凡是骨折、脱位、扭挫伤、慢性劳损、肌腱及韧带完全或不完全断裂，都应积极进行功能锻炼，加快筋肉损伤修复，令其愈合坚、功能好，减轻或防止筋肉萎缩或骨质疏松。

5. 扶正祛邪、促进康复 局部损伤能影响全身气血的盛衰。外伤使气血运行不畅，脏腑功能失和，正气不足，则易致外邪侵袭。而练功可调节全身脏腑功能，促使气血充盈，肝血肾精旺盛，筋骨劲强，关节滑利，最终扶正祛邪，有利于损伤局部和机体的全面恢复。

（三）注意事项

1. 内容和运动强度 确定练功内容和运动强度，制定锻炼计划，首先应辨明病情，估计预后，应因人而异，因病而异，根据伤病的病理特点，在医护人员指导下选择适宜各个时期的练功方法，尤其对骨折患者更应分期、分部位对待。

2. 动作要领 正确指导患者练功是取得佳效的关键。因此应先将练功的目的、意义及必要性对患者进行解释，使患者坚定意志，乐于接受，充分发挥其主观能动性，加强其练功的信心和耐心，从而自觉地进行锻炼。

（1）上肢 上肢练功的主要目的是恢复手的功能，凡上肢各部位损伤，均应注意手部各指间关节、掌指关节的早期练功活动，特别要保护各关节的灵活性，以防关节发生功能障碍。

（2）下肢 下肢练功的主要目的是恢复负重和行走功能，保持各关节的稳定性。人体活动时需要依靠强壮的臀大肌、股四头肌和小腿三头肌保持髋、膝关节稳定，才能保持正常的行走。

3. 循序渐进 严格掌握循序渐进的原则是防止再次损伤和出现偏差的重要措施，须时时谨记。练功时动作术式应逐渐增加，频次由少到多，动作幅度由小到大，锻炼时间由短到长。动作不可过猛，不可过于剧烈，以免造成新的损伤。

4. 随访 定期复查不仅可以了解患者病情和功能恢复的快慢，还可随时调整练功内容和运动量，修订锻炼计划。

5. 其他

（1）练功时应思想集中，全神贯注，动作缓慢有力。

（2）练功次数，一般每日2～3次，每个动作重复12～36次。可根据患者病情，酌情加减。

（3）练功过程中，对骨折、筋伤患者，可配合热敷、熏洗、搽擦外用药水及理疗等方法，使效果更佳。

（4）练功过程中，要顺应四时气候的变化，注意保暖。

二、各部位练功方法

（一）颈项功

1. 与项争力

【预备姿势】两脚开立，距离与肩同宽（或取坐位），目视前方，两手叉腰。

【动作】①抬头望天；②还原；③低头看地；④还原。上身腰部不动，抬头时吸气，低头时呼气，呼吸自然并逐渐加深（图6-83）。

【作用】增强颈项部肌肉力量，可辅助治疗颈部扭伤、颈部劳损、颈椎增生和颈椎综合征引起的颈、项、背肌肉酸痛。本法主要为防止颈椎屈伸功能障碍，如能配合热敷，则效果更好。

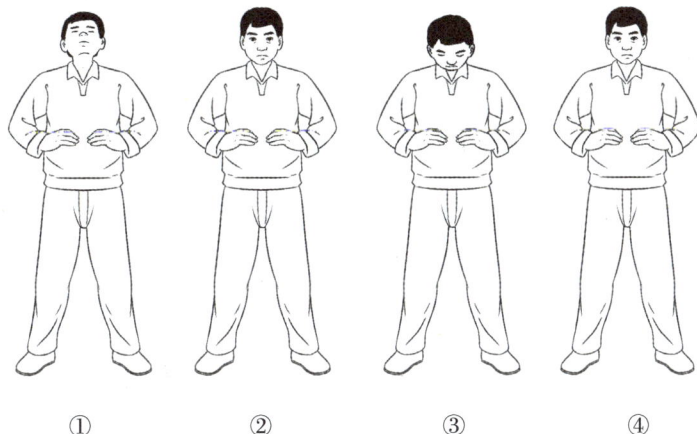

① ② ③ ④

图6-83 与项争力

2. 往后观瞧

【预备姿势】同上势。

【动作】①头颈向右后转至最大幅度，双眼看右后方；②头部还原，双眼目视前方；③头颈向左后转至最大幅度，双眼看左后方；④头部还原，双眼目视前方（图6-84）。

【作用】同上。本法可与上势配合锻炼，是颈部常用的功能疗法，可防止颈椎旋转功能障碍。

3. 颈项侧屈

【预备姿势】同上势。

【动作】①头颈向左侧屈至最大幅度；②头部还原，双眼目视前方；③头颈向右侧屈至最大幅度；④头部还原，双眼目视前方（图6-85）。

【作用】同上，可与上势配合进行。本法主要防治颈部侧屈功能障碍。

4. 前伸探海

【预备姿势】同上势。

【动作】①头颈前伸并侧转向右前下方至最大幅度，双眼看前下方似向海底窥探一样；②头部还原，双眼目视前方；③头颈前伸并侧转向左前下方至最大幅度，双眼看前下方；④头部还原，双眼目视前方。转动时吸气，还原时呼气（图6-86）。

【作用】同上。

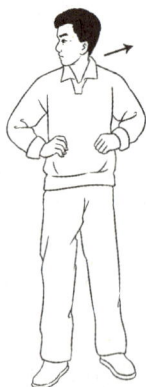

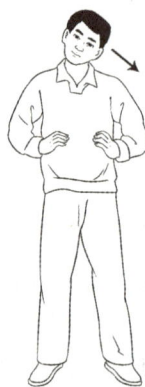

图 6-84　往后观瞧　　　　　图 6-85　颈项侧屈　　　　　图 6-86　前伸探海

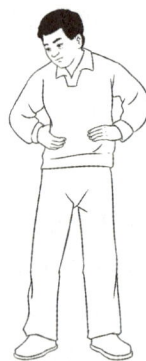

5. 回头望月

【预备姿势】同上势。

【动作】①头颈向右后上方尽力转至最大幅度，双眼看右后上方，似向天空望月亮一样；②头部还原，双眼目视前方；③头颈转向左后上方至最大幅度，双眼看左后上方；④头部还原，双眼目视前方。转动时吸气，还原时呼气，头颈转动时保持正直，不必向前伸出（图 6-87）。

【作用】同上。本法动作速度要慢，特别是年龄较大又有头晕目眩感觉者。本法可与扳颈手法配合应用。

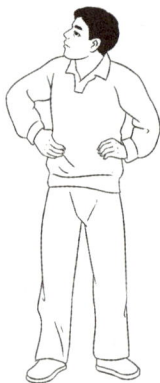

图 6-87　回头望月　　　　　图 6-88　颈椎环转

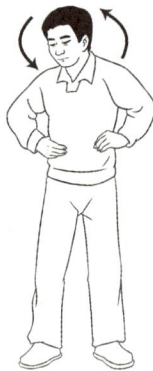

6. 颈椎环转

【预备姿势】同上势。

【动作】头颈向左右各环绕一周（图 6-88）。

【作用】同上。本势必须在上述三势轻松完成的基础上进行。颈部旋转时头晕明显及急性损伤者慎用。

（二）肩臂功

1. 上提下按

【预备姿势】两脚开立，距离与肩同宽，两臂下垂。

【动作】①屈肘上提，两掌与前臂相平，提至胸前与肩平，掌心向下（图 6-89 ①）；②两掌用力下按，至两臂伸直为度（图 6-89 ②）。上提时肩部用力，下按时手掌用力，肩部尽量放松。

动作宜慢，呼吸均匀自然。

【作用】增强肩关节活动能力，对肩部风湿痹痛、外伤所引起的肩关节粘连、疼痛有防治作用。

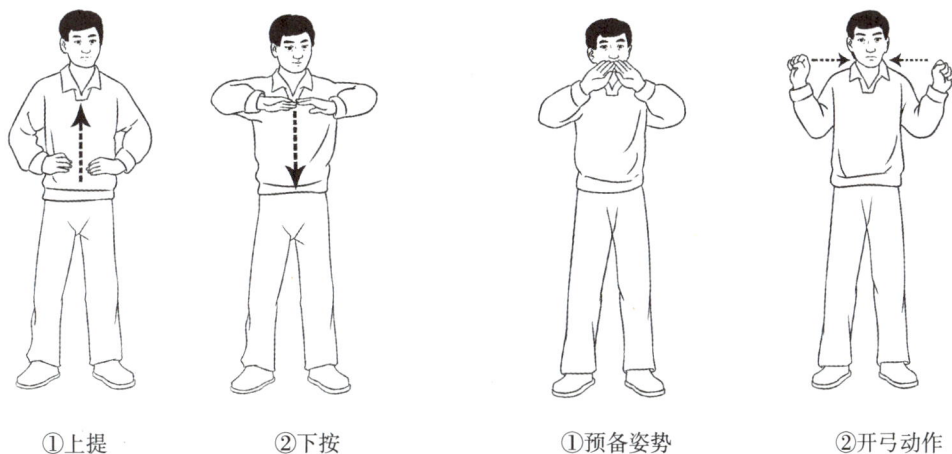

①上提　　　　　　②下按　　　　　　　　　①预备姿势　　　　②开弓动作

图 6-89　上提下按　　　　　　　　　　　图 6-90　左右开弓

2. 左右开弓

【预备姿势】两脚开立，距离与肩同宽，两掌放目前，掌心向外，手指稍屈，肘斜向前（图 6-90 ①）。

【动作】①两掌同时向左右分开，手掌渐握成虚拳，两前臂逐渐与地面垂直，胸部尽量向前挺出（图 6-90 ②）；②两臂仍屈肘，两掌放开，掌心向外，恢复预备姿势。拉开时两臂平行伸开，不宜下垂，肩部稍用力，动作应缓慢，逐渐向后拉，使胸挺出。

【作用】加强肩部肌肉力量训练，恢复肩关节外旋功能，当肩关节粘连而影响"梳头"等肩外旋动作时适用。

3. 按胸摇肩

【预备姿势】两脚开立，与肩同宽，两肘屈曲，两手相叠，掌心向里，置于胸部。

【动作】①两手相叠自左向右轻按胸部及上腹部、小腹部，上下左右回旋；②两手相叠，自右向左轻按胸部及上腹部、小腹部，上下左右回旋，眼睛稍向上视。每一呼气或吸气，两手均轻轻按摩回旋一周，上身挺直，两手都不宜用力（图 6-91）。完成上述动作后，可改为不按胸，两手握拳，肘关节屈曲，预备姿势同"左右开弓"，随后自前向后摇肩关节一周，过去称为小摇肩。

【作用】同上，可作为练习"轮转辘轳"的前阶段。

4. 双手托天

【预备姿势】两脚开立，两臂平屈，两手放在腹部，手指交叉，掌心向上（图 6-92 ①）。

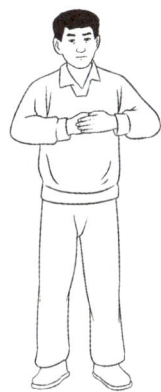

图 6-91　按胸摇肩

【动作】①反掌上举，掌心向上，同时抬头眼看手掌至最大幅度（图 6-92 ②）；②头部还原，双眼目视前方。初起可由健肢用力帮助患臂向上举起，高度逐渐增加，以患者可忍受疼痛为度，同时通过爬墙及拉滑车等器械辅助锻炼来帮助患肢上举。

【作用】对恢复肩关节的功能，辅助治疗某些肩部陈伤酸痛有效，如手臂因劳损及风湿而不能前屈上举等。初练时适当掌握高度，不要勉强上举，适可而止，避免剧痛而产生顾虑，可先练本势，等前屈上举活动幅度增加之后，改练双手举鼎。

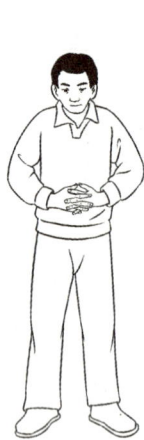 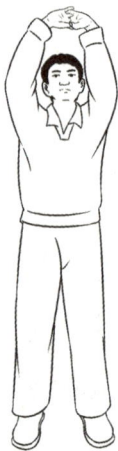 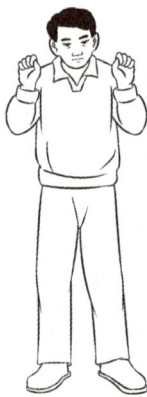 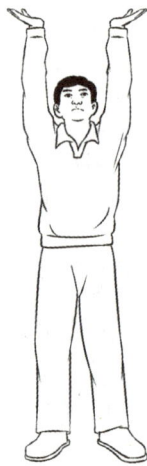

①预备姿势　　　②托天动作　　　①预备姿势　　　②举鼎动作

图 6-92　双手托天　　　　　　　图 6-93　双手举鼎

5. 双手举鼎

【预备姿势】两脚开立，距离与肩同宽，两前臂屈肘上举，两手虚握拳，平放胸前，高与肩平（图 6-93①）。

【动作】①两手松开，掌心向上，两手如托重物，两臂向上直举，眼随两掌上举而向上看，两掌举过头顶（图 6-93②），腕部用力；②两手逐渐下降，恢复预备姿势，上举时吸气，下降时掌渐握成虚拳，手指用力，如拉单杠引体向上之状。

【作用】锻炼肩部上举、下降的肌肉，对肩部、颈部软组织劳损酸痛，某些肩部慢性关节炎，或因手臂外伤及劳损、风湿而引起的不能上举情况，通过此锻炼有助于恢复上举功能。对严重的肩关节粘连，可先练"双手托天"势。在初练时不要勉强上举，经过锻炼再逐渐练习举直。

6. 弯肱拔刀

【预备姿势】两脚开立，两臂下垂。

【动作】①右臂屈肘向上提起，掌心向前，提过头顶，然后向右下落，抱住颈项，左臂同时屈肘，掌心向后，自背后上提，手背贴于腰后（图 6-94）；②右掌自头顶由前下垂，右臂垂直后再屈肘，掌心向后，自背后上提于后腰部。左掌同时自背后下垂，左臂垂直后再屈肘由身前向上提起，掌心向前，提过头顶，然后自左侧下落，抱住颈项。右臂上托时吸气，左臂上托时呼气，头随手背上托过头顶，逐渐仰头向上看，足跟微提起，足尖点地。

【作用】锻炼肩关节的上举及内旋活动，同时对脊柱姿势不良所致的腰部与骶尾部酸痛有辅助治疗作用。

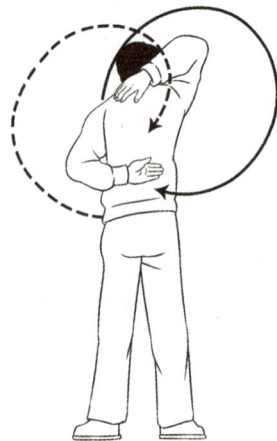

图 6-94　弯肱拔刀

7. 单臂摘果

【预备姿势】同上。

【动作】①右臂屈肘向上提起，掌心向外，提过头顶，右掌横于顶上，掌心向上。左臂同时屈肘，掌心向后，自背后上提，手背贴于后腰部（图6-95）；②右掌自头顶由前下垂，右臂垂直后再屈肘，掌心向后，自背后上提于后腰部。左掌同时自背后下垂，左臂垂直后再屈肘，由身前向上提起，掌心向外，提过头顶，左掌横于顶上，掌心向上。右臂上托时吸气，左臂上托时呼气，头随手背上托过顶时仰头向上看，足跟微提起，足尖点地。

【作用】锻炼肩关节的上举及内旋活动，同时对脊柱姿势不良所致的腰部与骶尾部酸痛有辅助治疗作用。

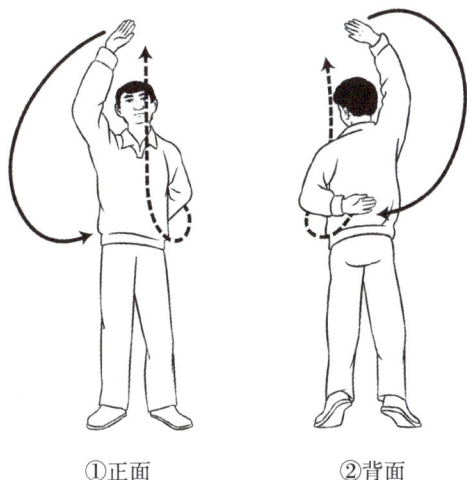

①正面　　　②背面

图 6-95　单臂摘果　　　　　　　图 6-96　轮转辘轳

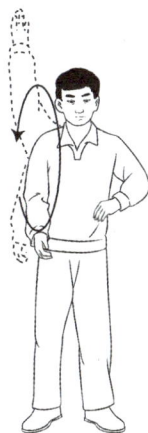

8. 轮转辘轳

【预备姿势】左手叉腰，右手下垂。

【动作】①右臂自下向前上抬举至最高点再逐渐向后落下摇晃一圈（图6-96）；②右臂自下向后上抬举至最高点再逐渐向前落下摇晃一圈；③左臂动作与右臂动作相同。用力要轻柔，臂部应放松。本势在早期可稍弯腰进行锻炼，可做"前后摆动""弯腰画圈"。

【作用】可防治骨折、关节脱位以及各种扭伤后遗症的关节强直及肩周炎的关节粘连，为预防健侧发病，健侧应同时进行锻炼。

9. 背手抬拉

【预备姿势】两脚开立，双手向后反背，健侧之手握住患手。

【动作】由健手牵拉患肢腕部，渐渐向上抬拉，或两手反握棍棒上拉，或用毛巾模仿擦澡动作，反复进行（图6-97）。

【作用】恢复肩关节的后伸功能。

10. 屈肘挎篮

【预备姿势】两脚开立，两手下垂。

【动作】①右手握拳，前臂向上，渐渐弯曲肘部（图6-98）；②右上肢渐渐伸直还原；③左手握拳，前臂向上，渐渐弯曲肘部；④左上肢渐渐伸直还原。

图 6-97　背手抬拉

【作用】增强上臂肌力，有助于恢复肘关节屈伸功能，适用于治疗肘部骨折及脱位的后遗症。

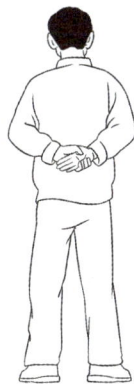

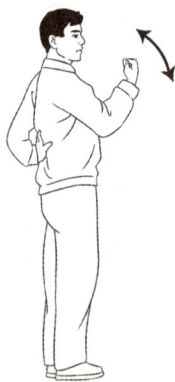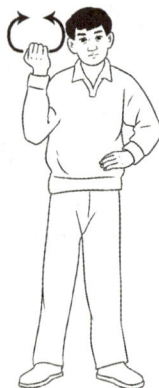

图 6-98　屈肘挎篮　　　　　　　　图 6-99　旋肘拗腕

11. 旋肘拗腕

【预备姿势】两脚开立，左手叉腰，右上肢屈肘上举（图 6-99）。

【动作】①左手叉腰，右手握拳，做前臂旋前动作；②随后前臂渐渐旋后，上臂尽量保持不动；③还原；④改右手叉腰，左手做同样动作。

【作用】同上势紧密配合，可增强上臂及前臂肌力，恢复肘关节屈伸功能及前臂旋转功能。

（三）腕部功

1. 抓空增力

【预备姿势】此功重点锻炼腕部，立位与坐位均可，两手臂向前平举。

【动作】将手指尽量展开，然后用力屈曲握拳，左右交替进行（图 6-100）。

【作用】能促进前臂与手腕的血液循环，消除前臂远端的肿胀，并有助于恢复掌指关节的功能和解除掌指关节风湿麻木等症状。上肢骨折锻炼早期都从此势开始。

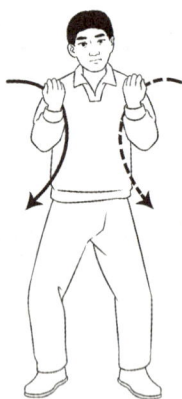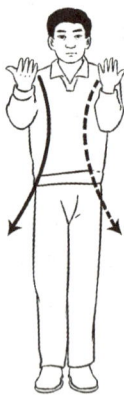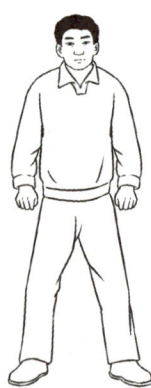

①反掌　　　　　　　②拧拳

图 6-100　抓空增力　　　　　　图 6-101　拧拳反掌

2. 拧拳反掌

【预备姿势】同上势。

【动作】两臂向前平举时，掌心朝上，逐渐向前内侧旋转，使掌心向下变握拳，握拳过程要用力发"拧"劲，如同拧毛巾一样（故称拧拳），双臂还原双手变掌，如此反复进行（图 6-101）。

【作用】本势能帮助患者恢复前臂的旋转功能。

3. 上翘下钩

【预备姿势】同上势。

【动作】将两手掌翘起呈立掌的姿势，随后逐渐下垂成钩手，动作要缓慢而有力（图6-102）。

【作用】本势能帮助患者恢复腕关节背伸及掌屈的功能。

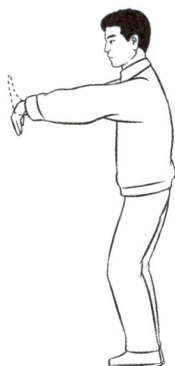

图 6-102 上翘下钩

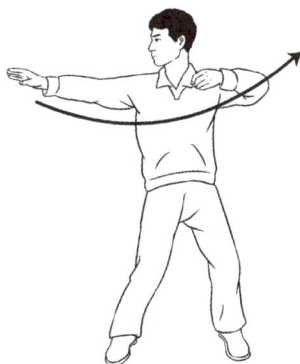

图 6-103 青龙摆尾

4. 青龙摆尾

【预备姿势】同上势。

【动作】两前臂平举，掌心朝下，两手向内、外侧分别徐徐摆动，做外展、内收动作（图6-103）。

【作用】本法同上述各势配合，是锻炼腕关节内收、外展功能的方法。

（四）腰背功

1. 按摩腰眼

【预备姿势】坐位或立位均可，两手掌对搓发热以后，紧按腰部。

【动作】用力向下推摩到骶尾部，然后再向上推回到背部（图6-104）。

【作用】本势有自我按摩的作用，可放松腰部肌肉，久练可防治各种腰痛，增强肾脏功能。

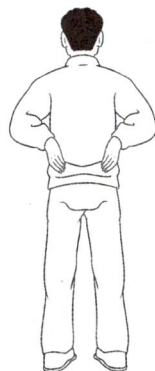

图 6-104 按摩腰眼

2. 风摆荷叶

【预备姿势】两脚开立比肩稍宽，两手叉腰，拇指在前。

【动作】①腰部自左向前、右、后做回旋动作（图6-105）；②再改为腰部自右向前、左、后回旋，两腿保持伸直位，膝部勿令屈曲，两手轻托保护腰部，回旋幅度逐渐增大。

【作用】疏通气血，防治腰部各种原因引起的活动功能受限。

3. 转腰推碑

【预备姿势】两脚开立比肩稍宽，两臂下垂。

【动作】①向左转体，右手呈立掌向正前方缓缓推出，手臂伸直与肩平，左手握拳回拉至腰际抱肘，双眼看向左后方；②向右转体，左手呈立掌向正前方推出，右掌变拳抽回拉腰际抱肘，双眼看向右后方。推掌的动

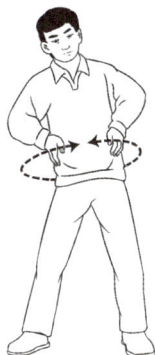

图 6-105 风摆荷叶

作要缓慢有力，手腕稍用力，臂部放松不要僵硬，转体时头颈与腰部同时运动，两腿保持不动，推掌与握拳回拉腰间的双臂速度保持一致（图6-106）。

【作用】以锻炼颈椎、腰椎的旋转活动为主。能防治颈椎失稳、颈椎病、腰椎增生、腰肌劳损、腰椎失稳、腰椎间盘突出、腰椎管狭窄等引起的颈、腰部酸痛。

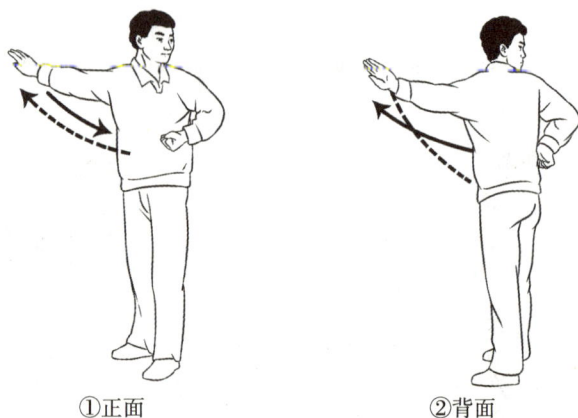

①正面　　　　②背面

图 6-106　转腰推碑

4. 弓步插掌（反转手）

【预备姿势】同上势。

【动作】①右手缓缓伸向前方，右掌向右搂回腰际抱肘，左掌向正右方伸出（如用力插物状）。身体向右转，成右弓步。②左掌向左方平行搂回腰际抱肘，右掌向正左方伸出，身体向左转，成左弓步（图6-107）。眼看插出之手掌，手向外插出的动作可稍快。

【作用】同上势配合可防治四肢筋络挛缩、麻木，辅助治疗肩部劳损、肩周炎、腰肌劳损、腰椎间盘突出症等。

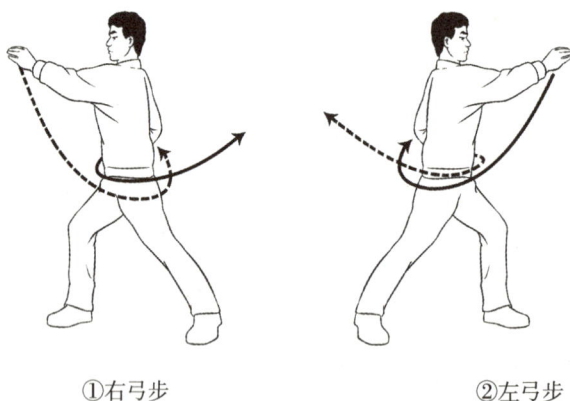

①右弓步　　　　②左弓步

图 6-107　弓步插掌（反转手）

5. 双手攀足

【预备姿势】两脚开立，两手置腹前，掌心向下。

【动作】①腰向前弯，手掌下按着地（图6-108）；②身体还原，两下肢伸直，膝关节勿屈曲。

【作用】增强腰腹部肌肉力量，能防治腰部肌肉酸痛及腰部前屈功能障碍。

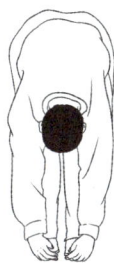

图 6-108　双手攀足

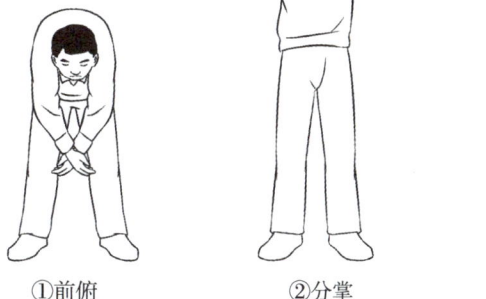

①前俯　　　　②分掌

图 6-109　前俯分掌

6. 前俯分掌

【预备姿势】两脚开立，两臂下垂，两手交叉。如左腰与左肩患病，左手交叉在前；右侧伤痛，右手交叉在前。

【动作】①身体向前俯，眼望向双手（图 6-109①），两手交叉举至头顶上端，身体挺直（图 6-109②）；②两臂上举后向两侧分开，恢复预备姿势，上举时如向上攀物状，尽量伸展筋肉。向两侧分开时掌心向下成弧线。

【作用】本势是肩关节的环转与腰脊柱的屈伸运动。既可使肩部的肌肉交替收缩，又可使腹背肌肉得到锻炼，消除肩部活动受限，能防治腰背酸痛、肩背筋络挛缩、麻木等，是全身锻炼的方法之一。

7. 拧腰后举

【预备姿势】两脚开立比肩稍宽，两手下垂。

【动作】①上身下俯，两膝稍屈，右手向右上方撩起，头随之向右上转，眼看右手，左手虚按右膝（图 6-110①）；②上身仍下俯，两膝仍稍屈，左手向左上方撩起，头随之向左上转，看左手，右手下放虚按左膝（图 6-110②）。头部左或右转时吸气，转回正面时呼气，转动时不要用力，手臂撩起时动作要缓慢有力，手按膝不要用力。

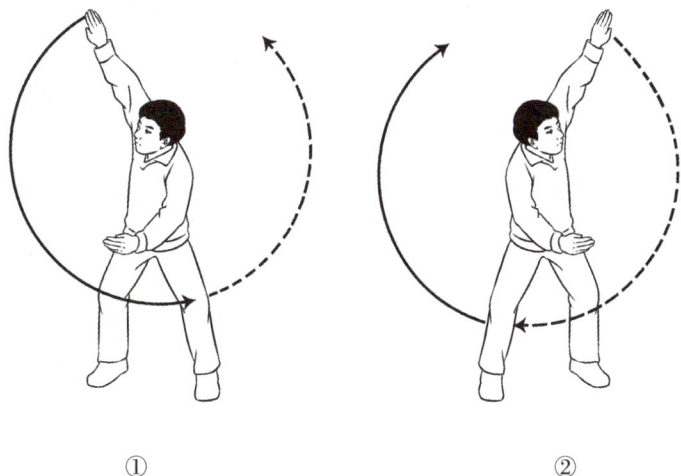

①　　　　　　　　　　　②

图 6-110　拧腰后举

【作用】能增强腰背肩臂肌肉力量，消除腰部酸痛，且具有壮腰固肾以及舒展全身筋脉等作用。

8. 云手转体

【预备姿势】两脚开立比肩稍宽，两手下垂。

【动作】①左手抱肘，右手呈立掌向左方推出，左脚尖向正左转，右脚不动，上身随右掌推出向左转；左拳变掌，向左伸出，两手先向上，再出右方下降，伸至前下方后，仍回左方。②左手仍收回抱肘，右手保持立掌；上身回向正左方。③右掌收回腰际抱肘，左拳改立掌向右方推出，右脚尖向正右转，左脚不动，上身随左掌推出向右转。④右拳变掌，向右伸出，两手先向上，再由左方下降，伸至前下方后仍回右方，右手仍收回抱肘，左手保持立掌。上身随两掌向上时后仰，向左时左倾，向前时下弯，向右时右倾，右掌改抱肘时，上体回向正右方（图6-111）。每呼吸1次，两手轮转1次，动作要慢，两眼注视两手，两腿直立，膝部勿屈。

【作用】可以活动周身，使各部位的大小关节血脉皆畅通无阻。本法活动幅度及运动量皆较大，可在上述各法锻炼的基础上再选练。

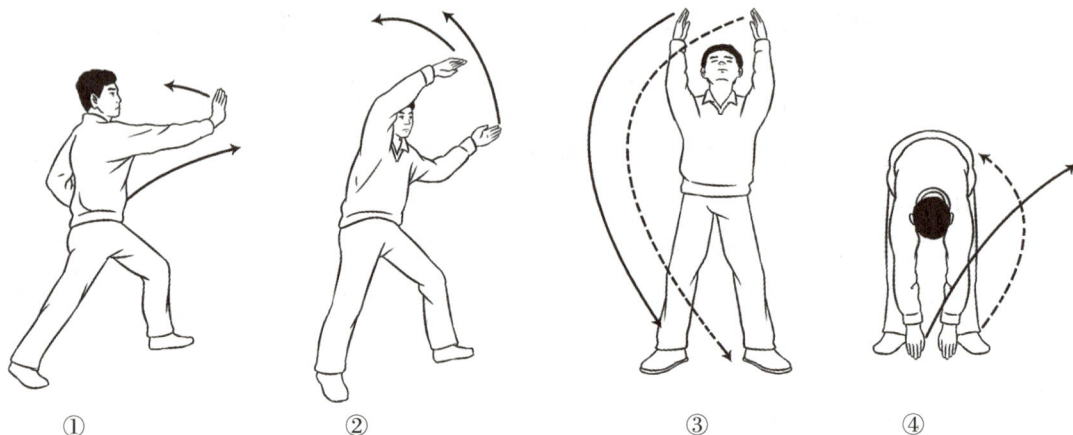

①　　　　　②　　　　　③　　　　　④

图 6-111　云手转体

9. 飞燕点水

【预备姿势】患者俯卧，头转向一侧。

【动作】①两腿交替向后做后伸动作；②两腿同时作后伸动作；③两腿保持不动，上身躯体向后背伸；④上身与两腿同时后伸，身体还原，自然呼吸（图6-112）。

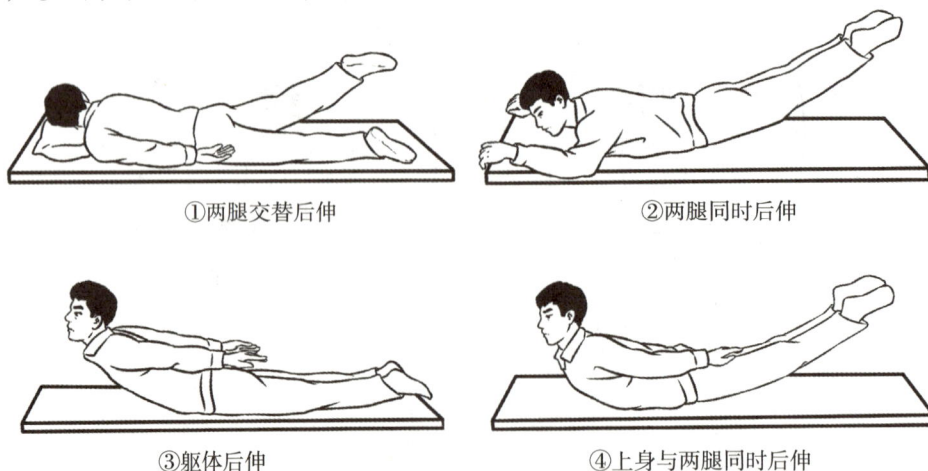

①两腿交替后伸　　　　　　　　②两腿同时后伸

③躯体后伸　　　　　　　　④上身与两腿同时后伸

图 6-112　飞燕点水

【作用】本势是卧位腰背功锻炼的最基本动作。对胸腰椎骨折、腰椎间盘损伤、腰肌劳损等腰痛后遗症有较好的防治作用，最好在伤后早期就开始锻炼，但需注意急性损伤期禁用。

10. 仰卧架桥

【预备姿势】患者仰卧，以两手叉腰作支撑点，两腿半屈膝成 90°，脚掌放在床上。

【动作】挺起躯干时，以头后枕部及两肘支持上半身，两脚支撑下半身，成半拱桥形，当挺起躯干呈架桥状时，膝部稍向两侧分开（图 6-113），速度要缓慢，初起时做 4～6 次即可。

【作用】本势又称五点支撑。配合上势能加强腰背及胸腹部肌肉力量的锻炼，有助于解除损伤后遗症、慢性劳损、风湿痹病所致的腰背痛。

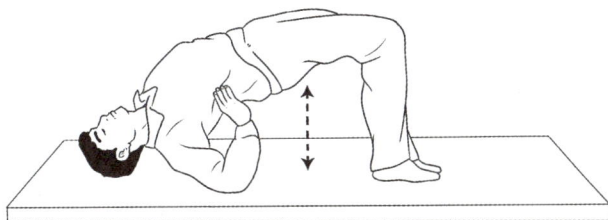

图 6-113　仰卧架桥

（五）腿功

1. 左右下伏

【预备姿势】两脚开立比肩稍宽，两手叉腰。四指在前，两肘撑开。

【动作】①右腿屈曲下弯，左腿伸直；②身体还原；③左腿屈曲下弯，右腿伸直（图 6-114）；④身体还原，上身伸直，两眼平视前方，初练时膝部不必过分下弯。

【作用】本势可增强腰部、髋部、腿部的肌力以及韧带柔韧性，并能辅助治疗髋关节及股内收肌的劳损酸痛、麻木和肌肉萎缩情况，可防治老年人腿部功能衰退。

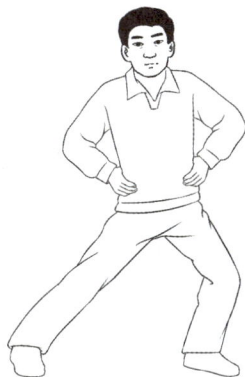

图 6-114　左右下伏　　　　图 6-115　半蹲转膝

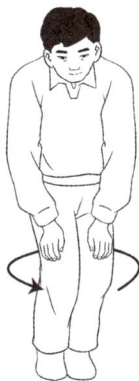

2. 半蹲转膝

【预备姿势】两脚立正，脚跟靠拢，两膝并拢，身向前俯，两膝微屈，两手按于膝上，双眼看向前下方。

【动作】①两膝自左向后、右、前做回旋动作（图 6-115）；②自右向后、左、前回旋；每呼吸 1 次，膝部回旋 1 周。

【作用】普通膝部软组织损伤，骨折、脱位者去除外固定后及膝关节慢性劳损者均可选练此势，有恢复膝关节功能，防治膝部酸痛、行走无力的作用。

3. 屈膝下蹲

【预备姿势】两脚开立，与肩同宽，两手抱肘。

【动作】①脚尖着地，脚跟轻提，随后两膝下蹲，脚跟尽可能下触臀部，两手放开成掌，两臂伸直平举（图6-116）；②两腿起立，恢复预备姿势，下蹲程度根据自己的情况而定，不应勉强。两臂不需用力，必要时可扶住桌椅进行锻炼。

【作用】增强大腿伸肌群和臀部肌肉的肌力。能防治髋、膝关节劳损，治疗腰、髋、腿、膝等部位的疼痛、酸软无力，有效恢复髋、膝、踝的屈伸功能。

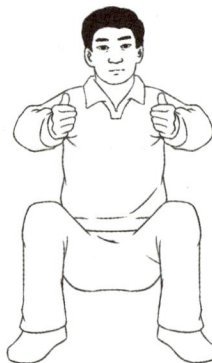

图 6-116　屈膝下蹲

4. 四面摆踢

【预备姿势】两脚并立，两手叉腰，拇指在后。

【动作】①右小腿向后提起，大腿保持原位，然后右脚向前踢出，足部尽量跖屈（图6-117①）；②右脚还原再后踢，以脚跟触及臀部为度（图6-117②）；③右下肢抬起屈膝，右脚向里横踢，呈踢毽子状（图6-117③）；④右下肢抬起屈膝，右脚向外横踢（图6-117④）。练完后换左下肢做相同动作。

【作用】全面增强大腿、小腿的肌力。常练本势可强健腿部力量，强壮腰膝，防治下肢关节和肌肉挛缩麻木、筋骨酸痛及老年人腿力衰退的情况。

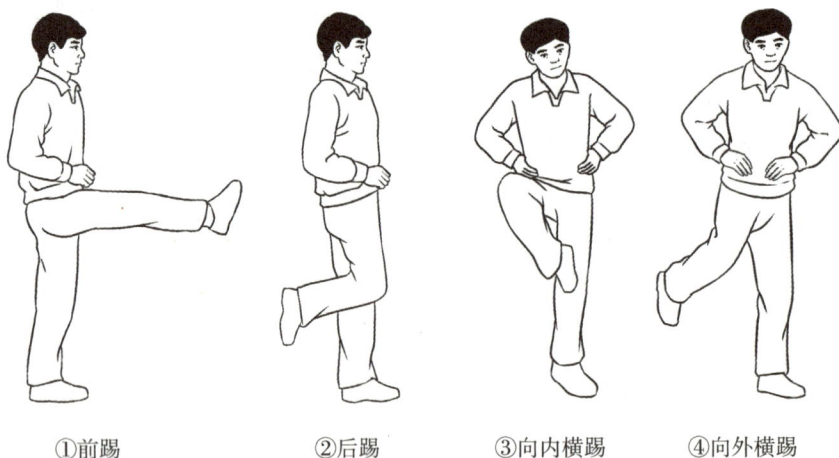

①前踢　　②后踢　　③向内横踢　　④向外横踢

图 6-117　四面摆踢

5. 虚实换步

【预备姿势】身体立正，两手叉腰。

【动作】①左脚前进一步，脚跟先落地；②右脚再前进一步，重心移向右脚，左脚足跟提起；③右脚后退一步，足尖落地，重心移向右脚跟，左脚足尖提起，脚跟着地；④左脚足尖落地，右脚前进一步，左脚再前进一步，足尖落地；⑤左脚后退一步，足尖落地，重心移向左脚，右足尖提起（图6-118）。足尖足跟提起时都必须尽可能向上，使小腿肌肉及跟腱绷紧有力。

【作用】锻炼踝关节屈伸及小腿肌力，对踝关节软组织损伤及小腿骨折、脱位、损伤后遗症的治疗大有裨益，可恢复下肢行走功能，促进恢复步行有力感。

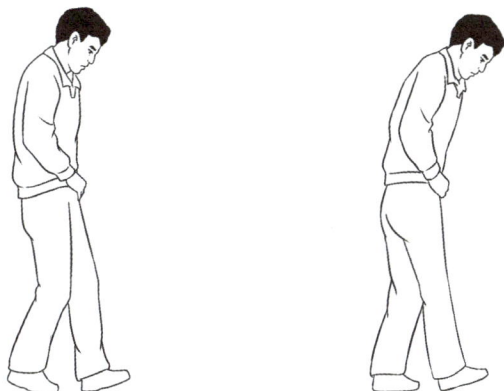

①跨步示意图　　　　　　②退步示意图

图 6-118　虚实换步

6. 仰卧举腿

【预备姿势】仰卧位，下肢伸直，两手自然放置体侧。

【动作】做直腿抬举动作。抬举开始时为 45°，以后锻炼范围可逐渐增大为 70°以上，后期还可在踝关节绑砂袋加强肌力训练（图 6-119）。下肢骨折、脱位患者，前期可先训练股四头肌舒缩作为准备运动，随后逐渐锻炼举腿。

【作用】增强下肢伸肌力量，防治股四头肌萎缩，有助于恢复行走功能，是下肢骨折、脱位后及腰部疾患引起下肢肌肉萎缩的主要锻炼方法。

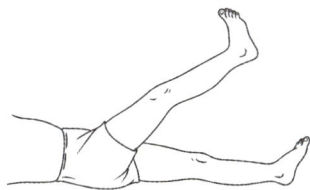

图 6-119　仰卧举腿　　　　　　图 6-120　蹬空增力

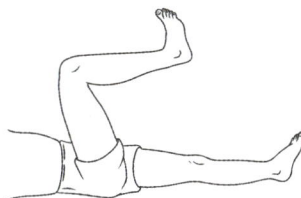

7. 蹬空增力

【预备姿势】同上势。

【动作】①屈膝、髋的同时踝关节极度背伸；②向斜上方进行蹬足，并使足趾尽量跖屈如抓东西状（图 6-120）。

【作用】使腿部的血液循环畅通，防止下肢肌肉萎缩，有利于消除踝关节因损伤所致的肿胀并改善髋、膝、踝关节屈伸功能。

8. 侧卧外摆

【预备姿势】侧卧位，下肢伸直。

【动作】①做下肢外展动作；②身体还原。通过一个阶段的锻炼，双下肢可做扇形向外摆动而达到双腿外展的位置（图 6-121）。

【作用】增强大腿外展肌群力量，防止外展肌群的萎缩可与上两势配合进行。

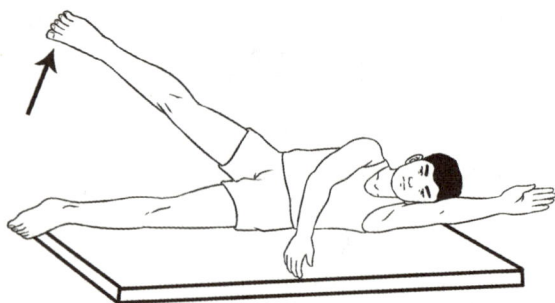

图 6-121　侧卧外摆

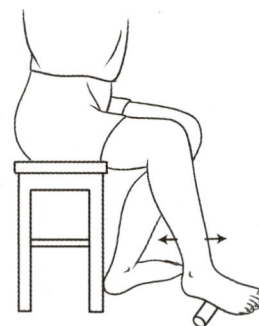

图 6-122　搓滚舒筋

9. 搓滚舒筋

【预备姿势】坐于凳上，患足踏在竹管或圆棒上。

【动作】膝关节前后屈伸，足底滚动竹管（图 6-122）。

【作用】恢复膝、踝关节骨折、脱位损伤后的屈伸功能。

10. 蹬车活动

【预备姿势】骑于特制的练功车上。

【动作】做蹬车活动，模拟骑自行车（图 6-123）。

【作用】锻炼下肢肌肉力量及膝踝关节活动度。

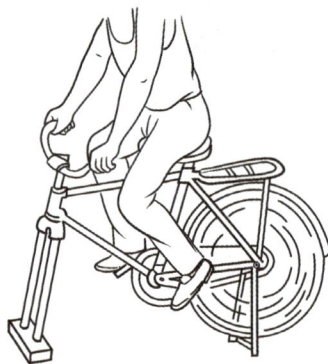

图 6-123　蹬车活动

第一节　物理疗法

一、物理疗法基础

（一）物理疗法的定义

物理疗法简称理疗，是指应用各种物理因素（如电、磁、声、光、冷或热）作用于人体，引起机体内一系列生物学效应，以调节、增强或恢复生理功能，影响病理过程，达到防治疾病的方法。

（二）物理疗法的作用及应用范围

1.预防保健　提高体温和心血管系统的调节能力，增强机体抵抗力，预防疾病。

2.治疗作用

（1）消炎作用　可以改善局部血液循环，提高组织细胞的活力，加快病理和代谢产物的吸收消散，消除炎症反应。

（2）镇静镇痛、缓解痉挛　通过抑制大脑皮层中的病理兴奋灶对神经系统起到抑制作用。

（3）兴奋作用　对神经系统可起兴奋作用，主要用于神经麻痹、肌肉萎缩、周围性运动神经麻痹和局部感觉障碍等。

（4）松解粘连、软化瘢痕　可减少胶原纤维的形成和玻璃样变性的过程，也可减轻瘢痕组织水肿，改善局部组织血供和营养，从而减少瘢痕和粘连的形成，同时，也可缓解或消除瘢痕瘙痒、瘢痕疼痛等症状。

此外，还有脱敏、杀菌、治疗癌症、解热和发汗等作用。

3.康复作用　可以增进食欲，调理脏腑功能，促进肢体功能恢复，提高劳动能力并降低残废率。

（三）适应证和禁忌证

1.适应证　应选择适当的理疗方法，针对治疗某种病证。理疗适用范围包括以下几种。

（1）各种炎症　急性、亚急性、慢性化脓性和非化脓性炎症。

（2）神经系统疾病　中枢神经系统兴奋、抑制过程不平衡所致诸病，自主神经失调，末梢神经系统疾病等。

（3）骨伤科疾病　如损伤、感染、粘连、溃疡以及佝偻病、软骨病等。

2. 禁忌证　严重的心脏病，动脉硬化，有出血倾向者，恶病质及可刺激肿瘤细胞生长的物理因素，均属禁用范围。此外，高热、败血症、活动性肺结核、局部急性皮炎、感觉障碍、动脉瘤等，也多不适合进行理疗。

（四）注意事项

1. 物理疗法的综合应用　为了提高疗效和缩短病程，对同一患者或同一疾病，有目的地采用两种以上的理疗方法。

（1）复合疗法　即同时在同一患者或同一部位，进行两种以上的理疗方法，如直流电药物离子导入疗法，是直流电加药物；电水浴药物离子导入疗法，是直流电加水温与药物；高频－直流电药物导入疗法，是中波或短波加直流电与药物；电泥疗法，是中波或直流电加泥疗；超声－间动电疗法，是超声加间动电疗法。此外药浴疗法，紫外线红外线疗法，水疗、体育疗法等均属此类。

（2）联合疗法　先后连续应用两种以上的理疗方法，如先在局部热疗或可见光疗，继之进行按摩疗法。水疗或温泉浴后，再照射紫外线。局部蜡疗或红外线疗法后，做离子导入疗法等。

（3）交替联合疗法　是两疗法间隔时间较长的联合作用，即交替应用，如射频疗法与放射治疗的交替应用等。

运用两种以上理疗方法的目的，是利用物理因素的协同或叠加作用以增强疗效。但要注意，如使用不当，也可互相削减或产生拮抗作用。因此不可盲目综合应用或应用种类过多，一般运用不超过3种。

2. 加剧反应的发生和处理　在水浴、矿泉、紫外线及某些电疗过程中，有时可出现症状、体征恶化现象，这种加剧反应一般不需特殊处理，多在理疗进行中自然消退。局部加剧反应是病灶反应，如治疗局部的关节肿胀增重、疼痛加剧等，一般理疗3～5次后迅速好转。如反应持续1周以上，或症状进一步加重，则宜减少剂量，延长每次理疗间隔时间，或停止理疗，待反应消退后，再从小剂量开始或改变理疗种类。全身加剧反应，如在理疗后出现全身倦怠、失眠、食欲减退等，持续不见好转，应停止数日，或更换其他理疗方法。

二、骨伤科常用物理疗法

（一）电疗法

1. 直流电疗法

（1）单纯直流电疗法　将直流电作用于人体以治疗疾病的方法，称直流电疗法。直流电作用于机体时，处于直流电场中的组织内可引起正负离子的定向移动，从而导致细胞膜结构与通透性、酸碱度和组织含水量的变化。适用于周围神经损伤、脊髓损伤、瘢痕增生、粘连修复以及促进骨折愈合等。

禁忌证：高热、恶病质、心力衰竭、急性湿疹、有出血倾向者应禁用。

（2）直流电离子导入疗法　利用直流电将药物离子导入人体以治疗疾病的方法，称直流电离子导入疗法，简称离子导入疗法。除单纯直流电疗法的适应证外，各种药物有其固有的治疗作用和适应范围。

（3）电水浴疗法 将肢体浸入水中，再通以不同波形的电流以进行治疗的方法，称电水浴疗法。目前较常用的是局部直流电水浴，适用于多发性神经炎、神经痛、周围神经麻痹、多发性关节炎等。

2. 低频脉冲电疗法 应用频率每秒低于1000Hz的各种波形（包括尖波、方波、三角波、梯形波和调制波型）的脉冲电流治疗疾病的方法，称低频脉冲电疗法。由于这种电流对感觉与运动神经系统具有强刺激作用，故又称刺激电流疗法。常见以下几种。

（1）感应电疗法 感应电流又名法拉第电流，应用这种电流治疗疾病的方法，叫感应电疗法，适用于废用性肌萎缩、神经功能丧失、肌无力、知觉障碍、周围神经麻痹、急性腰扭伤等。

（2）神经肌肉电刺激疗法 应用低频脉冲电流刺激神经肌肉，引起肌肉收缩治疗疾病的方法，称为神经肌肉电刺激或电体操疗法，适用于肌萎缩、肌无力、神经麻痹等。

（3）超刺激电流疗法 利用超过一般剂量的电流强度进行低频脉冲电疗的方法，叫超刺激电流疗法，又称刺激电流按摩疗法，适用于神经炎、神经痛、神经根炎、捩伤、挫伤等。

（4）间动电疗法 在直流电基础上，叠加经过半波或全波整流的低频正弦电流治疗疾病的方法，称为间动电疗法，适用于神经痛、神经炎、扭挫伤、肌肉劳损、肌纤维组织炎、肩周炎、废用性肌萎缩等。

3. 中频正弦电疗法 运用使用频率为1000～100 000Hz的正弦交流电做治疗的方法叫中频正弦电疗法。

（1）干扰电疗法 同时使用两路频率相差0～100 Hz的中频正弦电流，交叉地输入人体，在交叉处发生干扰形成干扰场，在机体深部产生0～100 Hz的低频调剂的脉冲中频电流，以治疗疾病的方法，称干扰电疗法，具有止痛、促进局部血运、兴奋骨骼肌及平滑肌等功能。

（2）等幅中频正弦电疗法 是应用频率1000～5000 Hz的等幅中频正弦电进行治疗的方法。目前常用频率为2000Hz的等幅中频正弦电疗法，曾称为"音频"电疗法，具有止痛、促进血运、软化瘢痕、松解粘连等功效。

4. 高频电疗法 在医学上把振荡频率高于100kHz的交流电列为高频电流，应用高频电流治疗疾病的方法称为高频电疗法，包括长波、中波、短波。根据波形不同分为以下几种疗法。

（1）短波疗法 应用频率为30～300MHz的高频电磁波作用于人体的治疗方法，称为短波疗法。治疗时主要利用高频交流电磁场通过组织时感应出涡流而产生热，故又称感应热疗法，其温热效应比较明显，具有改善组织血液循环、镇痛、缓解肌肉痉挛等作用。

（2）超短波疗法 又称为超高频电流法，应用10～1m的电磁波作用于人体的治疗方法，称超短波疗法，又称超高频电场疗法。治疗作用与短波疗法基本相同，但热效应比短波更好、更均匀，具有较明显的非热效应，能起到提高免疫力、消散炎症、镇痛、促进伤口愈合和结痂作用。

（3）特高频电疗法 常见的有微波电疗，微波疗法是应用波长1m～1mm的特高频电磁波作用于人体的治疗方法，其作用基础主要也是热效应，特点是作用局部均匀。

（二）磁疗法

利用磁场作用于人体一定部位或穴位，治疗疾病的方法叫磁疗法。磁疗法具有镇痛消炎、退肿及镇静等作用。

（三）光疗法

利用日光或人工光线（红外线、紫外线等）预防和治疗疾病以及促进机体康复的方法称为光疗法。

1. 红外线疗法 利用红外线穿透皮肤，直接使皮下组织、肌肉等产生热效应而起到治疗作用，具有加速血液循环、促进局部组织新陈代谢、消除炎症、止痛、缓解肌肉痉挛等作用。

2. 紫外线疗法 利用紫外线治疗各种疾病的方法，称为紫外线疗法。紫外线疗法具有杀菌、促进局部血液的循环、止痛消炎以及免疫调节等作用，可促进维生素D合成；促进伤口愈合；有利于增强皮肤的耐晒能力，提高对紫外线的抵抗；促进皮肤角质增厚，以增强皮肤屏障功能；增强体力，减轻疲劳，提高耐力等。此外，紫外线还具有促进皮下瘀斑吸收和促溶栓作用，可用于防治褥疮、冻疮，治疗营养不良性溃疡、早期血栓性闭塞性脉管炎等。

（四）超声疗法

利用超声波治疗疾病的方法，称为超声疗法。超声波是一种机械弹性振动波，震动频率超过20kHz，超声波作用于人体时，由于机械的振动作用，引起细胞浆运动，原浆颗粒旋转，质点颤动和摩擦等变化，在体内产生热效应、机械效应和化学效应。

1. 超声疗法 骨伤病运用超声疗法，可促进局部组织温度升高、加速局部血液循环和新陈代谢，具有解痉镇痛、抗炎、软化和消除瘢痕以及促进骨折愈合等作用。

2. 超声间动电疗法 是一种合并疗法，治疗时超声头通以间动电流作为间动电的作用极，非作用极则固定在身体相应部位，声头移动时，同时有超声和间动电流输入人体，即超声间动电疗法。其作用原理是由于超声的机械振动对组织产生微细按摩，微观结构的振动产热以及改变组织pH值而产生的止痛效应，与间动电的扩张血管、止痛作用叠加，从而加强了止痛的效果。

3. 超声药物透入疗法 是利用超声波对媒质的弥散作用和改变细胞膜通透性的作用，让药物经过完整的皮肤或黏膜，透入人体内的进行治疗方法。该疗法无电刺激现象，不发生电灼伤。其特点是超声和药物综合作用，不仅能将药物透入体内，同时还保持原有药物的性能。

（五）传导热疗法

以各种热源为介质，将热直接传至人体达到治疗效果的方法，叫传导热疗法。在传导热治疗中，除各种传热介质有温热作用外，某些介质尚有机械和化学刺激等因素的综合作用。

1. 泥疗法 采用矿泉泥、海泥、淤泥、人工泥等，加热后作为介质，涂敷在身体的一定部位，将热传至人体，起到消炎、消肿、解痉、止痛作用的方法，称为泥疗法。

2. 石蜡疗法 以加热熔解的石蜡为温热介质，涂敷于患部，将热能传入机体的方法，称为石蜡疗法。可起到扩张局部血管，起到改善血液循环、代谢和缓解肌肉痉挛的作用。此外，对局部有柔和的机械压迫作用，从而防止组织内淋巴液和血液渗出；对关节炎治疗具有消炎、止痛和消肿作用。

第二节　针灸疗法

一、针灸疗法基础

针灸疗法在骨伤科临床应用广泛，历史悠久。它由针刺和艾灸两种治法组成，针刺是利用不同的针具在人体的一定部位上施以不同的手法，或刺入机体，或叩击体表，给予一定的刺激，激发经络之气，调整机体的功能，从而使人体恢复健康。灸法则是采用艾绒等各种药物烧灼、熏熨体表的一定部位，以温热的刺激来防治疾病的方法。两者虽各有特点，但都在人体的特定部位——腧穴上施术，给予不同刺激，并通过经络起到调整营卫、气血、脏腑功能的作用，达到扶正祛邪、防治疾病的目的。针刺与艾灸同属中医外治法的范畴，《素问·移精变气论》说："毒药治其内，针石治其外。"《灵枢·官能》说："针所不为，灸之所宜。"说明古代医家早已将针和灸相合，作为外治的重要方法。

早在2000多年前，《素问·缪刺论》就有"人有所堕坠，恶血留内，腹中满胀，不得前后，先饮利药。此上伤厥阴之脉，下伤少阴之络。刺足内踝下，然骨之前，血脉出血，刺足跗上动脉，不已，刺三毛上各一痏，见血立已。左刺右，右刺左"的记载。针刺疗法对骨伤病有一定疗效，尤其对气血不和、手足挛急、四肢不遂、筋骨疼痛等疾患疗效明显，如配合灸法，则收效更佳。

针灸治疗根据脏腑、经络学说，运用"四诊"诊察病情，进行"八纲"辨证，将临床上各种不同证候进行分析归纳，以明确疾病的病因病机，病位所在脏腑、表里；病性所属寒热、虚实，以及病情的标本缓急。然后，根据辨证给予相应的配穴处方，依方施术，或针或灸，或针灸并用，以通其经络，调其气血，使阴阳平衡，脏腑功能得以改善。

（一）治疗原则

针灸治病，对邪气盛满者多用泻法，以泻其实邪；正气不足者多应用补法，使正气充实。若属热邪，应用急刺法或刺出血，以疏泄其邪热；若寒邪过盛，脏腑经络之气凝滞，当用留针法，以使阳气来复而祛散寒邪，或用灸法以助阳散寒；若气血瘀滞，闭阻经络，则用出血法，以祛其瘀；若阳气不足而脉陷下，则宜用灸法，以升阳举陷；若非他经所犯而本经有病者，则取本经腧穴，以调其气血。因此运用针灸治病时，必须根据中医理论，运用望、闻、问、切四诊配合其他方法，进行八纲辨证，才能确定治疗原则。

（二）选穴配穴的基本原则

针灸治病是利用针刺、艾灸某些腧穴来完成的，所以腧穴的选用、处方的组成与疗效有密切的关系。临床上配穴处方应在辨证论治的原则下，综合腧穴的主治、功能、特性，做到有方有法，灵活多变。

1. 选穴方法

（1）局部取穴　每一腧穴都能治疗所在部位和邻近部位的病证，多用于治疗较局限的病变，如取阿是穴治疗关节扭伤等。

（2）远部取穴　根据阴阳、脏腑、经络学说和腧穴的主治功能，在病痛较远的部位取穴，即病在上者，取之下，病在下者，取之上，病在头者，取之足，如腰痛取委中、昆仑等穴。

（3）随症取穴　与近取、远取有所不同，是针对全身性的某些证候，结合腧穴的功能及其主治所采用的一种取穴方法。《难经》所说的"八会穴"，都与某一方面的证候有关，如"筋会阳陵"，筋病时取阳陵泉；"骨会大杼"，骨病时取大杼穴等。

以上三法，在临床上既可单独选取，也可互相配合应用。

2. 配穴方法

（1）本经配穴法　某一脏腑、某一经脉发生病变时，选取某一脏腑经络的腧穴配成处方，进行循经络针刺治疗。

（2）表里配穴法　以脏腑经络的阴阳表里配合关系作为配穴依据，即某一脏腑经络有病，专取其表里经腧穴组成处方治疗。

（3）前后配穴法　以前后部位所在腧穴配成处方的方法，"俞募配穴法"即属于此种配穴方法。

（4）上下配穴法　人身上下部配成腧穴处方的方法。

（5）左右配穴法　即所谓"左病治右，右病治左"的"巨刺法"，或左右双穴同取的配穴法。

（三）刺法灸法

常用的针灸方法有毫针、三棱针、皮肤针、电针、火针、水针、耳针；灸法有艾炷灸、艾条灸、温针灸、灯火灸、光灸及药灸等，本文仅述最常用的毫针刺法。

1. 毫针刺法　毫针是针刺治病的主要针具，临床应用最广。制针的原料以不锈钢为主，针的长度为 0.5～3.5 寸，针的规格分 26 号、28 号、30 号等数种。

（1）针刺前的准备

①选择针具：《灵枢·官针》中说："九针之宜，各有所为，长短大小，各有所施也。"说明临床上应根据患者的性别、年龄、形体的强弱、病情的虚实、病变的表里和所取腧穴的部位，选择长短、粗细适宜的针具，还应注意检查针身有无弯曲，针尖是否带钩或过钝等情况。

②选择体位：为了便于操作，防止晕针、滞针等，应尽量采用患者舒适而能耐久的体位，主要有：仰卧位、侧卧位、俯卧位、仰靠坐位、俯伏坐位、侧伏坐位等。

③消毒：针具可用高压、煮沸或 75% 酒精浸泡消毒。腧穴部位的消毒，用 75% 酒精或碘伏棉球拭擦即可。

（2）行针与得气　亦称运针，是指将针刺入腧穴后，为了使之得气，调节针感以及进行补泻的针刺手法。常用的行针手法有提插法、捻转法、循法、刮柄法、弹柄法、搓柄法、摇柄法等。得气亦名气感，即将毫针刺入腧穴后，患者在针下出现酸、麻、胀、重感；医者感到针下有徐和或沉紧感觉。临床上一般是得气迅速时，疗效较好；得气慢时效果差；若不得气时，就可能无治疗效果。针刺后如未得气，要检查取穴和针刺角度是否正确，否则，须用提插、捻转等法行针，以助得气。

（3）常用的补泻手法　由于病有虚实，故针刺治疗时必须采用相应的补泻方法。《备急千金要方》载："凡用针之法，以补泻为先。"补泻是针刺治病的主要环节。补是鼓舞人体正气，使低下的功能恢复；泻是疏泄病邪，使亢进的功能恢复正常，以达治疗目的。常用补泻手法主要包括：①捻转补泻：针下得气后，捻针的拇指偏重向前为补，反之为泻。②提插补泻：针下得气后，先浅后深，将针上下提插，反复重插轻提为补，反之为泻。另外还有疾徐补泻、迎随补泻、呼吸补泻、开阖补泻、平补平泻以及烧山火、透天凉等手法，临床上可互相配合应用。

2. 灸法　是借灸火的热力给人体以温热刺激，通过经络腧穴作用，以防治疾病的一种方法。

灸法可弥补针法之不足，施灸的原料很多，但以艾叶为主，其芳香与易燃性具有温通经络、行气活血、祛湿逐寒、消肿散结、回阳救逆及防病保健的作用，常用灸法有艾炷灸、艾卷灸、温针灸和温灸器灸。现将骨伤科常用灸法介绍如下：

（1）隔姜灸　是一种间接灸法。用鲜姜切成直径 2～3 cm，厚 0.2～0.3 cm 的薄片，中间以针刺数孔，然后将姜片置于施灸的腧穴上，再将艾炷放在姜片上点燃施灸。当艾炷燃尽，再易炷施灸，灸完所定壮数，以皮肤红而不起疱为度，常用于风寒痹痛。

（2）温针灸　是针刺与艾灸结合应用的一种方法。操作方法是：将针刺入腧穴得气后给予适当补泻手法而留针时，将纯净细软的艾绒捏贴在针尾上，点燃施灸，待艾绒烧完后除去灰烬将针取出，常用于软组织劳损性疾病。

（四）注意事项

1. 患者在过于饥饿、疲劳、精神过度紧张时，不宜立即进行针灸。
2. 妇女孕期不宜针灸，尤其是通经活血的穴位。
3. 有继发性出血倾向的患者和损伤后出血不止的患者，不宜针灸。
4. 有皮肤感染、溃疡、瘢痕或肿瘤的部位，不宜针灸。
5. 对胸、胁、背、腰等脏腑所居之处的腧穴，不宜直刺、深刺，以防损伤脏腑。
6. 针刺操作过程中要注意严格无菌操作。

二、针灸疗法在骨伤科的应用

骨伤病所出现的症状，不外疼痛、肿胀、功能障碍等。针灸疗法具有通经活络、宣通气血、调整阴阳等作用，从而达到止痛、消肿、解痉等目的。对一些损伤重症，如外伤性截瘫等，也能起到辅助治疗、促进功能恢复的作用。

（一）常见筋伤的治疗

针灸治疗落枕、颈椎病、肩关节周围炎、急性腰扭伤、腰肌劳损、腰椎间盘突出症、第三腰椎横突综合征、肱骨外上髁炎、桡骨茎突狭窄性腱鞘炎、指屈肌腱狭窄性腱鞘炎等急慢性筋伤病，均能获得良好效果。

（二）骨伤科其他疾患的治疗

1. 骨病　骨关节炎、股骨头缺血坏死、骨质疏松症等骨病采用针灸治疗能起到一定的疗效。

2. 脱证　多由严重创伤，如骨盆、股骨干骨折，及大量失血等原因引起。发病突然，病情复杂，需针对原因采取不同治疗方法，针灸可作为抢救的辅助措施之一。

3. 外伤性截瘫　皆因脊髓损伤所致，是脊椎骨折脱位的严重并发症。脊髓的解剖位置、生理功能与针灸学描述的督脉相似。督脉总督周身之阳经，手、足三阳经均与其相会。所以，外伤性截瘫的临床表现与督脉受累、经络阻塞有密切关系。针灸可以疏通督脉，镇痉起痿，是外伤性截瘫常用治法之一。

针灸疗法在骨伤科疾病的治疗中，最快捷并且疗效肯定的是软组织损伤疾患，在骨折后期运用，可促进气血运行，加速骨折愈合，减轻术后疼痛，改善肌肉萎缩。

第三节 针刀疗法

针刀疗法是一种传统针刺术与外科松解术相结合的治疗方法。主要用于治疗慢性软组织劳损、神经卡压和粘连性疾病，具有施术无切口瘢痕、痛苦小、疗效好等特点，深受医患欢迎，现已成为一项普遍开展的骨伤病治疗方法。针刀疗法要求施术者必须熟知人体组织解剖结构和损伤的病理学知识，掌握操作要领，技术精益求精，不断提高疗效。

（一）器具类型

凡是以针的理念刺入人体，在人体内又能发挥刀的治疗作用的医疗器械称为针刀。针刀是一种兼有针和刀两种性能的一种新型治疗器械，其刀型是依据治疗需要而确定的。

1. 针刀结构 通常由针刀柄、针刀体和针刀头3部分组成。针刀头是针刀体前端的楔形平刃，针刀体是针刀头和针刀柄之间的连接部分，针刀柄是针刀体尾端的扁平结构。操作时针刀的刀口线与针刀体垂直，针刀柄与针刀头在同一平面内，因此当针刀头进入人体后可通过暴露在体外的针刀柄调整针刀刃的方向。

2. 常用种类 针刀的种类有14种之多，以罗马字母1～14加针刀的形态或功能来命名，分别是1型齐平口针刀、2型截骨针刀……分别适用于不同类型的疾病，最常用的是1型齐平口针刀和8型注射针刀两种。

（1）1型齐平口针刀 适用于治疗各种软组织损伤和骨关节损伤，以及其他杂病的治疗。根据其尺寸不同分为4种型号，分别为：①1型1号针刀：全长15cm，针柄长2cm，针体长12cm，针头长1cm，针柄为一扁平葫芦形，针体为圆柱形，直径1mm，针头为楔形，末端扁平带刃，刀口线为0.8mm，刀口为齐平口，同时要使刀口线和刀柄在同一平面内，只有在同一平面内才能在刀锋刺入肌肉后，从刀柄的方向辨别刀口线在体内的方向。②1型2号针刀：结构模型和1型1号相同，只是针体长度比1型1号短3cm，即针体长度为9cm。③1型3号针刀：结构模型和1型1号相同，只是针体长度比1型1号短5cm，即针体长度为7cm。④1型4号针刀：结构模型和1型1号相同，只是针体长度比1型1号短8cm，即针体长度为4cm。

（2）8型注射针刀 适用于较大面积需要松解治疗的疾病和某些针刀手术时的局部药物注射。根据其尺寸不同分为3种型号：①8型1号针刀：全长15cm，针柄长2cm，针体长12cm，针头长1cm，针柄为扁平葫芦形，但有一个连接注射器的插孔，针体为圆柱形（内有1个细孔，上连注射器的插孔，下连刀口上0.2cm的小孔），直径1mm，针头为楔形，末端扁平带刃，刀口线为0.8mm，刀口上0.2cm处有1个小孔和针柄上注射器插孔相通，同时要使刀口线和刀柄在同一平面内，只有在同一平面内才能在刀锋刺入肌肉后，从刀柄的方向辨别刀口线在体内的方向。②8型2号针刀：结构模型和8型1号相同，只是针体长度比8型1号短3cm，即针体长度为9cm。③8型3号针刀：结构模型和8型1号相同，只是针体长度比8型1号短5cm，即针体长度为7cm。

（二）治疗原理

1. 松解与减压 施术者通过对纤维组织进行切、割、铲、剥等方式对软组织进行松解，可消除粘连组织的张力，如弹响指、桡骨茎突狭窄性腱鞘炎、腕管综合征、网球肘等均是通过针刀松解腱鞘压迫，减低局部的张力，从而对各部位因粘连或者狭窄而引起的各种病证起到松解减压的作用。

2. 重塑作用 通过切、割、铲、剥等方式使损伤局部组织重新愈合，恢复原来功能，如韧带、肌肉附着点的炎症，主要是局部组织发生充血、炎细胞浸润，继而发生钙化等，使其收缩和弛缓的功能丧失，针刀通过分离肌腱与骨外膜的粘连，切开钙化的组织，在局部形成新鲜创面，达到改善局部血循环、加速组织修复和功能重建目的。

3. 针刺的兴奋作用 针刀较毫针粗，因此刺激强度大，能明显提高局部组织的兴奋性，通过神经和体液的调节作用，提高机体修复能力，促进病变组织恢复。

针刀治疗骨伤病的三个作用是互相促进的，在治疗某些疾病时某个作用是主导作用，而另外两个作用则起辅助作用，如治疗组织粘连性疾患时，松解减压作用为主导，重塑与针刺的刺激作用为辅助作用。但多数情况下，三个作用相辅相成以达到治疗之目的。针刀施术过程中，对粘连组织的直接剥离，使组织得到松解减压，改善了局部血液和淋巴液循环，增强了局部的新陈代谢功能，促进炎性物质及代谢产物的吸收，调动了人体的修复系统，促进组织修复，从而达到治疗目的。

（三）适应证与禁忌证

1. 适应证

（1）慢性软组织损伤 四肢和躯干肌肉、肌腱及腱周围结构、筋膜、韧带等软组织的慢性损伤，如肌筋膜炎、第三腰椎横突综合征、肱骨外上髁炎、屈指肌腱狭窄性腱鞘炎、髌下脂肪垫炎、跟痛症、肩周炎、陈旧性踝关节扭伤等。

（2）骨关节疾病 四肢、脊柱的骨和关节疾病，如颈椎病、腰椎间盘突出症、骨关节炎、股骨头缺血性坏死、类风湿性关节炎、强直性脊柱炎等。

（3）周围神经卡压综合征 各个部位的周围神经卡压综合征，如梨状肌综合征、腕管综合征、踝管综合征、枕神经卡压综合征、臀上皮神经卡压综合征等。

2. 禁忌证

（1）凡一切有发热症状者。
（2）有严重内脏疾病者。
（3）施术部位有皮肤感染、溃疡、肌肉坏死或肿瘤者。
（4）施术部位有红肿、灼热或深部肌肉有脓肿者。
（5）施术部位有重要神经、血管或重要脏器而施术时无法避开者。
（6）有严重心脏病、高血压、糖尿病、恶性肿瘤、血液病、精神疾病或严重出血倾向的患者。
（7）年老体弱或妇女妊娠期、月经期患者。
（8）定性、定位诊断不明确者。

（四）操作方法

手术环境应配备空气消毒设施，术野皮肤必须常规消毒，术者应按手术常规戴手术帽、口罩、换专用衣裤，常规洗手、戴无菌手套。针刀施术时一处一支，术毕针孔敷盖无菌纱布。

1. 操作步骤

（1）定点 根据患者主诉、体征，认真检查确定病变部位后，参考局部解剖关系，在体表用龙胆紫标记。术野常规消毒，铺无菌洞巾。

（2）定向 针刀尖部有一个 0.8 mm 宽的刀刃，进针时为避免造成不必要的损伤，刀口线的方向按以下原则确定：①与病变部位肌肉、韧带的纤维方向一致；②若施术部位有较大的神经血管通过，刀口线要与神经血管的走行方向一致；③若上述两点相互矛盾，如治疗梨状肌损伤时，损伤肌肉的纤维方向与坐骨神经方向垂直，一般与神经的走行方向一致，确定针刀进针的刀口线方向。

（3）加压分离　为避开神经、血管，进针时以左手拇指下压肌肤使之成凹陷，横向拨动一下，再下压使血管、神经被分离在手指两侧，针刀沿拇指甲背进针。若在关节部位或病变处在骨面，左手拇指用力下压可感到坚硬的阻挡物，说明手指已压至骨面。

（4）刺入　将针刀刃贴于左手拇指甲壁，稍用力下压可刺入皮肤（图7-1）。

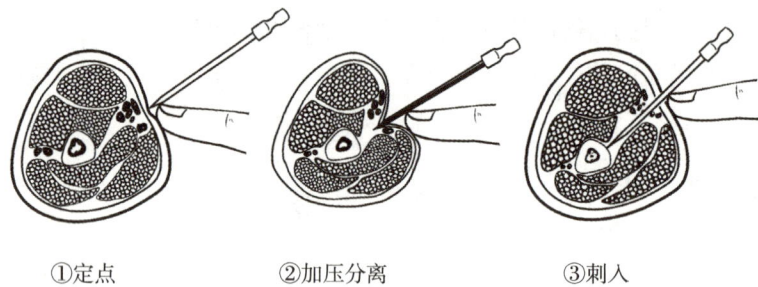

①定点　　　　　②加压分离　　　　　③刺入

图7-1　针刀施术进刀方法示意图

2. 针刀施术方法

（1）纵行疏通剥离法　粘连结疤发生于肌腱韧带附着点时，将刀口线与肌肉韧带的走行方向平行刺入患处，当刀口接触骨面时，按刀口线方向疏剥，按附着点的宽窄分几条线疏剥，不可横行剥离（图7-2）。

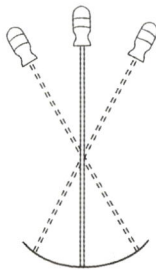

图7-2　纵行疏通剥离法　　　　　图7-3　横行剥离法

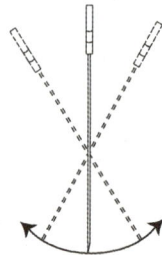

（2）横行剥离法　当肌肉与韧带和骨发生粘连，将刀口线与肌肉、韧带的走行方向平行刺入患处，当刀口接触骨面时，进行肌肉或韧带走行方向垂直铲剥，将肌肉、韧带从骨面上铲起，当觉得针下有松动感时出针（图7-3）。

（3）切开剥离法　当几种软组织，如肌肉与韧带、韧带与韧带之间相互结疤粘连时，将刀口线与肌肉、韧带的走行方向平行刺入患处，将相互间的粘连或瘢痕切开。

（4）铲磨削平法　当骨刺长于关节边缘或骨干并且骨刺较大时，将刀口线和骨刺竖轴线垂直，使针刀刺入，当刀口接触骨刺后，将骨刺尖部或锐边削去磨平。

（5）瘢痕刮除法　瘢痕如果在腱鞘壁或肌肉的附着点处和肌腹处时，可用针刀将其刮除。先沿软组织的纵轴切开数条口，然后在切开处反复疏剥2～3次，刀下有柔韧感时，说明瘢痕已碎，出针。

（6）骨痂凿开法　当骨干骨折畸形愈合影响功能者，可用针刀穿凿数孔，将其手法折断再行复位。较小骨痂，可将刀口线和患骨纵轴垂直刺入骨痂，在骨折间隙穿凿 2～3 针即可分离；较大骨痂同法穿凿 7～8 针后，再行手法折断，可在骨痂需要折断的位置折断。

（7）通透剥离法　对范围较大的粘连、硬结的病变组织，无法进行逐点剥离时，在硬结处可选取数点进针（进针点都选在肌肉和肌肉或其他软组织相邻的间隙处），当针刀接触骨面时，除软组织在骨上的附着点之外，将软组织从骨面上全部铲起，并尽可能将软组织相互之间的粘连疏剥开来，并将瘢痕切开，因 1 型针刀针体较小，是容易达到此要求的。

（8）切割肌纤维法　适用于在颈、肩、腰、背等部位，因部分肌肉纤维过度紧张或痉挛引起的顽固性疼痛、功能障碍如胸锁乳突肌痉挛引起的斜颈。将针刀刀口线与肌纤维垂直刺入，切断少量紧张、痉挛的肌纤维，往往使症状立刻缓解。刺法可广泛适用于四肢、腰背部疾病的治疗中。出针后压迫针孔片刻以止血，用无菌纱布覆盖并稍加压。

除以上八法之外，还有关节内骨折复位法、血管疏通法、划痕切开法、注射松解剥离法等针刀施术方法。

（五）注意事项

1. 明确诊断　准确选择适应证，严格掌握禁忌证，对每一患者、每一疾病的不同情况（个体差异和疾病的不同阶段）精心选择，这是取得良好疗效、避免失误的基础。

2. 选择时机　患者精神紧张、劳累后或饥饿时慎用，否则行针刀治疗会增加晕针刀的概率。

3. 操作精准　由于针刀疗法是在非直视下进行操作治疗，要深入了解和熟练掌握针刀施术处的解剖特点、动态改变、主要血管、神经的体表投影，体表标志和体内标志。如果对人体解剖特别是局部解剖不熟悉，手法不当容易造成损伤，因此必须做到掌握施术部位深部的解剖知识，以保证操作的准确性。

4. 针具合格　原则上使用一次性针刀器械，并在术前检查器械质量，以避免因针刀质量问题出现意外。

5. 无菌操作　针刀是闭合性手术，虽然创口很小，但是一旦感染也很难处理，一则深，二则可能进入关节腔。因此，治疗中所用的所有物品必须无菌，特别是做膝、髋、肘、颈等部位的关节深处切割时尤应注意。

6. 针法适宜　可减轻进针所带来的疼痛，但在深部进行铲剥、横剥、纵剥等法剥离操作时，手法宜轻，否则会加重疼痛，甚至损伤周围组织，在关节处做纵向切剥时，注意不要损伤或切断韧带、肌腱等。

7. 术后处置　术后对创伤不太重的治疗点可以做局部按摩，以促进血液循环和防止术后出血粘连。

8. 重视随访　对于部分病例短期疗效很好，长期随访可发现疼痛复发，尤其是负荷较大的部位如膝关节、肩肘关节、腰部等，可能与以下因素有关：患者的生活习惯、走路姿势、工作姿势等造成复发；手术解除了局部粘连，但术后创面因缺乏局部运动而造成新的粘连；局部再次遭受风、寒、湿邪侵袭等。因此，生活起居对于预防疾病复发尤为重要。

第四节　封闭疗法

封闭疗法是将局部麻醉药物或与其他药物配成一定比例，注入病变部位，以起到消炎止痛、解除痉挛的一种疗法。封闭疗法具有抑制炎症渗出，改善局部营养状况和消肿止痛等作用。

一、封闭疗法基础

（一）应用范围

此疗法适用于全身各部位的肌肉、韧带、筋膜、腱鞘、滑膜等急慢性损伤及骨关节病。

（二）禁忌证

骨与关节结核、化脓性关节炎及骨髓炎、骨肿瘤、糖尿病、免疫性疾病及出血性疾病禁用。全身状况不佳，特别是心血管系统有严重病变者应慎用，因封闭的刺激可导致意外的发生。

如果药物选用普鲁卡因为主，因普鲁卡因的分解在肝脏中进行，故患有严重肝脏疾病时禁用；分解产物要从肾脏排出，肾功能不全时，就增加了中毒的风险，使用必须慎重考虑；当局部患处进行理疗的时候，不宜同时进行封闭治疗，二者至少间隔 24 小时；在内服磺胺类药物时，不宜进行封闭治疗；诊断不明者禁用。

（三）常用药物

1. 麻醉药物

（1）0.5%～1% 利多卡因：每个部位 3～5mL。

（2）1%～2% 普鲁卡因：每个部位 3～5mL，须做过敏试验。

2. 类固醇类药物

（1）复方倍他米松（得宝松）：1mL，每 4 周 1 次，一疗程不超过 3 次。

（2）醋酸强的松龙：12.5mg，每周 1 次，一疗程不超过 3 次。

（3）曲安奈德：40mg，每 2～4 周 1 次，一疗程不超过 3 次。

（4）地塞米松：5～10mg，每 2～3 天 1 次，一疗程不超过 3 次。

（四）作用原理

伤筋的早期病理变化主要是局部的创伤性或炎性反应，并产生疼痛，如治疗和休息不当则形成不同程度的粘连、纤维化或瘢痕化，可刺激或压迫末梢神经和小血管，造成局部代谢障碍，疼痛加重。损伤部的疼痛将引起有关肌肉的收缩和紧张，这种肌紧张是机体的一种保护性反应。但持续的肌紧张可成为肌痉挛，如颈、腰部继发于疼痛的肌痉挛，常使脊柱正常生理弯曲消失，侧弯或僵硬，病情加重。

利多卡因（或普鲁卡因）可麻醉止痛，阻断疼痛刺激的传导，改善局部血液循环及营养状态；类固醇药物具有促进无菌性炎症吸收、软化瘢痕等作用。

（五）注射部位

封闭疗法的关键是明确诊断，而压痛点常是病灶所在之处，因此寻找压痛点尤为重要。压痛点确定后，还要进一步查清压痛的深浅和范围，结合解剖知识判断病变属于什么组织。有些疾病可能出现几个压痛点，此时就要对疾病进行全面分析，找出主要病灶的压痛点。注射应缓慢，随时注意患者情况变化。封闭疗法的注射部位应根据不同疾患而决定，常用的有以下几种。

1. 痛点封闭 在体表压痛最明显处注射，对压痛范围较大或多点压痛者，应做扇形或多点封闭。痛点封闭后，应再次触压封闭部位，询问疼痛反应，判定封闭治疗效果。

2. 关节腔与鞘内封闭 将药物注入关节腔或腱鞘内，有消炎、松解粘连、缓解疼痛的作用，以消除滑膜炎症，减轻渗出，常用于屈指肌腱炎、创伤性或继发于类风湿性关节炎的滑膜炎、桡骨茎突狭窄性腱鞘炎等。

3. 神经根封闭 将药物注射于神经根周围，以阻断恶性刺激的传导、抑制神经末梢兴奋性，改善局部血液循环，使局部代谢产物易于从血液循环中带走，减轻局部酸中毒，从而起到消炎作用。

（六）操作方法

一般小的较表浅部位的封闭，如屈指肌腱鞘炎、肱骨外上髁炎等疾病，常用5 mL注射器，6～7号针头抽吸药物，以压痛点为中心，常规消毒，于中心进针，注入药物，然后拔出针头用消毒棉签压迫针孔1分钟，用无菌敷料覆盖1天即可。

较深部位的封闭，如坐骨神经出口、第三腰椎横突等部位，应行较大面积（直径≥15cm）皮肤消毒，铺无菌巾，术者戴无菌手套，用10～20 mL注射器，7号长针头，抽吸药物，找准压痛点，刺入皮肤、皮下组织直达病变部位，经抽吸无回血后将药物注入，拔出针头后处理同前。

（七）注意事项

1. 明确诊断 严格掌握适应证和禁忌证。

2. 定位准确 定位要准确，注射部位深浅适中，特别是胸背部要防止损伤内脏、在椎管硬膜外封闭要注意防止刺破硬脊膜等。腱鞘炎封闭时，应将药物注入腱鞘内；肌腱炎时，封闭压痛区的肌腱及其附着的骨骼处；筋膜炎只封闭有压痛的筋膜；滑囊炎应将药物注入滑膜囊内。

3. 无菌操作 严格执行无菌操作，防止感染的发生，因封闭部位大多在肌肉、肌腱、韧带附着于骨骼处，一旦感染，后果极为严重。

4. 合理用药 只要注射部位准确，少量药物就可生效。类固醇用量过多，用期过长，还可能在后期引起严重的并发症，如骨质疏松、骨缺血坏死、肌腱变性或断裂等。注入关节腔的激素若过量可引起关节滑膜及软骨的退化，每次应限量使用，并间隔5～7天再用药，通常1个疗程不超过3次，每疗程间隔1年以上。

5. 观察反应 注射应缓慢，随时注意患者情况，若患者有不良反应，应立即停止注射。一般如果封闭的部位准确，压痛及疼痛即刻消失。如果封闭在张力大的区域，或者封闭区出血，疼痛会加重，尤其是当天夜间，待消肿以后，疼痛才逐渐消失。

二、封闭疗法在骨伤科的应用

1. 软组织损伤与无菌性炎症引起的疼痛 软组织损伤患者一般有急性或慢性创伤史；无菌性炎症局部虽有红、肿、热、痛等炎症的表现，但无细菌感染。通过局部封闭可达到消炎、镇痛、解痉、减少组织肿胀的作用。

2. 骨关节炎 骨关节疾病可见于人体的各个关节，主要表现为关节的疼痛、肿胀、积液、畸形等，通过关节腔封闭，可减轻关节的疼痛、肿胀、积液等症状，有利于关节功能的恢复。

3. 神经卡压痛 人体的神经，尤其是周围神经在到达所支配的肌肉及感觉区域前，要经过各种组织间隙，当神经在此路径上受到压迫而出现一系列临床症状时，称为神经卡压综合征。通过封闭疗法，将药物注入神经卡压处，可以减轻神经肿胀，减小神经内压力，同时也可以减轻卡压组织局部炎症反应，从而减小对神经的压迫，达到减轻症状的目的。

4. 脊柱退行性病变　脊柱退行性病变（如颈椎病，腰椎间盘突出症等）的特点之一是神经根受到刺激，从而引起根性神经症状，包括肢体放射性疼痛，部分肌肉萎缩，肌力下降，局部感觉改变，生理反射降低或消失等。封闭疗法可减轻症状，改善肢体功能，提高患者生活质量。

5. 腱鞘疾病　肌腱与腱鞘过度摩擦是腱鞘炎的病因，临床表现为局部疼痛、肿胀、肢体活动受限。通过局部封闭，在腱鞘内注射糖皮质激素类药物及麻醉药，消除肌腱及腱鞘的肿胀和炎症反应、增加腱鞘内空间，从而缓解肌腱与腱鞘的摩擦，达到缓解疼痛和消除肢体活动障碍的目的。

6. 囊性病变　腱鞘囊肿和滑膜炎，表现为局部肿胀和压痛。将囊内液体抽出后用封闭疗法可减少囊液分泌，缓解疼痛，减少复发。

7. 其他疾病　其他疾病如风湿性关节炎、类风湿关节炎、痛风性关节炎等，封闭疗法可作为辅助治疗手段，起到减轻症状、恢复功能的作用。

第五节　创伤骨科微创技术

骨伤科手术的微创接骨技术对骨骼与软组织的手术损伤是有限的，以最小的代价换来最大的疗效，其性价比高于传统手术，该技术在骨折的手术治疗中已经被广泛应用。该技术的优点包括：①切口小、不暴露骨折端、间接的复位技术相比传统手术具有更小的创伤。②降低术后感染、骨折不愈合、切口坏死及肿胀等并发症的发生率。③减少痛苦、缩减平均住院日及降低费用等方面易于为患者所接受。④有利于缩短骨折愈合时间。微创接骨术（MIO）主要包括微创钢板接骨术、闭合髓内钉、外固定架等。

一、微创钢板接骨术

微创钢板接骨术是目前临床骨科新技术，其特点主要表现在：①保护骨折端愈合的生物学环境，特别是骨折端周围的血供；②运用"内固定支架"概念固定骨折，用钢板对骨折端进行固定；③利用间接复位技术复位骨折。手术前，应首先了解手术部位的断层解剖，明确重要的神经血管走行，防止造成重要组织结构的损伤。术前要详做手法复位方案，可以借助牵引床、牵开器或外固定架等操作。

1. 适应证　①骨骺或干骺端的骨折；②骨折处软组织条件不允许切开治疗者；③骨折类型不适于髓内针固定（骨折线累及关节面、髓腔狭窄、畸形或闭塞）；④已有其他内植入物存在（如关节假体）者；⑤骨折线累及未闭合的骨骺线者。

2. 禁忌证　①关节内骨折；②严重骨缺损的骨折；③病理性骨折（如肿瘤、结核等）；④急性开放性骨折；⑤难以完成闭合复位者；⑥骨折合并神经血管损伤者；⑦过度肥胖者。

3. 操作方法　全身麻醉，严格无菌操作。骨折断端闭合手法复位，行交叉克氏针临时固定。经 C 型臂 X 光机透视骨折断端对位对线良好，于骨折断端两侧选择适当切口，分离皮下组织及筋膜，用骨膜剥离器打通肌肉下方隧道，插入钢板，克氏针临时固定，再次透视，若钢板位置、骨折断端对位对线良好，可经皮拧入相应螺钉固定，之后拔出固定克氏针，冲洗缝合切口。

4. 术后处理

（1）上肢骨折术后悬吊，可在辅助下主动活动。下肢骨折术后 1 ～ 6 周 15kg 部分负重锻炼。

（2）对症止痛、抗炎、预防血栓治疗，严密观察生命体征，及时发现和处理并发症。

二、髓内钉内固定术

四肢长管状骨的骨折应用髓内钉固定是标准的治疗方案，常用髓内钉有以下几种：扩髓锁定髓内钉、不扩髓不锁定髓内钉、不扩髓锁定髓内钉。其应用优点有：①可以控制骨折部位的轴向力线，带锁髓内钉可以防止骨折旋转畸形，降低了内植物断裂的风险；②采用闭合复位微创技术，降低手术感染率；③减少对骨膜血运的破坏，保留血肿内的有成骨作用的生长因子，肌肉收缩产生微动提供力学刺激等因素促进骨折愈合；④具有中心固定、弹性固定及应力分散避免应力遮挡的作用，使得二次骨折发生率低；⑤可以早期功能锻炼和负重；⑥骨折愈合后，可以通过微创小切口取出内固定。

三、外固定器固定

外固定器固定在骨折手术中扮演着重要的角色，对于严重软组织损伤的开放性骨折，外固定器已经成为首选，也可以作为多数骨折的终极治疗选择。其特点是对骨膜的血运破坏小，对骨膜的覆盖影响小，出血量小等。可以在急诊条件下迅速应用，在非手术条件下进行骨折的二次调整及整复。

第六节　脊柱微创技术

脊柱微创技术主要分为两大类：一是经皮穿刺技术，包括椎间盘切吸术、经皮激光椎间盘减压术、臭氧髓核消融术、等离子体髓核消融术等；二是内窥镜辅助技术，包括椎间孔镜手术、椎间盘镜手术等，内窥镜辅助技术将在下一节脊柱内镜技术中介绍。

一、经皮激光椎间盘减压术

经皮激光椎间盘减压术是利用激光的高能量产生的局部生物效应，即燃烧、汽化、变性、凝固的作用将突出的髓核空洞化，减低病变椎间盘的内部压力，回缩突出的椎间盘，从而解除椎间盘对脊髓、神经根的刺激压迫，消除由椎间盘突出引起的感觉及运动功能障碍。

1. 适应证　①椎管造影、CT、MRI 检查有椎间盘膨出或突出，临床症状典型，且临床检查与影像学相符者，经正规保守治疗 3 个月以上无效；②临床体征：运动、感觉和反射障碍；③较年轻的患者，疼痛时间不长的椎间盘突出或膨出是最佳适应证；④轻中度椎管狭窄，后纵韧带钙化及其他脊柱手术的患者，只要目前症状主要是由椎间盘突出引起的，同时症状有轻重变化的，是相对适应证。

2. 禁忌证　①游离性椎间盘突出症、椎间盘脱出者；②骨性椎管狭窄或有明显的椎间隙狭窄者；③突出椎间盘钙化或骨化、后纵韧带钙化者；④腰椎滑脱、腰椎不稳或脊椎骨性畸形者；⑤椎间盘造影有造影剂溢出者；⑥明显脊髓变性者。

3. 操作方法　屈髋屈膝侧卧位，健侧在下。以棘突的侧上方 6～10cm 与病变椎间盘平行处作为穿刺点，从穿刺点以 45°进针到达髓核（图 7-4）。拔除穿刺针芯，将激光光导纤维经穿刺针腔置入到髓核恰当位置。将光导纤维连接到激光器

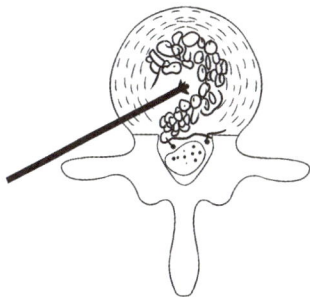

图 7-4　经皮激光椎间盘减压术穿刺点

上，以激光脉冲照射，将髓核汽化，同时用 50mL 注射器连接穿刺针进行抽吸造成椎间盘内负压。减压结束后先退出光导纤维。

4. 术后处理

（1）一般患者不需住院，术后稍微休息，若无不适即可离开。

（2）嘱患者卧硬板床，并进行直腿抬高训练，1 ～ 2 周后可在腰围保护下逐渐下地活动，避免重体力劳动和腰部的过伸过屈动作。

（3）由于髓核组织损伤，术后短时间内可出现髓核水肿，压迫神经根，造成患者腰痛等不适症状，常规给广谱抗生素口服 3 天预防感染。另外还可以给予消炎痛等消炎止痛药物口服，以减轻局部非炎性水肿，减轻疼痛。

二、等离子体髓核消融术

等离子体消融术就是在较低温度下形成等离子薄层，大量 Na^+ 吸引于汽化棒头周围，这些等离子颗粒在汽化棒头提供的能量作用下产生运动，当其获得足够的能量时将组织细胞间的分子链（肽链）撞击并断裂而形成元素分子和低分子气体（O_2、H_2、CO_2 等），一般在 50℃ 左右即可形成高效精确的融切效果，避免了对深部组织的热损伤，且不产生固体颗粒残留。另外，还可利用加温技术（约 70℃），使髓核内的纤维汽化、收缩和固化，使椎间盘总体积缩小、椎间盘内压力降低，从而达到治疗目的。

1. 适应证　①腰椎间盘膨出或轻度突出、纤维环完整未破裂，有明显症状、体征且影像学检查与症状体征相吻合者；②发病急、症状重、影像学检查无骨性狭窄，髓核未脱出者；③根性疼痛者；④保守治疗 3 个月以上无效者。

2. 禁忌证　①腰椎间盘突出明显，纤维环破裂甚或髓核脱入椎管内者；②椎间隙明显狭窄者；③合并有先天性椎管狭窄或骨性椎管狭窄者；④高髂骨导致骨性阻挡不能行穿刺者；⑤椎间盘突出合并钙化者；⑥黄韧带肥厚、小关节突增生明显影响穿刺者；⑦曾行化学溶核失败或行开放性手术失败者。

3. 操作方法　患者俯卧位，病变间隙后正中线患侧旁开 7 ～ 9cm 为进针点，用等离子体手术系统特制汽化棒外套针刺入皮肤，方向与皮肤成 45°～ 55°角进行穿刺，在 C 型臂 X 光机监视下进入相应椎间隙，拔出针芯，将特制汽化棒通过外套针管插入椎间隙。缓慢来回移动同时旋转汽化棒一周，再将汽化棒反转一周，拔出外套针管及汽化棒，缝合切口。

4. 术后处理

（1）术后卧床休息两天，及时发现和处理并发症。

（2）神经根压迫症状较重者，可静脉滴注地塞米松 10mg ＋甘露醇 500mL/ 天。

5. 并发症　偶见神经根损伤、腰椎血肿、腹部血管及肠管损伤、椎间盘炎等。

第七节　内镜技术

内镜技术作为一种诊断和治疗手段，其微创的特性被广大医师及患者所接受。骨伤科内镜技术已在关节疾病和脊柱疾病方面取得广泛应用。①关节疾病：关节镜技术已成为诊疗一些关节疾病的金标准。在关节镜下可进行各种骨、软骨、韧带、关节囊的刨削、修整、修补或重建手术。可应用于包括膝、肘、肩、踝等在内的全身各关节，治疗范围包括急性关节创伤和关节内骨与软骨的骨折、慢性关节创伤等。②脊柱疾病：采用内镜技术的脊柱手术具有组织损伤小、出血少、脊柱稳定性破坏小、术后疼痛轻、住院时间短和功能康复快等优点，但同时也增加了手术的难度。经椎间盘镜或椎间孔镜行腰椎间盘切除术临床应用也取得了很好的效果。

一、关节内镜技术

关节镜是应用于关节腔内部检查与治疗的一种内镜，借助它可以直接观察滑膜、软骨、半月板与韧带。它使医务人员可在直视下对关节内进行检查和各种手术操作，这不仅为关节疾病提供直观的信息，同时可在非开放性手术条件下进行关节内病变组织的切除和修复。

（一）优点

1. 切口小，可避免后期瘢痕引起刺激症状。
2. 属微创手术，痛苦小，术后反应少，患者易于接受。
3. 可在近乎生理环境下对关节内病变进行检查，提高了诊断能力。
4. 基本不影响关节周围肌肉结构，术后可早期进行功能锻炼，减少并发症。
5. 可施行以往开放性手术难以完成的手术，如半月板部分切除术等。

（二）应用范围

1. 用于诊断 关节镜可用于检查关节腔内各种病变，对关节内各种组织结构的状况进行详细评估及记录，还可获取关节液或病变组织，在关节镜监视下进行活检取病理组织，做进一步的实验室检查和病理检查。

（1）非感染性关节炎的鉴别。观察关节滑膜的充血和水肿情况、软骨损伤的程度，可协助区别类风湿性关节炎和骨关节病。

（2）判断膝关节半月板损伤的部位、程度和形态。

（3）观察膝关节交叉韧带及腘肌腱止点损伤情况。

（4）了解关节内软骨损害情况，有无关节内游离体等，以确诊骨关节病，尤其是髌骨软骨软化症。

（5）分析慢性滑膜炎的病因，例如色素沉着绒毛结节性滑膜炎。

（6）膝关节滑膜皱襞综合征及脂肪垫病变的诊断。

（7）肩袖破裂的部位、程度及肱二头肌腱粘连情况。

（8）关节滑膜活检。

2. 用于治疗

（1）运动损伤 明确诊断后，可以在关节镜下借助特殊器械进行手术，如膝关节撕裂半月板切除术或修补术、前交叉韧带修复重建术、滑膜皱襞切除术、关节内粘连松解术、胫骨平台或髁间嵴骨折修整术、肩袖清创术、肱二头肌粘连松解术等。

（2）关节滑膜病变 关节镜下治疗色素沉着绒毛结节性滑膜炎，彻底切除整个关节内的病变滑膜，同时关节内全面检查，处理相关病损，有利于功能恢复，降低关节僵硬的发生率，最大限度地恢复关节功能。

（3）退行性关节病 通过关节镜可磨削关节面，切除骨赘；摘除关节游离体及清除炎性介质，可以有效地减少滑膜刺激症状。

（4）关节骨折微创治疗 关节内骨折在关节镜下行内固定植入或取出。

（5）治疗化脓性关节炎 常规开放性手术创伤大，并发症较多。在关节镜下清理术结合术后持续灌洗是有效的治疗手段，有利于关节功能的恢复。

（三）常用器械

1. 关节镜   关节镜是由不同规格内窥镜、光源系统、显像和录像系统，以及镜内各种操作器械等组成。关节镜根据直径、长度和倾斜角的不同，可分为多种类型。关节镜的直径范围为2.7 ~ 7.5mm，远端透镜的倾斜角范围为10° ~ 120°，其优势主要在于观察视野的空间范围较广。通过其在关节间隙内旋转，能在较大范围对目标进行观察（图7-5）。如采用70°的关节镜旋转180°时可检视140°的手术视野，因而使用倾斜角度为30°关节镜足以完成90%的镜下手术（图7-6）。

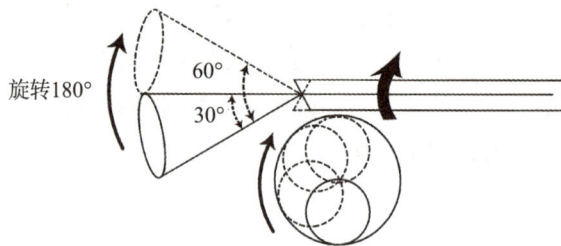

图 7-5   关节镜的各种常用倾斜角

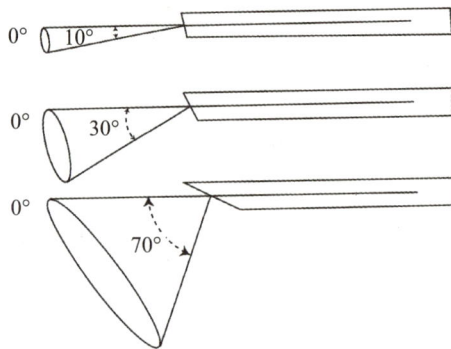

图 7-6   旋转30°关节镜视野明显扩大（镜头围绕关节镜的轴旋转进行观察）

2. 探针   是简单的、最常用的镜下器械，探针远端弯曲的尖端用于探测半月板损伤范围、韧带结构松弛度、软骨软化的等级和程度。

3. 肩部常用手术器械   现在，许多肩关节手术已经开始使用关节镜治疗肩峰和软组织损伤、肩关节失稳和肩袖撕裂等多种肩周组织疾病。肩关节镜器械的使用缩小了手术创伤，改善了手术疗效。

（1）肩峰下减压   该手术需要特殊的器械套管和骨切除磨钻、套管。

①肩关节套管：是直径各异的（4 ~ 8mm）塑料或金属套管，用于创建和保留器械入路。通过套管内针芯的穿透作用，将套管穿透并送入软组织层后取下针芯套管及硅胶水封可防止液体渗漏或泄漏，并能使与套管内径尺寸匹配的器械自由出入。套管上的特制螺纹或凸纹可防止这些套管脱落。

②骨切除磨钻：是一种具有旋转切割刀刃的金属磨钻，可用于肩峰下面的骨切除。磨钻呈圆形或椭圆形，其直径范围为4 ~ 6mm，切割速度在1500 ~ 6000rpm，可自由调节。切除肩峰

骨组织通常需要使用椭圆形磨钻，切割时应选择较高转速，圆形磨钻则适用于骨床制备或骨赘切除。

（2）盂肱关节失稳和肩袖损伤的治疗 肩关节手术后，需重新将软组织附着于骨表面，并使用缝合锚及相应器械镜下缝合，将软组织修复到骨面上。通用的几种镜下器械包括激光、单极射频、单极或双极电灼等。

4. 膝关节常用手术器械 随着手术器械和植入物的发展，关节镜技术已用于如半月板修复、半月板切除、半月板移植、前交叉韧带和后交叉韧带重建、软骨修复和骨软骨移植等多种手术。

（1）前交叉韧带重建 前交叉韧带手术器械装置包括如下几种。

①胫骨钻孔导向器：自胫骨前内侧到胫骨前交叉韧带的足迹进行定位。

②髁间窝成形标尺：测量上外侧骨切除范围，使股骨髁间窝达到 12mm。

③中空隧道钻：为镜下手术设计的全部钻头，特征均为中空。钻头的尖和杆是枪钻式的（核芯切除），可容纳导针。导针可精确钻入关节间隙内，并可抵达关节内的骨软骨碎片、韧带起点或其他骨钻孔所需达到的位点。

使用时将中空钻套在预置的导针上，然后按预定轨迹钻孔。当钻头在预定路径上遇到骨密度变化时，关节内钻孔控制系统具有防止钻头滑动、放大扭曲和位移控制等多种避免错钻的保护措施。

（2）半月板修复 半月板撕裂的缝合修复原则是减少关节软骨磨损，增加关节软骨的牢固性。采用可吸收塑料镖、箭和螺钉穿透皮肤到半月板的软组织层面，将撕裂的两个表面连接到半月板的软组织层面后，将撕裂的两个表面连接并牢固结扎，即可修复撕裂的半月板。

（3）半月板切除 若半月板撕裂无修复指征，可用手动切钳或电动刨削器切除半月板。手动切钳装置，包括 7 个切割方向不同的横断面，直径为 3 ～ 5mm 的基本切割器械以及钳子、抓钳等。

（4）半月板移植 半月板移植器械能将同种异体半月板的两个角按解剖位置安装到半月板功能缺失的患肢关节内。Arthrex 移植器械是一种锁孔器械，而 Cryolife 移植器械辅助则是一套精密的圆凿器械，无论哪种器械均可准确地辅助移植物移动且定位。

5. 其他器械

（1）腿固定架 是临床手术中常用的特殊手术器械。手术时，可将大腿良好固定在腿架内，并在肢体内翻或外翻时提供良好的应力。

（2）水泵 通过调节水泵系统的液体流动速率，能更好地控制关节内压力，从而提高术者完成镜下手术的能力。

（3）射频 现已广泛用于包括半月板切除、软骨成形、外侧支持带松解、烧灼、皱襞切除、肩峰成形减压术等多种关节镜手术的组织焊接和软组织挛缩的治疗中。由于射频器械比传统的关节镜器械直径小，所以在小关节或膝、肩关节困难手术中使用射频器械具有明显的优势，且术后几乎无关节面磨损。

二、脊柱内镜技术

脊柱内镜技术是通过冷光源镜头、纤维光导线、图像传输系统、屏幕显示系统进行的，其采用激光照明，将待查部位的图像转化为数字化的光纤信号，图像通过光纤传送仪器显示屏，使疾病病变点的图像得以贮存、再现。医生利用镜下手术工具在直视下切除病灶，修复组织。

1. 优点

（1）优秀的可视效果，良好的照明效果和使用 25°内镜为术者提供更宽广的视野。

（2）手术时间短，恢复迅速，早期活动，并且减少术后护理费用。

（3）更少的侵入性操作，保护了周围的组织、椎管的稳定结构和硬膜外腔。

（4）更容易进行翻修手术。

（5）降低并发症的发生率，如减少硬膜损伤、出血、感染等。

（6）对于助手来说，显示器可以作为培训工具。

（7）患者易于接受。

2. 适应证

（1）游离型或非游离型腰椎间盘突出症，位置相对独立、固定。

（2）传统或全内镜下手术后复发的椎间盘突出症。

（3）外侧或中央型骨性和韧带引起的椎管狭窄。

（4）关节突关节囊肿。

（5）特殊适应证的椎间内植物的植入，例如髓核置换、椎间融合器。

（6）椎间清创和引流，如椎间隙感染或硬膜外脓肿。

3. 禁忌证　中央型腰椎间盘突出症，伴马尾神经损伤者应考虑传统的开放手术。

4. 操作方法

（1）局部麻醉，在 C 型臂 X 光机或 CT 监视引导下将极细的穿刺针插入椎间孔或者腰椎间盘，回抽无脑脊液，插入导丝进入直达病灶。

（2）顺导丝插入直径 1.4mm 的一级空心扩展管直达病灶，依次插入二、三级扩展管后置入操作通道管，置入纤维同轴内窥镜。

（3）在医用监视器下用髓核钳取出突出的髓核。

（4）应用双极射频消融髓核收缩纤维环。

（5）插入臭氧穿刺针，退出工作套管，注入臭氧，缝合切口。

5. 术后处理　术后绝对卧床 3 天，第 4 天开始可以下床活动，佩戴腰围 6 周。

方剂名录

二画

二陈汤（《太平惠民和剂局方》）

【组成】半夏 15g，陈皮 15g，茯苓 9g，炙甘草 5g，乌梅 1 个，生姜 7 片。

【功效与适应证】燥湿化痰，理气和中。适用于痰浊内阻，中脘不适；痰窜经络，气滞痹阻等。

【制用法】制为粗末，每服 12g，水煎服。

七厘散（《良方集腋》）

【组成】血竭 30g，麝香 0.36g，冰片 0.36g，乳香 4.5g，没药 4.5g，红花 4.5g，朱砂 3.6g，儿茶 7.2g。

【功效与适应证】活血祛瘀，定痛止血。治跌打损伤，瘀滞肿痛，筋断骨折，创伤出血。

【制用法】研细末。每用 0.2 ～ 0.3g，每日 1 ～ 2 次。

八仙逍遥汤（《医宗金鉴》）

【组成】防风、荆芥、川芎、甘草各 3g，当归 6g，苍术、牡丹皮、川椒各 10g，苦参 15g，黄柏 6g。

【功效与适应证】祛风散寒，活血通络。治损伤后肢体瘀肿疼痛，或感受风寒湿邪，筋骨酸痛者。

【制用法】煎水熏洗患处。

八珍汤（《正体类要》）

【组成】党参 10g，白术 10g，茯苓 10g，炙甘草 5g，川芎 6g，当归 10g，熟地黄 10g，白芍 10g，生姜 3 片，大枣 2 枚。

【功效与适应证】补益气血。治气血俱虚者。

【制用法】清水煎服，每日 1 剂。

九一丹（《医宗金鉴》）

【组成】熟石膏 9 份，升丹 1 份。

【功效与适应证】提腐祛脓。用于溃疡、瘘管脓流未尽者。

【制用法】研极细末，掺于疮面，或制成药线插入疮口或瘘管。

【注】制作时按照相应份数比例调配。

十全大补汤（《医学发明》）

【组成】党参 10g，白术 12g，茯苓 12g，当归 10g，川芎 6g，熟地黄 12g，炙甘草 5g，白芍 12g，黄芪 10g，肉桂 0.6g（冲服）。

【功效与适应证】补益气血。治气血衰弱，自汗，盗汗，萎黄消瘦，不思饮食，倦怠气短等症。

【制用法】水煎服，日 1 剂。

十灰散（《十药神书》）

【组成】大蓟、小蓟、荷叶、侧柏叶、茅根、茜草根、大黄、山栀、棕榈皮、牡丹皮等量。

【功效与适应证】凉血止血。治损伤所致呕吐血、咯血、创面渗血。

【制用法】各烧灰存性，研极细末保存待用。每服 10 ～ 15g，用鲜藕汁或鲜萝卜汁调服。

三画

三黄宝蜡丸（《医宗金鉴》）

【组成】天竺黄 10 份，雄黄 10 份，刘寄奴 10 份，红芽大戟 10 份，当归尾 5 份，朱砂 3.5 份，儿茶 3.5 份，净乳香 1 份，琥珀 1 份，轻粉 1 份，水银 1 份（同轻粉研至不见星），麝香 1 份。

【功效与适应证】活血祛痰，开窍镇潜。治跌打损伤，瘀血奔心，痰迷心窍等症。

【制用法】各药研细末，用黄蜡适量泛丸。每服 1 ～ 3g。

【注】制作时按照相应份数比例调配。

三痹汤（《妇人良方》）

【组成】独活 6g，秦艽 12g，防风 6g，细辛 3g，川芎 6g，当归 12g，生地黄 15g，芍药 10g，茯苓 12g，肉桂 1g（焗冲），杜仲 12g，牛膝 6g，党参 12g，甘草 3g，黄芪 12g，续断 12g。

【功效与适应证】补肝肾，祛风湿。治气血凝滞，手足拘挛，筋骨痿软，风湿痹痛等。

【制用法】水煎服，日 1 剂。

大成汤（《仙授理伤续断秘方》）

【组成】大黄 20g，芒硝 10g（冲服），当归 10g，木通 10g，枳壳 20g，厚朴 10g，苏木 10g，川红花 10g，陈皮 10g，甘草 10g。

【功效与适应证】攻下逐瘀。治跌仆损伤后，瘀血内蓄，昏睡，二便秘结者，或腰椎损伤后伴发肠麻痹、腹胀者。

【制用法】水煎服，药后得下即停。

大补阴丸（《丹溪心法》）

【组成】黄柏 120g，知母 120g，熟地黄 180g，龟甲 180g。

【功效与适应证】养阴清热。适用于流痰所致肝肾阴虚者。

【制用法】研细末，猪脊髓蒸熟，炼蜜为丸，每服 9g，日 2 次。

大承气汤（《伤寒论》）

【组成】大黄 12g，厚朴 15g，枳实 12g，芒硝 9g。

【功效与适应证】峻下热结。①阳明腑实证。大便不通，频传矢气，脘腹痞满，腹痛拒按，按之硬，甚或潮热谵语，手足濈然汗出，舌苔黄燥起刺，或焦黑燥裂，脉沉实。②热结旁流。下利清水，色纯青，脐腹疼痛，按之坚硬有块，口舌干燥，脉滑实。③里热实证之热厥、痉病或发狂等。

【制用法】水煎服，大黄后下，芒硝溶服。

大活络丹（《兰台轨范》引《圣济总录》）

【组成】白花蛇 100g，乌梢蛇 100g，威灵仙 100g，两头尖 100g，草乌 100g，天麻 100g，全蝎 100g，首乌 100g，龟甲 100g，麻黄 100g，贯众 100g，炙甘草 100g，羌活 100g，肉桂 100g，藿香 100g，乌药 100g，黄连 100g，细辛 50g，赤芍 50g，没药 50g，丁香 50g，乳香 50g，僵蚕 50g，天南星 50g，青皮 50g，骨碎补 50g，白蔻仁 50g，安息香 50g，黑附子 50g，黄芩 50g，茯苓 50g，香附 50g，玄参 50g，白术 50g，防风 125g，葛根 75g，虎胫骨 75g，当归 75g，血竭 25g，地龙 25g，犀角（水牛角代）25g，麝香 25g，松脂 25g，牛黄 7.5g，龙脑 7.5g，人参 150g，蜜糖适量。

【功效与适应证】行气活血，通利经络。治中风瘫痪，痿痹痰厥，拘挛疼痛，跌打损伤后期筋肉挛痛。

【制用法】为细末，炼蜜为丸，每服 3g，日服 2 次，陈酒送下。

大黄牡丹汤（《金匮要略》）

【组成】大黄 18g，牡丹皮 9g，桃仁 12g，冬瓜子 30g，芒硝 9g（冲服）。

【功效与适应证】泄热破瘀，散结消肿。治伤后瘀血内蓄，少腹疼痛拒按，大便秘结等里实证。

【制用法】水煎内服。

大黄䗪虫丸（《金匮要略》）

【组成】大黄 10 分，黄芩 2 两，甘草 3 两，桃仁 1000mL，杏仁 1000mL，芍药 4 两，干漆 1 两，虻虫 1000mL，水蛭 100 枚，蛴螬 1000mL，䗪虫半升，蜜糖适量。

【功效与适应证】祛瘀生新，通络攻毒。用于骨肿瘤瘀阻实证。

【制用法】共为细末，炼蜜为丸如绿豆大，每服 5 丸，日服 3 次，黄酒送服。

下瘀血汤（《金匮要略》）

【组成】大黄 2 两，桃仁 20 枚，䗪虫（熬，去足）20 枚。

【功效与适应证】破血下瘀。主治下焦蓄血、瘀热互结者。

【制用法】炼蜜为丸，以酒煮丸顿服。

万灵膏（《医宗金鉴》）

【组成】鹳筋草、透骨草、紫丁香根、当归、自然铜、没药、血竭各 30g，川芎 25g，半两钱（醋淬）1 枚，红花 30g，川牛膝、五加皮、石菖蒲、苍术各 25g，木香、秦艽、蛇床子、肉桂、附子、半夏、石斛、萆薢、鹿茸各 10g，虎胫骨 1 对，麝香 6g，麻油 5000g，黄丹 2500g。

【功效与适应证】消瘀散毒，舒筋活血，止痛接骨。治跌打损伤，骨折后期或寒湿为患，局部麻木疼痛者。

【制用法】血竭、没药、麝香分别研细末另包，余药先用麻油微火煨浸 3 日，然后熬黑为度，去渣，加入黄丹，再熬至滴水成珠，离火，俟少时药温，将血竭、没药、麝香末放入，搅匀取起，去火毒，制成膏药。用时烘热外贴患处。

小活络丹（《太平惠民和剂局方》）

【组成】制南星 3 份，制川乌 3 份，制草乌 3 份，地龙 3 份，乳香 1 份，没药 1 份，蜜糖适量。

【功效与适应证】温寒散结，活血通络。治跌打损伤，瘀阻经络，风寒湿侵袭经络作痛，肢体麻木，不能屈伸，日久不愈等症。

【制用法】共为细末，炼蜜为丸，每丸重 3g，每次服 1 丸，每日服 1 ～ 2 次。

【注】制作时按照份数比例调配。

小蓟饮子（《济生方》）

【组成】小蓟 10g，生地黄 25g，滑石 15g，蒲黄（炒）6g，通草 6g，淡竹叶 10g，藕节 12g，当归 10g，栀子 10g，甘草 6g。

【功效与适应证】凉血止血，利水通淋。治泌尿系损伤瘀热结于下焦，血淋者。

【制用法】水煎内服。

四画

五味消毒饮（《医宗金鉴》）

【组成】金银花 20g，野菊花 15g，蒲公英 15g，紫花地丁 15g，紫背天葵子 15g。

【功效与适应证】清热解毒。治骨关节感染初期。

【制用法】水煎服，每日 1 ～ 3 剂。

五神汤（《洞天奥旨》）

【组成】茯苓 12g，金银花 15g，牛膝 10g，车前子 12g，紫花地丁 15g。

【功效与适应证】清热利湿。用于附骨疽等湿热凝结而成者。

【制用法】水煎服，日 1 剂。

太乙膏（《外科正宗》）

【组成】玄参 100g，白芷 100g，当归身 100g，肉桂 100g，赤芍 100g，大黄 100g，生地黄 100g，土木鳖 100g，阿魏 15g，轻粉 20g，柳枝 100g，血余 50g，东丹 2000g，乳香 25g，没药 15g，槐枝 100g，麻油 2500g。

【功效与适应证】清热消肿，解毒生肌。治各种疮疡及创伤。

【制用法】除东丹外，将余药入油煎，熬至药枯。滤去渣滓，再入东丹（一般每 500g 油加东丹 20g）熬搅拌匀成膏。隔火炖烊，摊于纸或布料敷贴。

少林寺秘传内外损伤主方（《救伤秘旨》）

【组成】当归尾、川芎、生地黄、续断各 2 钱，苏木、乳香（去油）、没药（去油）、木通、乌药、泽兰各 1 钱，桃仁（去皮尖）14 粒，甘草 8 分，木香 7 分，生姜 3 片。

【功效与适应证】活血消肿，化瘀定痛。用于全身各处内外损伤，以肿痛为主症者。

【制用法】水煎，加童便、老酒各 1 杯冲服，按症加减。

少腹逐瘀汤（《医林改错》）

【组成】小茴香 7 粒，干姜 3g，延胡索 6g，没药 3g，当归 9g，川芎 3g，肉桂 1g，赤芍 6g，蒲黄 10g，五灵脂 6g。

【功效与适应证】活血祛瘀，温经止痛。治腹部挫伤，气滞血瘀，少腹肿痛。

【制用法】水煎服，日 1 剂。

六一散（《伤寒直格》）

【组成】滑石 180g，甘草 30g。

【功效与适应证】祛暑利湿。治身热烦渴、小便不利或泄泻。

【制用法】研为细末，每服 9 ～ 18g，包煎，或温开水调服，亦可加入其他方药中煎服。

六味地黄汤（丸）（《小儿药证直诀》）

【组成】熟地黄 25g，怀山药 12g，茯苓 10g，泽泻 10g，山茱萸 12g，牡丹皮 10g。

【功效与适应证】滋水降火。治肾水不足，腰膝酸痛，头晕目眩，咽干耳鸣，潮热盗汗，骨折后期迟缓愈合等。

【制用法】水煎服，日 1 剂。做丸，将药研末，蜜丸，每服 10g，日 3 次。

丹栀逍遥散（《校注妇人良方》）

【组成】炙甘草、炒当归、芍药（酒炒）、茯苓、炒白术各 1 钱，柴胡、牡丹皮、炒栀子各 5 分。

【功效与适应证】疏肝解郁，清热除烦。治肝脾血虚有热，遍身瘙痒，或口燥咽干，发热盗汗，食少嗜卧，小便涩滞及瘰疬流注等。

【制用法】水煎服，日 1 剂。

五画

玉真散（《外科正宗》）

【组成】生南星、白芷、防风、羌活、天麻、白附子等量。

【功效与适应证】祛风镇痉。用于破伤风。

【制用法】共研为末。每服 3 ～ 6g，日 2 ～ 3 次。

术附汤（《医宗金鉴》）

【组成】白术 12g，附子（炮）9g。

【功效与适应证】温运脾阳，祛寒燥湿。治寒湿相搏致肢体疼痛。

【制用法】水煎服。

左归丸（《景岳全书》）

【组成】熟地黄 4 份，怀山药 2 份，山茱萸 2 份，枸杞子 2 份，菟丝子 2 份，鹿胶 2 份，龟甲 2 份，川牛膝 1.5 份，蜜糖适量。

【功效与适应证】补益肾阴。治损伤日久或骨疾病后，肾水不足，精髓内亏，腰膝腿软，头昏眼花，虚热，自汗，盗汗等症。

【制用法】药为细末，炼蜜为丸如豆大。每服 10g，日 1 ～ 2 次，饭前服。

【注】制作时按照份数比例调配。

右归丸（《景岳全书》）

【组成】熟地黄4份，怀山药2份，山茱萸2份，枸杞子2份，菟丝子2份，杜仲2份，鹿角胶2份，当归1.5份，附子1份，肉桂1份，蜜糖适量。

【功效与适应证】补益肾阳。治骨及软组织伤患后期，肝肾不足、精血虚损而致神疲气怯，或心跳不宁，或肢冷痿软无力。

【制用法】共为细末，炼蜜为小丸。每服10g，日1～2次。

龙胆泻肝汤（《医宗金鉴》）

【组成】龙胆草（酒炒）10g，黄芩（炒）6g，栀子（酒炒）6g，泽泻6g，木通6g，当归（酒洗）1.5g，车前子3g，柴胡6g，甘草1.5g，生地黄（炒）6g。

【功效与适应证】泻肝经湿热。治肝经所过之处损伤而有瘀热者，或痈疽之病表现有肝经实火而津液未伤者均可使用。

【制用法】水煎服，日1～2剂。

四生丸（《妇人良方》）

【组成】生地黄12g，生艾叶10g，生荷叶10g，生侧柏叶10g。

【功效与适应证】凉血、止血。治损伤出血，血热妄行，吐血或衄血。

【制用法】水煎服，或将生药捣汁服，或等量为丸，每服6～12g，日3次。

四生散（原名青州白丸子，《太平惠民和剂局方》）

【组成】生川乌1份，生南星6份，生白附子4份，生半夏14份。

【功效与适应证】祛风逐痰，散寒解毒，通络止痛。治跌打损伤肿痛，肿瘤局部疼痛，关节痹痛。

【制用法】共为细末存放待用，用时以蜜糖适量调成糊状外敷患处，用醋调煮外敷亦可。如出现过敏性皮炎即停敷。亦可为丸内服，但须防止中毒。

【注】制作时按照份数比例调配。

四君子汤（《太平惠民和剂局方》）

【组成】党参10g，炙甘草6g，茯苓12g，白术12g。

【功效与适应证】补益中气，调养脾胃。治损伤后期中气不足，脾胃虚弱，肌肉消瘦，溃疡日久未愈。

【制用法】水煎服，日1剂。

四物汤（《仙授理伤续断秘方》）

【组成】川芎6g，当归10g，白芍12g，熟地黄12g。

【功效与适应证】养血补血。治伤患后期血虚之症。

【制用法】水煎服，日1剂。

四黄散（膏）（《证治准绳》）

【组成】黄连1份，黄柏3份，大黄3份，黄芩3份。

【功效与适应证】清热解毒，消肿止痛。治创伤感染及阳痈局部红肿热痛者。

【制用法】共研细末，以水、蜜调敷或用凡士林调制成膏外敷。

【注】制作时按照份数比例调配。

四温丹（《疡科纲要》）

【组成】上猺桂（肉桂去粗皮）60g，北细辛（去净泥垢）30g，干姜24g，公丁香15g。

【功效与适应证】温经通络，祛湿止痛。治痈疽初起，不论深浅大小皆可用。

【制用法】各为细末，小证每用0.6～0.9g，上用温煦薄贴盖之；大证则用9～15g，调入温煦薄贴料中摊贴，或再加入麝香分许。

归脾汤（《济生方》）

【组成】白术10g，当归3g，党参3g，黄芪10g，酸枣仁10g，木香1.5g，远志3g，炙甘草4.5g，龙眼肉4.5g，茯苓10g。

【功效与适应证】养心健脾，补益气血。治骨折后期气血不足，神经衰弱，慢性溃疡等。

【制用法】水煎服，日1剂。亦可制成丸剂服用。

白降丹（《医宗金鉴》）

【组成】朱砂1份，雄黄1份，水银5份，硼砂2.5份，火硝7份，食盐7份，白矾7份，皂矾7份。

【功效与适应证】腐蚀平胬。治溃疡脓腐难去，或已成瘘管、肿疡成脓不能自溃，以及赘疣、瘰疬等症经外用其他消散药物而无效者。

【制用法】研制成细末，以清水调敷病灶上，或做成药捻，插入疮口、瘘管中，外盖药膏，每次用0.01～0.05g，每1～2天换药1次。

【注】制作时按照份数比例调配。

生肌玉红膏（《外科正宗》）

【组成】当归5份，白芷1.2份，白蜡5份，轻粉1份，甘草3份，紫草0.5份，血竭1份，麻油40份。

【功效与适应证】活血祛腐，解毒镇痛，润肤生肌。治溃疡脓腐不脱，新肌难生者。

【制用法】先将当归、白芷、紫草、甘草四味，入油内浸3日，慢火熬微枯，滤清，再煎滚，入血竭化尽，次入白蜡，微火化开。将膏倾入预放水中的盅内，候片刻，把研细的轻粉末放入，搅拌成膏。将膏匀涂纱布上，敷贴患处。并可根据溃疡局部情况的需要，掺撒提脓、祛腐药在膏的表面上外敷，效果更佳。

【注】制作时按照份数比例调配。

生血补髓汤（《伤科补要》）

【组成】生地黄12g，芍药9g，川芎6g，黄芪9g，杜仲9g，五加皮9g，牛膝9g，红花5g，当归9g，续断9g。

【功效与适应证】调理气血，舒筋活络。治扭挫伤及脱位骨折的中后期患处未愈合并有疼痛者。

【制用法】水煎服，日1剂。

仙方活命饮（《外科发挥》）

【组成】炮穿山甲 3g，天花粉 3g，甘草节 3g，乳香 3g，白芷 3g，赤芍 3g，贝母 3g，防风 3g，没药 3g，皂角刺（炒）3g，当归尾 3g，陈皮 10g，金银花 10g。

【功效与适应证】清热解毒，消肿溃坚，活血止痛。治骨痈初期。

【制用法】水煎服。

【注】穿山甲为国家一级保护野生动物，2020 年药典已经不再收入。

圣愈汤（《正体类要》）

【组成】熟地黄 5g，生地黄 5g，人参 5g，川芎 5g，当归 2.5g，黄芩 2.5g。

【功效与适应证】清营养阴，益气除烦。治创伤出血过多，或化脓性感染病灶溃后，脓血出多，以致热躁不安，或晡热作渴等症。

【制用法】水煎服，日 1 剂。

六画

夺命丹（《伤科补要》）

【组成】当归尾 60 份，桃仁 60 份，血竭 10 份，土鳖虫 30 份，儿茶 10 份，乳香 20g，没药 20 份，红花 10 份，自然铜 40 份，大黄 60 份，朱砂 10 份，骨碎补 20 份，麝香 1 份。

【功效与适应证】祛瘀宣窍。治头部内伤昏迷及骨折的早期重症。

【制用法】共为细末，用黄明胶熟化为丸如绿豆大，朱砂为衣，每次服 10～15g，每日服 3～4 次。

【注】制作时按照份数比例调配。

托里消毒饮（散）（《医宗金鉴》）

【组成】生黄芪 10g，皂角刺 10g，金银花 12g，甘草 6g，桔梗 10g，白芷 6g，川芎 6g，当归 10g，白术 10g，茯苓 12g，党参 12g，白芍 10g。

【功效与适应证】补益气血，托里消毒。治疮疡体虚邪盛，脓毒不易外达者。

【制用法】水煎服，日 1 剂，日 3 次。或制成散剂冲服。

当归补血汤（《内外伤辨惑论》）

【组成】黄芪 15～30g，当归 3～6g。

【功效与适应证】补气生血。治血虚发热，以及大出血后，脉芤，重按无力，气血两虚等症。

【制用法】水煎服。

血府逐瘀汤（《医林改错》）

【组成】当归 10g，生地黄 10g，桃仁 12g，红花 10g，枳壳 6g，赤芍 6g，柴胡 3g，甘草 3g，桔梗 4.5g，川芎 4.5g，牛膝 10g。

【功效与适应证】活血逐瘀，通络止痛。治瘀血内阻，血行不畅，经脉闭塞疼痛。

【制用法】水煎服，日 1 剂。

壮筋养血汤（《伤科补要》）

【组成】当归 9g，川芎 6g，白芍 9g，续断 12g，红花 5g，生地黄 12g，牛膝 9g，牡丹皮 9g，杜仲 6g。

【功效与适应证】活血壮筋。用于软组织损伤。

【制用法】水煎服，日 1 剂。

壮筋续骨丹（丸）（《伤科大成》）

【组成】当归 60g，川芎 30g，白芍 30g，熟地黄 120g，杜仲 30g，川断 45g，五加皮 45g，骨碎补 90g，桂枝 30g，三七 30g，黄芪 90g，虎骨 30g，补骨脂 60g，菟丝子 60g，党参 60g，木瓜 30g，刘寄奴 60g，土鳖虫 90g。

【功效与适应证】壮筋续骨。用于骨折、脱位、伤筋中后期。

【制用法】共研细末，糖水泛丸，每次服 12g，温酒下。

安宫牛黄丸（《温病条辨》）

【组成】牛黄 4 份，郁金 4 份，黄连 4 份，黄芩 4 份，栀子 4 份，犀角（水牛角代）4 份，雄黄 4 份，朱砂 4 份，麝香 1 份，冰片 1 份，珍珠 2 份，蜜糖适量。

【功效与适应证】清心解毒，开窍安神。治神昏谵语，身热，狂躁，痉厥以及头部内伤晕厥。

【制用法】研极细末，炼蜜为丸，每丸 3g，每服 1 丸，日 1～3 次。

【注】制作时按照份数比例调配。

红升丹（《医宗金鉴》）

【组成】朱砂 15g，雄黄 15g，水银 30g，火硝 120g，白矾 30g，皂矾 18g。

【功效与适应证】祛腐敛疮，拔毒生肌，燥湿杀虫。治一切疮疡溃后，疮口坚硬，内暗紫黑者。

【制用法】先将二矾、火硝研碎，入大铜杓内，加火硝一小杯炖化，一干即起研细。另将汞、朱、雄研细，至不见星为度，再入硝矾末研匀。先将阳城罐用纸筋泥搪一指厚，阴干，常轻轻扑之，不使生裂纹，搪泥罐子泥亦可用。如有裂纹，以罐子泥补之，极干再晒。无裂纹方入前药在内，罐口以铁油盏盖定，加铁梁盏，上下用铁鑻铁丝扎紧，用棉纸捻条蘸封固，盏上加炭火二块，将罐子钉上，罐底下置坚大炭火一块，外砌百眼炉，升三炷香。第一炷香用底火，如火大则汞先飞上；二炷香用大半罐火，以笔蘸不擦盏；第三炷香火平罐口，用扇扇之，频频擦盏，勿令干，干则汞先飞上。三香完，去火冷定开看，方气足，盏上约有六七钱，刮下研极细，磁罐盛用。再预以盐卤汁调罐子稀泥，用笔蘸泥水扫罐口周围，勿令泄气。盖恐有绿烟起汞走也，绿烟一起即无用矣（现代用法：先将硝矾同炒，再与它药同研至不见水银星为度。装入陶罐内，用铁盏盖好，用纸条密封，用盐泥封固。用炭火烧炼该陶罐，先用底火煅 1 小时，次用半罐火煅 1 小时，再用平罐火煅 1 小时。去火，煅炼过程频频用冷水指试罐口的铁盏盖，使之冷却，罐内外上的药物冷凝在铁盏盖上，即是红升丹；罐下残余物即灵药渣，又称红粉底。候罐冷后，开罐，取下升丹及灵药渣，分别收藏备用。同时把升丹研为极细粉末，供掺撒用；或制成 1%～2% 的凡士林软膏纱布，供敷贴或作填塞引流深而大的溃腔；亦可制成条剂，供插条用。一般每 1～2 天更换 1 次）。

如圣金刀散（《外科正宗》）

【组成】松香 5 份，生矾 1 份，枯矾 1 份。

【功效与适应证】止血燥湿。治创面渗血或溃烂流液。

【制用法】共研细末，掺撒溃创面。

阳和汤（《外科证治全生集》）

【组成】熟地黄 30g，肉桂 3g，麻黄 2g，鹿角胶 9g，白芥子 6g，姜炭 2g，生甘草 3g。

【功效与适应证】温阳通脉，散寒化痰。用于流痰、附骨疽和托疽的虚寒型。

【制用法】水煎服，日 1 剂。

七画

苏气汤（《伤科汇纂》）

【组成】乳香 3g，没药 3g，大黄 3g，苏叶 9g，山羊血 1.5g，荆芥 9g，牡丹皮 9g，当归 15g，白芍 15g，羊踯躅 15g，桃仁 14 粒。

【功效与适应证】行气活血。用于从高坠下，昏厥不苏。

【制用法】水煎服，日 1 剂。方中羊踯躅毒性峻烈，当视患者身体强弱，适当减量。

苏合香丸（《太平惠民和剂局方》）

【组成】白术 2 份，青木香 2 份，乌犀屑 2 份，香附子（炒去毛）2 份，朱砂（研水飞）2 份，呵黎勒（煨去皮）2 份，白檀香 2 份，安息香（研为末用无灰酒 1000mL 熬膏）2 份，沉香 2 份，麝香（研）2 份，荜茇 2 份，龙脑（研）1 份，乳香（研）1 份，苏合香油 1 份（入安息香膏内），白蜜糖适量。

【功效与适应证】温宣通窍。治头部内伤昏迷。

【制用法】固体药分别研成末，安息香以酒熬膏后与苏合香油混合，再把各药末加入，并炼蜜为丸，每丸 3g。每服 1 丸，温开水送服，小儿减半。

【注】制作时按照份数比例调配。

芪附汤（《魏氏家藏方》）

【组成】黄芪、附子等份。

【功效与适应证】温阳固表。治伤患后气血耗失以致卫阳不固，虚汗自冒者。

【制用法】水煎，食前温服。

花蕊石散（《本草纲目》引《太平惠民和剂局方》）

【组成】花蕊石 1 份，硫黄 2 份。

【功效与适应证】化瘀止血。治创伤出血。

【制用法】共入瓦罐煅研为细末。外掺伤面后包扎。

【注】制作时按照份数比例调配。

吴茱萸汤（《伤寒论》）

【组成】吴茱萸 10g，党参 12g，生姜 12g，大枣 4 枚。

【功效与适应证】温肝暖胃，降逆止呕。治头部损伤脑震荡后头晕、头痛等症。

【制用法】水煎服，日 1 剂。

身痛逐瘀汤（《医林改错》）

【组成】秦艽 9g，川芎 9g，桃仁 6g，红花 6g，甘草 3g，羌活 9g，没药 9g，五灵脂 9g，香附 9g，牛膝 9g，地龙 9g，当归 15g。

【功效与适应证】活血行气，祛瘀通络，通痹止痛。主治气血痹阻经络所致的肩、腰、腿或周身疼痛，经久不愈。

【制用法】水煎服。忌生冷油腻，孕妇忌服。

补中益气汤（《东垣十书》）

【组成】黄芪 15g，党参 12g，白术 12g，陈皮 3g，炙甘草 5g，当归 10g，升麻 5g，柴胡 5g。

【功效与适应证】补中益气。治疮疡日久，元气亏损，损伤气血耗损，中气不足诸症。

【制用法】水煎服。

陀僧膏（《伤科补要》）

【组成】南陀僧 40 份，赤芍 1 份，当归 1 份，乳香 1 份，没药 1 份，赤石脂 0.5 份，百草霜 4 份，苦参 8 份，银黝 2 份，桐油 64 份，香油 32 份，血竭 1 份，儿茶 1 份，大黄 16 份

【功效与适应证】解毒止血。治创伤，及局部感染疼痛等。

【制用法】陀僧研成细末，用香油把其他药煎熬，去渣后入陀僧末，制成膏，外用。

【注】制作时按照份数比例调配。

鸡鸣散（《伤科补要》）

【组成】当归尾、桃仁、大黄。

【功效与适应证】攻下逐瘀。治胸腹部挫伤，疼痛难忍，并见大便秘结者。

【制用法】根据病情实际需要酌情拟定剂量，水煎服。

八画

抵当丸（汤）（《伤寒论》）

【组成】水蛭 9g，虻虫 9g，桃仁 6g，大黄 15g，蜜糖适量。

【功效与适应证】破瘀血，消癥瘕。用治各种骨肿瘤有瘀阻者。

【制用法】共为细末，蜜为丸如绿豆大小。每服 3～6g，每日 1～2 次。作为汤剂时，水煎服，但须注意病者的耐受情况。

苓桂术甘汤（《伤寒论》）

【组成】茯苓 2g，桂枝 9g，白术 9g，炙甘草 6g。

【功效与适应证】温化痰饮，健脾渗湿。治中焦阳虚，水饮内停所致诸症。

【制用法】水煎服，日 1 剂，日服 3 次。

金黄膏（散）（《医宗金鉴》）

【组成】大黄 2500g，黄柏 2500g，姜黄 2500g，白芷 2500g，制南星 500g，陈皮 500g，苍术 500g，厚朴 500g，甘草 500g，天花粉 5000g。

【功效与适应证】清热解毒，散瘀消肿。治感染阳证，跌打肿痛。

【制用法】研细末。用酒、油、菊花、金银花膏、丝瓜叶或生姜等捣汁调敷，或按凡士林 8 份、金黄膏 2 份的比例调制成膏外敷。

金铃子散（《太平圣惠方》）

【组成】金铃子、延胡索等量。

【功效与适应证】理气止痛。治跌仆损伤后心腹胸胁疼痛，时发时止，或流窜不定者。

【制用法】共为细末，每服 9～12g，温开水或温酒送下，日 2～4 次。

金匮肾气丸（《金匮要略》）

【组成】熟地黄 25g，怀山药 12g，山茱萸 12g，泽泻 10g，茯苓 10g，牡丹皮 10g，肉桂 3g（冲服），熟附子 10g。

【功效与适应证】温补肾阳。治肾阳亏虚。

【制用法】水煎服。或制成丸剂，淡盐汤送服。

和营止痛汤（《伤科补要》）

【组成】赤芍 9g，当归尾 9g，川芎 6g，苏木 6g，陈皮 6g，桃仁 6g，续断 12g，乌药 9g，乳香 6g，没药 6g，木通 6g，甘草 6g。

【功效与适应证】活血止痛，祛瘀生新。治损伤积瘀肿痛。

【制用法】水煎服。

知柏地黄汤（丸）（《医宗金鉴》）

【组成】知母 9g，黄柏 9g，熟地黄 24g，怀山药 12g，山茱萸 12g，茯苓 9g，泽泻 9g，牡丹皮 9g。

【功效与适应证】滋阴降火。治骨病阴虚火旺，潮热骨蒸等症。

【制用法】水煎服。或制成丸剂，淡盐汤送服。

定痛膏（《疡医准绳》）

【组成】芙蓉叶 4 份，紫荆皮 1 份，独活 1 份，生南星 1 份，白芷 1 份。

【功效与适应证】祛风消肿止痛。治跌打损伤肿痛。疮疡初期肿痛。

【制用法】共研细末。用姜汁、水、酒调煮热敷，可用凡士林调煮成软膏外敷。

【注】制作时按照份数比例调配。

定痛和血汤（《伤科补要》）

【组成】桃仁、红花、乳香、没药、当归、秦艽、川断、蒲黄、五灵脂。

【功效与适应证】活血定痛。用于各部损伤，瘀血疼痛。

【制用法】水、酒各半，煎服。

参苓白术散（《太平惠民和剂局方》）

【组成】白扁豆 12g，党参 12g，白术 12g，茯苓 12g，炙甘草 6g，怀山药 12g，莲子肉 10g，薏苡仁 10g，桔梗 6g，砂仁 5g，大枣 4 枚。

【功效与适应证】补气健脾渗湿。治气血受损，脾失健运者。

【制用法】水煎服，或制成药散，其中大枣煎汤送散服。

参附汤（《世医得效方》）

【组成】人参 12g，附子（炮去皮）10g。

【功效与适应证】回阳救逆。治伤患阳气将脱表现休克，四肢厥冷，气短呃逆，喘满汗出，脉微细者。

【制用法】水煎服。

九画

草乌散（《世医得效方》）

【组成】皂角、木鳖子、紫金皮、白芷、半夏、乌药、川芎、当归、川乌各 5 两，大茴香、坐拏草（酒煎熟）、草乌各 1 两，木香 3 钱。

【功效与适应证】麻醉止痛。用于骨折、脱臼等整骨手术麻醉。

【制用法】为末，每服 2 钱，红酒调下。若伤重刺痛，手不得近者，加坐拏草、曼陀罗各 5 钱。

顺气活血汤（《伤科大成》）

【组成】苏梗、厚朴、枳壳、砂仁、当归尾、红花、木香、赤芍、桃仁、苏木、香附。

【功效与适应证】行气活血，祛瘀止痛。用于胸腹挫伤，气滞胀满作痛。

【制用法】按病情拟定药量，水煎，可加入少量米酒和服。

复元通气散（《丹溪心法》）

【组成】茴香、穿山甲（蛤粉炒）、穿山甲（生用）各 2 两，炒白牵牛子、延胡索、炒甘草、陈皮各 1 两，木香 1.5 两。

【功效与适应证】理气通络。气不宣流，或成痈疖；并闪挫腰痛，诸气滞闭，耳聋、耳疼。

【制用法】研为末，每服 1 钱，热酒调下。

【注】穿山甲为国家一级保护野生动物，2020 年药典已经不再收入。

复元活血汤（《医学发明》）

【组成】柴胡 15g，天花粉 10g，当归尾 10g，红花 6g，穿山甲 10g，酒浸大黄 30g，酒浸桃仁 12g。

【功效与适应证】活血祛瘀，消肿止痛。治跌打损伤，血停积于胁下，肿痛不可忍者。

【制用法】水煎，分两次服，如服完第 1 次后，泻下大便，得利痛减，则停服，如 6 个小时之后，仍无泻下者，则服下第 2 次。以利为度。

【注】穿山甲为国家一级保护野生动物，2020 年药典已经不再收入。

独活寄生汤（《备急千金要方》）

【组成】独活 6g，防风 6g，川芎 6g，牛膝 6g，桑寄生 18g，秦艽 12g，杜仲 12g，当归 12g，茯苓 12g，党参 12g，熟地黄 15g，白芍 10g，细辛 3g，甘草 3g，肉桂 2g（焗冲）。

【功效与适应证】益肝肾，补气血，祛风湿，止痹痛。治腰脊损伤后期，肝肾两亏，风湿痛及腿足屈伸不利者。

【制用法】水煎服。可复煎外洗患处。

活血四物汤（《医学入门》）

【组成】当归 4.5g，川芎 4.5g，芍药 4.5g，地黄 4.5g，桃仁 9 枚，红花 3g，苏木 2.5g，连翘 2g，黄连 2g，防风 2g，甘草 2g。

【功效与适应证】活血祛瘀，清热祛风。治疮疡经久不愈。

【制用法】水煎服。

活血止痛汤（丸）（《伤科大成》）

【组成】当归 12g，川芎 6g，乳香 6g，苏木 5g，红花 5g，没药 6g，地鳖虫 3g，三七 3g，赤芍 9g，陈皮 5g，落得打 6g，紫荆藤 9g。

【功效与适应证】活血止痛。治跌打损伤肿痛。

【制用法】水煎服。目前临床上常去紫荆藤。

神功内托散（《外科正宗》）

【组成】当归 2 钱，白术 1 钱 5 分，黄芪 1 钱 5 分，人参 1 钱 5 分，白芍 1 钱，茯苓 1 钱，陈皮 1 钱，附子 1 钱，木香 5 分，甘草（炙）5 分，川芎 1 钱，山甲（炒）8 分。

【功效与适应证】温补托里。治痈疽疮疡日久，气血两虚，寒邪凝滞，不肿不痛，不能腐溃，身凉，舌淡，脉细。

【制用法】上加煨姜 3 片，大枣 2 个，以水 2 茶盅，煎至 8 分，食远服。

【注】穿山甲为国家一级保护野生动物，2020 年药典已经不再收入。

十画

桃花散（《外科正宗》）

【组成】白石灰 6 份，大黄 1 份。

【功效与适应证】止血。治创伤出血。

【制用法】先将大黄煎汁，泼入白石灰内，为末，再炒，以石灰变成红色为度，将石灰过筛备用。用时掺撒于患处，纱布紧扎。

【注】制作时按照份数比例调配。

桃仁承气汤（《温疫论》）

【组成】桃仁 9g，大黄 15g（后下），芒硝 6g（冲服），当归 9g，芍药 9g，牡丹皮 9g。

【功效与适应证】活血祛瘀，泄热泻下。治跌打损伤，血滞作痛，大便秘结，或下腹蓄瘀等症。

【制用法】水煎服。

桃红四物汤（《医垒元戎》，录自《玉机微义》，原名"加味四物汤"）

【组成】当归、川芎、白芍、生地黄、桃仁、红花。

【功效与适应证】活血祛瘀。用于损伤血瘀证。

【制用法】水煎服。

桃核承气汤（《伤寒论》）

【组成】桃仁 10g，大黄 12g（后下），桂枝 6g，甘草 6g，芒硝 6g（冲服）。

【功效与适应证】攻下逐瘀。治跌打损伤，瘀血停溢，或下腹蓄瘀，疼痛拒按，瘀热发狂等症。

【制用法】水煎服。

桂麝散（《药蔹启秘》）

【组成】麻黄 15g，细辛 15g，肉桂 30g，牙皂 10g，半夏 25g，丁香 30g，生南星 25g，麝香 1.8g，冰片 1.2g。

【功效与适应证】温化痰湿，消肿止痛。治疮疡阴证未溃者。

【制用法】共研细末。掺膏药上，贴患处。

柴胡疏肝散（《景岳全书》）

【组成】柴胡、陈皮（醋炒）各 6g，芍药、枳壳（麸炒）、川芎、香附各 5g，甘草 3g。

【功效与适应证】疏肝理气止痛。治胸肋损伤。

【制用法】按病情拟定药量，并酌情加减，煎服。

健步虎潜丸（《伤科补要》）

【组成】龟胶 2 份，鹿角胶 2 份，虎胫骨 2 份，何首乌 2 份，川牛膝 2 份，杜仲 2 份，锁阳 2 份，当归 2 份，熟地黄 2 份，威灵仙 2 份，黄柏 1 份，人参 1 份，羌活 1 份，白芍 1 份，白术 1 份，大川附子 1.5 份，蜜糖适量。

【功效与适应证】补气血，壮筋骨。治跌打损伤，血虚气弱，筋骨痿软无力，步履艰难。

【制用法】共为细末，炼蜜为丸如绿豆大。每服 10g，空腹淡盐水送下，日 2～3 次。

【注】制作时按照份数比例调配。

健脾养胃汤（《伤科补要》）

【组成】党参、黄芪、怀山药各 15g，归身 12g，白术、茯苓、白芍、泽泻各 10g，小茴香 6g，陈皮 5g。

【功效与适应证】调理脾胃。治伤损后脾胃功能失调者。

【制用法】水煎服。

透脓散（《外科正宗》）

【组成】生黄芪 12g，穿山甲片（炒）6g，川芎 6g，当归 9g，皂角刺 5g。

【功效与适应证】托毒排脓。治痈疽诸毒，脓已成，不易外溃，或因气血虚弱不能化毒成脓者。

【制用法】共为末，开水冲服。亦可水煎服。

【注】穿山甲为国家一级保护野生动物，2020 年药典已经不再收入。

消毒定痛散（《医宗金鉴》）

【组成】炒无名异、炒木耳、大黄各 15g。

【功效与适应证】泻火，解毒，定痛。治跌仆损伤。

【制用法】共研细末，蜜水调敷患处。

海桐皮汤（《医宗金鉴》）

【组成】海桐皮 6g，透骨草 6g，乳香 6g，没药 6g，当归 5g，川椒 10g，川芎 3g，红花 3g，威灵仙 3g，甘草 3g，防风 3g，白芷 2g。

【功效与适应证】活络止痛。治跌打损伤疼痛。

【制用法】共为细末，布袋装，煎水熏洗患处。亦可内服。

通关散（《丹溪心法附余》）

【组成】猪牙皂角、细辛各 3g。

【功效与适应证】通关开窍。治中恶客忤或痰厥所致猝然口噤气寒、人事不省、牙关紧闭、痰涎壅盛，属闭证、实证者。

【制用法】研极细末，和匀，吹少许入鼻中取嚏。

通窍活血汤（《医林改错》）

【组成】赤芍 3g，川芎 3g，红花 9g，桃仁 9g，鲜生姜 9g，老葱 3 根，红枣 7 个，麝香 0.15g（冲服）。

【功效与适应证】活血通窍。用于头面等上部出血，或颅、脑损伤瘀血，或头部损伤后头晕，头痛或脑震荡等。

【制用法】将前七味加入黄酒 250g，煎 1 盅，去渣，将麝香入酒内，再煎沸，临卧服。

十一画

黄连解毒汤（《外台秘要》引崔氏方）

【组成】黄连、黄芩、黄柏、山栀。

【功效与适应证】泻火解毒。治创伤感染，附骨痈疽等。

【制用法】按病情拟定药量，水煎，1 日分 2 ～ 3 次服。

接骨丹

【组成】

一、（又名十宝散，《证治全生集》）真血竭 4.8g，明雄黄 12g，上红花 12g，净儿茶 0.72g，朱砂 3.6g，净乳香 3.6g，当归尾 30g，净没药 4.2g，麝香 0.09g，冰片 0.36g。

二、（又名夺命接骨丹，《中医伤科学讲义》经验方）当归尾 12g，乳香 30g，没药 30g，自然铜 30g，骨碎补 30g，桃仁 30g，大黄 30g，雄黄 30g，白及 30g，血竭 15g，土鳖虫 15g，三七 15g，红花 15g，儿茶 15g，麝香 15g，朱砂 6g，冰片 6g。

【功效与适应证】活血止痛接骨。用于跌打损伤筋断骨折。

【制用法】共为细末。每服 2 ～ 3g，日 2 次。

接骨紫金丹（《杂病源流犀烛》）

【组成】土鳖虫、乳香、没药、自然铜、骨碎补、大黄、血竭、硼砂、当归等量。

【功效与适应证】祛瘀、续骨、止痛。治损伤骨折，瘀血内停者。

【制用法】共研细末。每服 3 ～ 6g，开水或少量酒送服。

清上瘀血汤（《证治准绳》）

【组成】羌活、独活、连翘、枳壳、赤芍、当归、栀子、黄芩、桃仁、苏木各 10g，桔梗、川芎、红花各 6g，生地黄 15g，大黄 12g，甘草 3g。

【功效与适应证】活血祛瘀，祛风解毒。治膈上损伤后吐血、咯血、痰中带血。

【制用法】水煎服，加烧酒或童便和服。

清营汤（《温病条辨》）

【组成】生地黄 25g，玄参 9g，淡竹叶 12g，金银花 15g，连翘 15g，黄连 6g，丹参 12g，麦冬 9g，犀角（水牛角代）1g（锉细末冲）。

【功效与适应证】清营泄热，养阴解毒。治创伤或骨关节感染后，温热之邪入营内陷，症见高热烦渴，谵语发癫，舌绛而干者。

【制用法】水煎服。

麻桂温经汤（《伤科补要》）

【组成】麻黄、桂枝、红花、白芷、细辛、桃仁、赤芍、甘草。

【功效与适应证】通经活络去瘀。治损伤之后风寒客注而痹痛。

【制用法】按病情决定剂量，水煎服。

羚角钩藤汤（《通俗伤寒论》）

【组成】羚羊角 1～4g（先煎），钩藤 10g（后下），桑叶 6g，川贝 12g，竹茹 15g，生地黄 15g，菊花 10g，茯神木 10，甘草 3g。

【功效与适应证】平肝息风，清热止疼。治感染或头部内伤而高热动风者。

【制用法】水煎服。

象皮膏（《伤科补要》）

【组成】

第一组：大黄 10 份，川芎 5 份，当归 5 份，生地黄 5 份，红花 1.5 份，川连 1.5 份，甘草 2.5 份，荆芥 1.5 份，肉桂 1.5 份，麻油 85 份。

第二组：黄古 25 份，白古 25 份。

第三组：象皮 2.5 份，血竭 2.5 份，乳香 2.5 份，没药 2.5 份，珍珠 1 份，人参 1 份，冰片 0.5 份，土鳖虫 5 份，白及 1.5 份，白蔹 1.5 份，龙骨 1.5 份，海螵蛸 1.5 份，百草霜适量。

【功效与适应证】活血生肌，接筋续损。治开放性损伤及各种溃疡腐肉已去，且已控制感染无明显脓性分泌物，期待其生长进而愈合者。

【制用法】第一组药，用麻油熬煎至枯色，去渣取油。入第二组药，炼制成膏。第三组药分别为细末，除百草霜外，混合后加入膏内搅拌，以百草霜调节稠度，装闭备用。用时直接摊在敷料上外敷。近年来，有把药物分别为末后混合，用凡士林调煮，制成象皮膏油纱，外敷用。

【注】制作时按照份数比例调配。

十二画

散瘀和伤汤（《医宗金鉴》）

【组成】番木鳖 15g，红花 15g，生半夏 15g，骨碎补 9g，甘草 9g，葱须 30g，醋 60g（后下）。

【功效与适应证】活血祛瘀止痛。治软组织损伤瘀肿疼痛及骨折关节脱位后期筋络挛痛。

【制用法】用水煎药，沸后，入醋再煎 5～10 分钟，熏洗患处，日 3～4 次，每次熏洗都把药液煎沸后用。

紫雪丹（《太平惠民和剂局方》）

【组成】石膏、寒水石、滑石、磁石、玄参、升麻、甘草、芒硝、硝石、丁香、朱砂、木香、麝香、犀角（水牛角代）、羚羊角、黄金、沉香。

【功效与适应证】清热解毒，宣窍镇痉。治高热烦躁，神昏谵语，发斑发黄，疮疡内陷，疔毒走黄及药物性皮炎等症，或颅脑损伤后高热昏迷。

【制用法】剂量、制法详见《医方集解》，每服 1～2g，重症可每次服 3g，日 1～3 次。

舒筋活血汤（《伤科补要》）

【组成】羌活 6g，防风 9g，荆芥 6g，独活 9g，当归 12g，续断 12g，青皮 5g，牛膝 9g，五加皮 9g，杜仲 9g，红花 6g，枳壳 6g。

【功效与适应证】舒筋活络。治软组织损伤及骨折脱位后期筋肉挛缩者。

【制用法】水煎服。

普济消毒饮（李东垣方，录自《医方集解》）

【组成】黄芩（酒炒）、黄连（酒炒）各 15g，陈皮（去白）、甘草（生用）、玄参、柴胡、桔梗各 6g，连翘、板蓝根、马勃、牛蒡子、薄荷各 3g，僵蚕、升麻各 2g。

【功效与适应证】清热解毒，疏风散邪。治大头瘟恶寒发热，头面红肿，目不能开，咽喉不利，舌燥口渴，脉浮数有力者。

【制用法】水煎服。

温胆汤（《三因极一病证方论》）

【组成】半夏、竹茹、枳实各 6g，橘皮 9g，炙甘草 3g，白茯苓 4.5g。

【功效与适应证】理气化痰，清胆和胃。治胆胃不和，痰热内扰证。

【制用法】水煎服。

犀角地黄汤（《备急千金要方》）

【组成】生地黄 30g，赤芍 12g，牡丹皮 9g，犀角（水牛角代）0.6g（锉细末冲）。

【功效与适应证】清热凉血解毒。治热入血分，疮疡热毒内攻表现吐血、衄血、便血，皮肤瘀斑；高热神昏谵语，烦躁等症。

【制用法】水煎服。生地黄先煎，犀角（水牛角代）锉末冲，或磨汁和服。

<h2 style="text-align:center">十三画以上</h2>

橘术四物汤（《医宗金鉴》）

【组成】当归、白芍、桃仁、白术各 10g，生地黄 12g，川芎、红花各 6g，陈皮 5g。

【功效与适应证】活血散瘀，行气止痛。治跌打损伤，瘀血作痛。

【制用法】水煎服。

膈下逐瘀汤（《医林改错》）

【组成】当归 9g，川芎 6g，赤芍 9g，桃仁 9g，红花 6g，枳壳 5g，牡丹皮 9g，香附 9g，延胡索 12g，乌药 9g，五灵脂 9g，甘草 5g。

【功效与适应证】活血祛瘀。治腹部损伤，蓄瘀疼痛。

【制用法】水煎服。

镇肝息风汤（《医学衷中参西录》）

【组成】怀牛膝 30g，代赭石 30g（先煎），龙骨 15g（先煎），牡蛎 15g（先煎），白芍 15g，玄参 15g，天冬 15g，川楝子 6g，生麦芽 6g，茵陈蒿 6g，甘草 5g。

【功效与适应证】镇肝息风。治头部内伤后遗头晕头痛，目胀耳鸣等。

【制用法】水煎服。

黎洞丸（《医宗金鉴》）

【组成】牛黄 1 份，冰片 1 份，麝香 1 份，阿魏 5 份，雄黄 5 份，大黄 10 份，儿茶 10 份，血竭 10 份，乳香 10 份，没药 10 份，田三七 10 份，天竺黄 10 份，藤黄 10 份（隔汤煮 10 数次，去浮沫，用山羊血拌晒。如无山羊血，以子羊血代之）。

【功效与适应证】祛瘀生新。治跌打损伤，瘀阻气滞，剧烈疼痛，或瘀血内攻，不省人事及无名肿毒等症。

【制用法】共研细末，将藤黄化开为丸如芡实大，焙干，稍加白蜜，外用蜡皮固封。每次服 1 丸，开水或酒送服。外用时，用茶卤磨涂。

【注】制作时按照份数比例调配。

蠲痹汤（《百一选方》）

【组成】羌活 6g，姜黄 6g，当归 12g，赤芍 9g，黄芪 12g，防风 6g，炙甘草 3g，生姜 5 片。

【功效与适应证】行气活血，祛风除湿。治损伤后风寒乘虚入络者。

【制用法】水煎服。

主要参考书目

1. 韦以宗 . 中国骨科技术史 . 上海：上海科学技术文献出版社，1983.

2. 岑泽波 . 中医伤科学 .5 版 . 上海：上海科学技术出版社，1985.

3. 张安桢，武春发 . 中医骨伤科学 . 北京：人民卫生出版社，1988.

4. 张德贵，张进学，刘明凯，等 . 骨科外固定学 . 哈尔滨：黑龙江科学技术出版社，1992.

5. 王和鸣 . 中医骨伤科学基础 .6 版 . 上海：上海科学技术出版社，1996.

6. 施杞，王和鸣 . 骨伤科学 . 北京：人民卫生出版社，2001.

7. 朱汉章 . 针刀医学原理 . 北京：人民卫生出版社，2002.

8. 孙树椿，赵文海 . 中医骨伤科学 . 北京：中国中医药出版社，2005.

9. 施杞 . 中医骨伤科学 . 北京：中国中医药出版社，2005.

10. 王亦璁 . 骨与关节损伤 .4 版 . 北京：人民卫生出版社，2007.

11. 王和鸣 . 中医骨伤科学基础 . 北京：中国中医药出版社，2010.

12. 孙树椿 . 清宫正骨手法图谱 . 北京：中国中医药出版社，2012.

13. 王和鸣，黄桂成 . 中医骨伤科学 . 北京：中国中医药出版社，2012.

14. 冷向阳 . 骨伤科学基础 . 北京：人民卫生出版社，2012.

15. 董福慧 . 尚天裕实用中医骨伤科学 . 北京：中国中医药出版社，2013.

16. 孙树椿 . 临床骨伤科学 . 北京：人民卫生出版社，2014.

17. 樊粤光，王拥军 . 中医骨伤科学基础 . 北京：中国中医药出版社，2015.

18. 黄桂成，王拥军 . 中医骨伤科学 . 北京：中国中医药出版社，2016.

19. 尹志伟 . 骨伤科影像学 . 北京：中国中医药出版社，2016.

20. 房敏，宋柏林 . 推拿学 . 北京：中国中医药出版社，2016.

21. 徐克龚，启勇，韩萍 . 医学影像学 .8 版 . 北京：人民卫生出版社，2018.

全国中医药行业高等教育"十四五"规划教材

全国高等中医药院校规划教材（第十一版）

教材目录（第一批）

注：凡标☆号者为"核心示范教材"。

（一）中医学类专业

序号	书 名	主 编		主编所在单位	
1	中国医学史	郭宏伟	徐江雁	黑龙江中医药大学	河南中医药大学
2	医古文	王育林	李亚军	北京中医药大学	陕西中医药大学
3	大学语文	黄作阵		北京中医药大学	
4	中医基础理论☆	郑洪新	杨 柱	辽宁中医药大学	贵州中医药大学
5	中医诊断学☆	李灿东	方朝义	福建中医药大学	河北中医学院
6	中药学☆	钟赣生	杨柏灿	北京中医药大学	上海中医药大学
7	方剂学☆	李 冀	左铮云	黑龙江中医药大学	江西中医药大学
8	内经选读☆	翟双庆	黎敬波	北京中医药大学	广州中医药大学
9	伤寒论选读☆	王庆国	周春祥	北京中医药大学	南京中医药大学
10	金匮要略☆	范永升	姜德友	浙江中医药大学	黑龙江中医药大学
11	温病学☆	谷晓红	马 健	北京中医药大学	南京中医药大学
12	中医内科学☆	吴勉华	石 岩	南京中医药大学	辽宁中医药大学
13	中医外科学☆	陈红风		上海中医药大学	
14	中医妇科学☆	冯晓玲	张婷婷	黑龙江中医药大学	上海中医药大学
15	中医儿科学☆	赵 霞	李新民	南京中医药大学	天津中医药大学
16	中医骨伤科学☆	黄桂成	王拥军	南京中医药大学	上海中医药大学
17	中医眼科学	彭清华		湖南中医药大学	
18	中医耳鼻咽喉科学	刘 蓬		广州中医药大学	
19	中医急诊学☆	刘清泉	方邦江	首都医科大学	上海中医药大学
20	中医各家学说☆	尚 力	戴 铭	上海中医药大学	广西中医药大学
21	针灸学☆	梁繁荣	王 华	成都中医药大学	湖北中医药大学
22	推拿学☆	房 敏	王金贵	上海中医药大学	天津中医药大学
23	中医养生学	马烈光	章德林	成都中医药大学	江西中医药大学
24	中医药膳学	谢梦洲	朱天民	湖南中医药大学	成都中医药大学
25	中医食疗学	施洪飞	方 泓	南京中医药大学	上海中医药大学
26	中医气功学	章文春	魏玉龙	江西中医药大学	北京中医药大学
27	细胞生物学	赵宗江	高碧珍	北京中医药大学	福建中医药大学

序号	书　名	主　编		主编所在单位	
28	人体解剖学	邵水金		上海中医药大学	
29	组织学与胚胎学	周忠光	汪　涛	黑龙江中医药大学	天津中医药大学
30	生物化学	唐炳华		北京中医药大学	
31	生理学	赵铁建	朱大诚	广西中医药大学	江西中医药大学
32	病理学	刘春英	高维娟	辽宁中医药大学	河北中医学院
33	免疫学基础与病原生物学	袁嘉丽	刘永琦	云南中医药大学	甘肃中医药大学
34	预防医学	史周华		山东中医药大学	
35	药理学	张硕峰	方晓艳	北京中医药大学	河南中医药大学
36	诊断学	詹华奎		成都中医药大学	
37	医学影像学	侯　键	许茂盛	成都中医药大学	浙江中医药大学
38	内科学	潘　涛	戴爱国	南京中医药大学	湖南中医药大学
39	外科学	谢建兴		广州中医药大学	
40	中西医文献检索	林丹红	孙　玲	福建中医药大学	湖北中医药大学
41	中医疫病学	张伯礼	吕文亮	天津中医药大学	湖北中医药大学
42	中医文化学	张其成	臧守虎	北京中医药大学	山东中医药大学

（二）针灸推拿学专业

序号	书　名	主　编		主编所在单位	
43	局部解剖学	姜国华	李义凯	黑龙江中医药大学	南方医科大学
44	经络腧穴学☆	沈雪勇	刘存志	上海中医药大学	北京中医药大学
45	刺法灸法学☆	王富春	岳增辉	长春中医药大学	湖南中医药大学
46	针灸治疗学☆	高树中	冀来喜	山东中医药大学	山西中医药大学
47	各家针灸学说	高希言	王　威	河南中医药大学	辽宁中医药大学
48	针灸医籍选读	常小荣	张建斌	湖南中医药大学	南京中医药大学
49	实验针灸学	郭　义		天津中医药大学	
50	推拿手法学☆	周运峰		河南中医药大学	
51	推拿功法学☆	吕立江		浙江中医药大学	
52	推拿治疗学☆	井夫杰	杨永刚	山东中医药大学	长春中医药大学
53	小儿推拿学	刘明军	邰先桃	长春中医药大学	云南中医药大学

（三）中西医临床医学专业

序号	书　名	主　编		主编所在单位	
54	中外医学史	王振国	徐建云	山东中医药大学	南京中医药大学
55	中西医结合内科学	陈志强	杨文明	河北中医学院	安徽中医药大学
56	中西医结合外科学	何清湖		湖南中医药大学	
57	中西医结合妇产科学	杜惠兰		河北中医学院	
58	中西医结合儿科学	王雪峰	郑　健	辽宁中医药大学	福建中医药大学
59	中西医结合骨伤科学	詹红生	刘　军	上海中医药大学	广州中医药大学
60	中西医结合眼科学	段俊国	毕宏生	成都中医药大学	山东中医药大学
61	中西医结合耳鼻咽喉科学	张勤修	陈文勇	成都中医药大学	广州中医药大学
62	中西医结合口腔科学	谭　劲		湖南中医药大学	

（四）中药学类专业

序号	书 名	主 编		主编所在单位	
63	中医学基础	陈 晶	程海波	黑龙江中医药大学	南京中医药大学
64	高等数学	李秀昌	邵建华	长春中医药大学	上海中医药大学
65	中医药统计学	何 雁		江西中医药大学	
66	物理学	章新友	侯俊玲	江西中医药大学	北京中医药大学
67	无机化学	杨怀霞	吴培云	河南中医药大学	安徽中医药大学
68	有机化学	林 辉		广州中医药大学	
69	分析化学（上）（化学分析）	张 凌		江西中医药大学	
70	分析化学（下）（仪器分析）	王淑美		广东药科大学	
71	物理化学	刘 雄	王颖莉	甘肃中医药大学	山西中医药大学
72	临床中药学☆	周祯祥	唐德才	湖北中医药大学	南京中医药大学
73	方剂学	贾 波	许二平	成都中医药大学	河南中医药大学
74	中药药剂学☆	杨 明		江西中医药大学	
75	中药鉴定学☆	康廷国	闫永红	辽宁中医药大学	北京中医药大学
76	中药药理学☆	彭 成		成都中医药大学	
77	中药拉丁语	李 峰	马 琳	山东中医药大学	天津中医药大学
78	药用植物学☆	刘春生	谷 巍	北京中医药大学	南京中医药大学
79	中药炮制学☆	钟凌云		江西中医药大学	
80	中药分析学☆	梁生旺	张 彤	广东药科大学	上海中医药大学
81	中药化学☆	匡海学	冯卫生	黑龙江中医药大学	河南中医药大学
82	中药制药工程原理与设备	周长征		山东中医药大学	
83	药事管理学☆	刘红宁		江西中医药大学	
84	本草典籍选读	彭代银	陈仁寿	安徽中医药大学	南京中医药大学
85	中药制药分离工程	朱卫丰		江西中医药大学	
86	中药制药设备与车间设计	李 正		天津中医药大学	
87	药用植物栽培学	张永清		山东中医药大学	
88	中药资源学	马云桐		成都中医药大学	
89	中药产品与开发	孟宪生		辽宁中医药大学	
90	中药材加工与炮制	王秋红		广东药科大学	
91	人体形态学	武煜明	游言文	云南中医药大学	河南中医药大学
92	生理学基础	于远望		陕西中医药大学	
93	病理学基础	王 谦		北京中医药大学	

（五）护理学专业

序号	书 名	主 编		主编所在单位	
94	中医护理学基础	徐桂华	胡 慧	南京中医药大学	湖北中医药大学
95	护理学导论	穆 欣	马小琴	黑龙江中医药大学	浙江中医药大学
96	护理学基础☆	杨巧菊		河南中医药大学	
97	护理专业英语	刘红霞	刘 娅	北京中医药大学	湖北中医药大学
98	护理美学	余雨枫		成都中医药大学	
99	健康评估	阚丽君	张玉芳	黑龙江中医药大学	山东中医药大学

序号	书 名	主 编		主编所在单位	
100	护理心理学	郝玉芳		北京中医药大学	
101	护理伦理学	崔瑞兰		山东中医药大学	
102	内科护理学	陈 燕	孙志岭	湖南中医药大学	南京中医药大学
103	外科护理学	陆静波	蔡恩丽	上海中医药大学	云南中医药大学
104	妇产科护理学	冯 进	王丽芹	湖南中医药大学	黑龙江中医药大学
105	儿科护理学	肖洪玲	陈偶英	安徽中医药大学	湖南中医药大学
106	五官科护理学	喻京生		湖南中医药大学	
107	老年护理学	王 燕	高 静	天津中医药大学	成都中医药大学
108	急救护理学	吕 静	卢根娣	长春中医药大学	上海中医药大学
109	康复护理学	陈锦秀	汤继芹	福建中医药大学	山东中医药大学
110	社区护理学	沈翠珍	王诗源	浙江中医药大学	山东中医药大学
111	中医临床护理学	裘秀月	刘建军	浙江中医药大学	江西中医药大学
112	护理管理学	全小明	柏亚妹	广州中医药大学	南京中医药大学
113	医学营养学	聂 宏	李艳玲	黑龙江中医药大学	天津中医药大学

（六）公共课

序号	书 名	主 编		主编所在单位	
114	中医学概论	储全根	胡志希	安徽中医药大学	湖南中医药大学
115	传统体育	吴志坤	邵玉萍	上海中医药大学	湖北中医药大学
116	科研思路与方法	刘 涛	商洪才	南京中医药大学	北京中医药大学

（七）中医骨伤科学专业

序号	书 名	主 编		主编所在单位	
117	中医骨伤科学基础	李 楠	李 刚	福建中医药大学	山东中医药大学
118	骨伤解剖学	侯德才	姜国华	辽宁中医药大学	黑龙江中医药大学
119	骨伤影像学	栾金红	郭会利	黑龙江中医药大学	河南中医药大学洛阳平乐正骨学院
120	中医正骨学	冷向阳	马 勇	长春中医药大学	南京中医药大学
121	中医筋伤学	周红海	于 栋	广西中医药大学	北京中医药大学
122	中医骨病学	徐展望	郑福增	山东中医药大学	河南中医药大学
123	创伤急救学	毕荣修	李无阴	山东中医药大学	河南中医药大学洛阳平乐正骨学院
124	骨伤手术学	童培建	曾意荣	浙江中医药大学	广州中医药大学

（八）中医养生学专业

序号	书 名	主 编		主编所在单位	
125	中医养生文献学	蒋力生	王 平	江西中医药大学	湖北中医药大学
126	中医治未病学概论	陈涤平		南京中医药大学	